Monika Neubeck

Neue Arzneimittel 2023–2024

Monika Neubeck

Neue Arzneimittel

2023–2024

Von
Monika Neubeck, Kaiserslautern

Mit 96 Abbildungen

WVG Wissenschaftliche Verlagsgesellschaft Stuttgart

Zuschriften an
lektorat@dav-medien.de

Anschrift der Autorin
Dr. Monika Neubeck
Stelzenberger Weg 16
67661 Kaiserslautern

Hinweis
Um die Lesbarkeit des Buches zu verbessern, verzichten wir auf die gleichzeitige Nennung männlicher und weiblicher Sprachformen. Alle personenbezogenen Begriffe beziehen sich unterschiedslos auf Menschen jeden Geschlechts.
Alle Links zu externen Inhalten wurden zum Zeitpunkt der Drucklegung gewissenhaft überprüft. Wir bitten jedoch um Verständnis, dass der Verlag keinen Einfluss auf die dauerhafte Verfügbarkeit externer Online-Ressourcen hat und demzufolge keinen zeitlich unbegrenzten Zugang zu diesen Inhalten gewährleisten kann.

Bibliografische Information der Deutschen Nationalbibliothek
Die Deutsche Nationalbibliothek verzeichnet diese Publikation in der Deutschen Nationalbibliografie; detaillierte bibliografische Daten sind im Internet unter https://portal.dnb.de abrufbar.

ISBN 978-3-8047-4592-6 (Print)
ISBN 978-3-8047-4617-6 (E-Book, PDF)

Maybachstraße 8, 70469 Stuttgart
www.wissenschaftliche-verlagsgesellschaft.de
Printed in Germany

Programmplanung: Dr. Tim Kersebohm
Lektorat: Silvia Rädlein
Redaktion DAZ: Dr. Carolina Kusnick
Satz: primustype Hurler GmbH, Notzingen
Druck und Bindung: CPI books GmbH, Leck
Umschlaggestaltung: deblik, Berlin
Grafiken und Umschlagabbildung: Gesine Oberst, Stuttgart

MIX
Papier | Fördert gute Waldnutzung
FSC® C083411

Inhaltsverzeichnis

Vorwort

Der Moment, wenn wieder einmal ein neuer Wirkstoff die Marktreife erhält, hat in der pharmazeutischen Forschung einen ganz besonderen Stellenwert. Meist ist der Weg bis zu diesem Punkt von vielen Jahren harter Arbeit und einer langen Reihe an Misserfolgen gesäumt. Besonders spannend ist es dann, wenn es den Wissenschaftlern wieder einmal gelungen ist, bislang ungekannte Vorgänge im menschlichen Körper zu verstehen und damit die Entwicklung völlig innovativer Wirkstoffe zu ermöglichen.

Für mich als wissenschaftliche Autorin gehört die Beschäftigung mit den neuen Arzneimitteln zu den absolut bevorzugten Projekten. Es ist mir wichtig, die Wirkstoffe möglichst unmittelbar nach ihrer Zulassung zu porträtieren, damit für Kolleginnen und Kollegen in den Apotheken zeitnah alle relevanten Informationen vorliegen. Hierbei geht es bei Weitem nicht nur darum, die Fachinformation griffig aufzuarbeiten. Für mich ist es ein besonderes Anliegen, die oft sehr komplexen Wirk- und Pathomechanismen nicht nur in Textform, sondern auch mithilfe von aussagekräftigen Abbildungen in gut verständlicher Form zu erklären. Zudem gehört zu den einzelnen Wirkstoffportraits auch ein Blick auf die zulassungsrelevanten Studien. Sahnestück jedes Beitrags ist jedoch die Einordnung der Substanzen im Abschnitt „Therapeutische Relevanz". Hier wird über die jeweilige Grunderkrankung mit Symptomatik und bisherigen Therapieoptionen berichtet und der neue Wirkstoff mit seinen stärksten Konkurrenten – falls vorhanden – verglichen. Auf diese Weise kann der Leser in kurzer Zeit nachvollziehen, ob es sich tatsächlich um eine bahnbrechende Innovation oder nur um ein Analogpräparat handelt, dessen Chancen auf dem Markt möglicherweise begrenzt sind.

In diesem Werk werden alle 41 Wirkstoffe vorgestellt, die im Zeitraum zwischen Dezember 2023 und November 2024 neu auf dem deutschen Markt eingeführt wurden. Wie bereits in den Vorjahren stehen die Antitumorwirkstoffe mit neun Vertretern zahlenmäßig an erster Stelle, wobei die Wirkmechanismen sehr vielfältig sind. Neben einem Radiotherapeutikum sowie verschiedenen Tyrosinkinase- und Wachstumsfaktoren-Inhibitoren ist vor allem der Wirkansatz des Claudin-18.2-Antikörpers Zolbetuximab innovativ. Weitere häufig vertretene Wirkstoffgruppen sind Immunsuppressiva und Dermatika. An dieser Stelle besonders hervorgehoben werden sollten Tofersen als erste Medikation, die sich spezifisch gegen eine bestimmte genetische Form der Amyotrophen Lateralsklerose (ALS) richtet, das erste Langzeitinsulin icodec mit nur einmal wöchentlicher Applikation und der RSV-Impfstoff mRESVIA®, der erste mRNA-Impfstoff, der nicht auf SARS-CoV-2-Infektionen abzielt.

Kaiserslautern, im Winter 2024/25 Monika Neubeck

1 Abaloparatid

Steckbrief

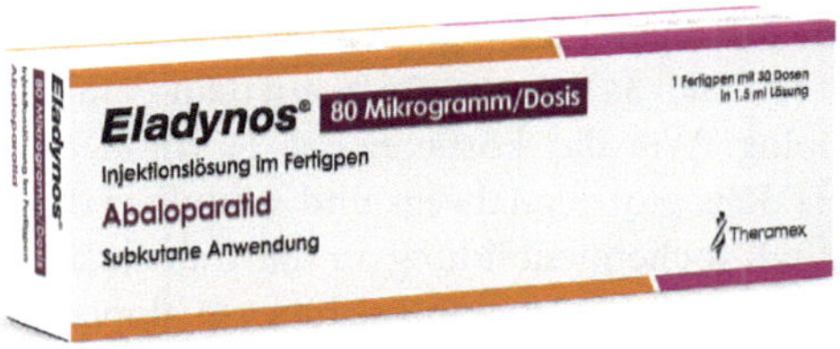

ATC-Code: H05AA04
Name: Abaloparatid (Eladynos®)
Indikation: Behandlung der Osteoporose bei postmenopausalen Frauen mit erhöhtem Frakturrisiko
Wirkmechanismus: Analogon des Parathormon-verwandten-Peptids (PTHrP)
Stoffklasse: Calcium-Homöostase, Nebenschilddrüsenhormone und Analoga
Zulassungsinhaber: Theramex Ireland Limited, 3rd Floor, Kilmore House, Park Lane, Spencer Dock, Dublin 1, D01 YE64 Irland
Hersteller/Endfreigabe: Theramex Poland Sp. z o.o., Amsterdam Building, ul. Poleczki 35, 02-822 Warszawa, Polen
Kontaktadresse in Deutschland: Theramex Germany, Kurfürstendamm 194 C/O Haus Cumberland, 10707 Berlin
Darreichungsformen: Injektionslösung in einem Fertigpen
Packungsgrößen, Preis und PZN: ein Fertigpen, 487,40 Euro, PZN 18829963; drei Fertigpens, 1439,58 Euro, PZN 18829986
Zusammensetzung: 80 µg Abaloparatid pro Dosis (40 µl)
Sonstige Bestandteile: Phenol, Wasser für Injektionszwecke, Natriumacetat-Trihydrat (zur pH-Wert-Einstellung), Essigsäure 99 % (zur pH-Wert-Einstellung)
Zulassungsnummer: EU/1/22/1706/001, EU/1/22/1706/002
Datum der Markteinführung: 15. April 2024
Besondere Lager- und Aufbewahrungshinweise: im Kühlschrank bei 2 bis 8 °C lagern, nicht einfrieren
Nach der ersten Verwendung oder nach der Entnahme aus dem Kühlschrank sollte der Pen unter 25 °C aufbewahrt und innerhalb von 30 Tagen verwendet werden.
Dauer der Haltbarkeit: drei Jahre
Verschreibungsstatus: verschreibungspflichtig

Indikationen

Behandlung der Osteoporose bei postmenopausalen Frauen mit erhöhtem Frakturrisiko.

Wirkungen und Wirkungsmechanismus

Endogenes Parathormon ist ein aus 84 Aminosäuren bestehendes Polypeptid, das von den Hauptzellen der Nebenschilddrüsen sezerniert wird. Seine Wirkung beruht auf einer Interaktion mit den zugehörigen G-Protein-gekoppelten Rezeptoren (PTH1R), die sich auf der Zelloberfläche des Knochen-, Nieren- und Nervengewebes befinden. Für die Rezeptorbindung sind lediglich die ersten 34 Aminosäuren verantwortlich. PTH führt indirekt zur Reifung und Aktivierung der Osteoklasten und damit zu einer Calcium-Phosphat-Mobilisierung aus dem Knochengewebe. Am proximalen Tubulus hemmt PTH die

Rückresorption von Phosphat-Ionen, am distalen Tubulus erhöht es die Wiederaufnahme von Calcium-Ionen. Weiterhin steigert PTH die Aktivität der 1α-Hydroxylase, des in der Niere lokalisierten Schlüsselenzyms der 1,25-Dihydroxycolecalciferol-Biosynthese, was letztlich zur Erhöhung der enteralen Resorption von Calcium-Ionen im terminalen Ileum führt. Abaloparatid ist ein Peptid mit 34 Aminosäuren. Es ist zu 41 % mit dem Parathormon [PTH(1-34)] und zu 76 % mit dem Parathormon-verwandten-Peptid [PTHrP(1-34)] homolog. Wie das körpereigene Hormon bewirkt die Substanz eine Aktivierung des PTH1-Rezeptor-Signalwegs und stimuliert durch Anregung der osteoblastischen Aktivität die Knochenneubildung an der trabekulären und kortikalen Knochenoberfläche. Bei Patientinnen mit Osteoporose führt Abaloparatid zu einer vorübergehenden und begrenzten Zunahme der Knochenresorption und zu einer Erhöhung der Knochendichte. Nach Abschluss der 18-monatigen Abaloparatid-Therapie können die Patientinnen mit anderen Osteoporose-Behandlungen wie beispielsweise Bisphosphonaten fortfahren.

Dosierung, Art und Dauer der Anwendung

Abaloparatid wird normalerweise einmal täglich in einer Dosis von 80 µg subkutan in den Unterbauch appliziert, wobei die Injektionsstelle täglich zu wechseln ist. Die Verabreichung ist vorzugsweise in Reichweite einer Sitz- oder Liegegelegenheit vorzunehmen, falls es zu einer orthostatischen Hypotonie kommt. Die ersten Anwendungen sollten durch eine medizinische Fachkraft erfolgen, die die Patientin in der ersten Stunde nach der Injektion überwachen kann. Nach entsprechender Schulung ist auch die Applikation durch die Patientin selbst oder Betreuungspersonen möglich. Versäumte Anwendungen dürfen innerhalb von zwölf Stunden nachgeholt werden. Die Gabe von zwei Dosen pro Tag muss jedoch unterbleiben. Falls die Aufnahme von Calcium-Ionen und/oder Vitamin D über die Nahrung zu gering ist, ist eine zusätzliche Substitutionstherapie angeraten. Die maximale Behandlungsdauer liegt in der Regel bei 18 Monaten.

Erwachsene: einmal täglich 80 µg Abaloparatid subkutan

Kinder und Jugendliche: Aufgrund von Sicherheitsbedenken darf Abaloparatid nicht bei Kindern und Jugendlichen unter 18 Jahren zum Einsatz kommen.

Ältere Patienten: Für ältere Patientinnen ist keine Dosisanpassung notwendig.

Patienten mit Leber- oder Niereninsuffizienz: Bei Leber- oder leichter bis mäßiggradiger Niereninsuffizienz ist keine Dosisreduktion erforderlich. Für Patientinnen mit schwerer oder terminaler Nierenfunktionsstörung besteht eine Kontraindikation.

DDD: 80 µg parenteral

Gegenanzeigen, Kontraindikationen

Bei Überempfindlichkeit gegen Abaloparatid, während der Schwangerschaft und der Stillzeit, bei Frauen in gebärfähigem Alter, vorbestehender Hypercalcämie, schwerer Nierenfunktionsstörung, ungeklärter Erhöhung der alkalischen Phosphatase im Serum, malignen Erkrankungen des Skeletts oder Knochenmetastasen ist das Osteoporose-Therapeutikum kontraindiziert. Die Substanz darf zudem nicht bei Frauen mit erhöhtem Osteosarkom-Risiko angewendet werden. Dies betrifft beispielsweise Patientinnen, die zuvor eine externe Strahlentherapie oder eine Brachytherapie mit Skelettbeteiligung erhalten haben.

Nebenwirkungen

Während der Anwendung von Abaloparatid kommt es sehr häufig zu Schwindel und zu Hypercalcurie. Häufig treten Hypercalcämien, Hyperurikämien, Schlaflosigkeit, Kopfschmerzen, Palpitationen, Tachykardien, Hypertonie, Übelkeit, Abdominalschmerzen, Obstipation, Durchfall, Erbrechen, Pruritus, Hautausschläge, Rückenschmerzen, Arthralgien, Schmerzen in den Extremitäten, Muskelkrämpfe des Rückens und der Beine, Knochenschmerzen, Nephrolithiasis, Reaktionen an der Injektionsstelle, Fatigue, Asthenie und Unwohlsein auf. Gelegentlich muss mit orthostatischer Hypotonie, abdominaler Distension, allgemeinen Schmerzen sowie mit Überempfindlichkeit bis hin zu anaphylaktischen Reaktionen gerechnet werden.

Wechselwirkungen

Bislang wurden keine spezifischen Interaktionsstudien mit Abaloparatid durchgeführt, da das Wechselwirkungspotenzial als gering eingeschätzt wird. Auch liegen keine Erfahrungen zur Wirksamkeit der Substanz bei Patientinnen mit vorangegangener oder gleichzeitiger Behandlung mit Bisphosphonaten oder Glucocorticoiden vor. Die Wirkung von Herzglykosiden wie Digoxin oder Digitoxin wird durch den aktuellen Calcium-Spiegel beeinflusst. Aufgrund der geringen therapeutischen Breite dieser Substanzen sollte bei kombinierter Anwendung mit Abaloparatid auf Anzeichen einer Herzglykosid-Toxizität geachtet werden, da der Wirkstoff eine Hypercalcämie begünstigen kann. Der kombinierte Einsatz von Vasodilatatoren wie Nitraten, ACE-Hemmern oder Calcium-Antagonisten kann verstärkt zu orthostatischen Hypotonien führen, da die blutdrucksenkende Wirkung von Abaloparatid möglicherweise gesteigert wird.

Warnhinweise und Vorsichtsmaßnahmen

Vor Behandlungsbeginn sollten der Blutdruck und die Herzfunktion der Patientinnen geprüft werden, da Abaloparatid aufgrund seiner gefäßerweiternden und positiv-chronotropen bzw. -inotropen Wirkungen eine Verschlechterung von Herzerkrankungen herbeiführen kann. Mitunter treten insbesondere in den ersten vier Stunden nach der Abaloparatid-Injektion orthostatische Hypotonien mit Schwindel und Übelkeit sowie vorübergehende Episoden mit erhöhter Herzfrequenz auf. Als Gegenmaßnahme sollte sich die betroffene Patientin bis zur Besserung hinlegen. Beim Führen von Fahrzeugen oder dem Bedienen von Maschinen ist Vorsicht geboten. Im Fall einer schweren orthostatischen Krise oder anderen gravierenden kardiovaskulären Symptomen ist die Behandlung abzubrechen. Unter einer Abaloparatid-Therapie muss mit einer vorübergehenden Erhöhung der Serumcalcium-Konzentrationen gerechnet werden, die etwa nach vier Stunden ihr Maximum erreichen und nach 24 Stunden auf den Ausgangswert zurückkehren. Bei Patientinnen mit zusätzlichen Risikofaktoren für eine Hypercalcämie empfiehlt sich eine routinemäßige Überwachung der Calcium-Spiegel. Wenn Blutproben für die Bestimmung der Calcium-Spiegel entnommen werden, sollte dies etwa 24 Stunden nach der letzten Injektion geschehen. Abaloparatid kann zudem Hypercalcurien verursachen. Derzeit ist noch nicht bekannt, ob die Gefahr der Verschlimmerung einer bestehenden oder der Aktivierung einer früheren Urolithiasis besteht. Studien an Ratten deuten auf eine erhöhte Inzidenz von Osteosarkomen bei langfristiger Verabreichung von Abaloparatid hin. Daher sollte die Behandlungsdauer auf etwa 18 Monate begrenzt bleiben.

Schwangerschaft und Stillzeit

Schwangerschaft: Für Abaloparatid liegt keine Indikation bei Schwangeren und Frauen im gebärfähigen Alter vor. Die Substanz darf daher bei diesem Personenkreis nicht angewendet werden.

Stillzeit: Es ist nicht bekannt, ob Abaloparatid in die Muttermilch übergeht. Da ein Risiko für den gestillten Säugling nicht ausgeschlossen werden kann, gilt auch für die Anwendung während der Stillzeit eine Kontraindikation.

Fertilität: Tierexperimente an männlichen Ratten haben keine Auswirkungen auf die Fertilität durch Abaloparatid gezeigt. Klinische Studien liegen aktuell nicht vor.

Pharmakokinetik

Resorption: Nach subkutaner Applikation werden innerhalb von einer halben Stunde maximale Abaloparatid-Plasmaspiegel gemessen. Die absolute Bioverfügbarkeit liegt bei 39 %.

Proteinbindung, Verteilung: Die Plasmaproteinbindung von Abaloparatid wird auf etwa 70 % geschätzt, das Verteilungsvolumen auf 0,6 l/kg Körpergewicht.

Metabolismus: Die Substanz unterliegt dem physiologischen Protein-Katabolismus zu kleineren Peptiden und einzelnen Aminosäuren, die in den Nährstoffpool übergehen.

Exkretion: Die Peptidfragmente werden hauptsächlich renal eliminiert, eine aktive Sekretion von intaktem Abaloparatid über die Nieren kann aktuell nicht ausgeschlossen werden. Die Eliminationshalbwertszeit wird mit etwa einer Stunde angegeben.

Zulassungsrelevante Studien

Die Zulassung von Abaloparatid beruht auf der randomisierten, doppelblinden, placebo- und offen aktiv-kontrollierten Phase-III-Studie ACTIVE mit 2070 postmenopausalen Frauen, die unter Osteoporose leiden bzw. litten. Die Patientinnen erhielten alternativ Abaloparatid, das PTH-Analogon Teriparatid oder Placebo. Beide Wirkstoffe reduzierten das absolute Risiko neuer Wirbelfrakturen im Vergleich zu Placebo signifikant ($p < 0{,}0001$) und es kam zu einer ebenfalls signifikant erhöhten Knochenmineraldichte an allen gemessenen anatomischen Stellen. Nach einem Behandlungszeitraum von 18 Monaten trat bei 0,5 % der Teilnehmerinnen aus der Verum-Gruppe eine neue Wirbelsäulenfraktur auf. In der Teriparatid- und der Placebo-Gruppe war dies bei 0,7 bzw. 4,2 % der Frauen der Fall. Der Anteil an Patientinnen mit nicht-vertebraler Fraktur innerhalb von 19 Monaten lag für Abaloparatid bei 2,2 %, für Teriparatid bei 1,7 % und für die Placebo-Gabe bei 3,1 %. Unter der Abaloparatid-Therapie war die Inzidenz einer Hypercalcämie mit 3,4 vs. 6,4 % gegenüber Teriparatid reduziert.

Nach Abschluss der ACTIVE-Studie nahmen 963 Patientinnen aus den Abaloparatid- und Placebo-Armen an der offenen ACTIVExtend-Studie teil [3]. Nach 24-monatiger Behandlung mit wöchentlich 70 mg Alendronat sowie Calcium- und Vitamin-D-Präparaten konnte der positive Effekt der Abaloparatid-Therapie auf die Inzidenz von Wirbelfrakturen beibehalten werden. Nach insgesamt 43 Monaten wurden in den Verum- bzw. Placebo-Gruppen bei 0,9 bzw. 5,3 % der Teilnehmerinnen neue Frakturen festgestellt. Hinsichtlich der Inzidenz nicht-vertebraler Frakturen war allerdings kein signifikanter

Vorteil für Abaloparatid nachweisbar. Patientinnen, die während der ACTIVE-Studie Teriparatid erhalten hatten, durften nicht an der Verlängerungsstudie teilnehmen.

Wirtschaftliche Aspekte

Die Preise von Abaloparatid und Teriparatid liegen mit monatlich jeweils ca. 400 Euro etwa im selben Bereich.

Therapeutische Relevanz

In Deutschland erkranken etwa 30 % aller Frauen nach dem Klimakterium an Osteoporose. Aber auch bei Männern sind ab dem 70. Lebensjahr Abnahmen der Knochenmasse und Verschlechterungen der Knochenarchitektur festzustellen. Osteoporose ist bislang nicht heilbar und schreitet ohne Behandlung weiter voran. Es kommt zu Schmerzen sowie zu Knochendeformationen und -brüchen, insbesondere an den Wirbeln, am Oberschenkelhals und am Handgelenk. Mit jedem Bruch steigen Angst und Unsicherheit, sodass sich das Risiko für weitere Frakturen und Stürze erhöht. Etwa 10 bis 20 % der Patienten mit Oberschenkelhalsbruch versterben an Folgeerkrankungen oder den riskanten Operationen. Neben der Substitution von Calcium und Vitamin D zählen Bisphosphonate wie Alendronat oder Risedronat zu den Therapeutika der ersten Wahl. Im Gegensatz zu Estrogenen geht von Bisphosphonaten kein erhöhtes Risiko für Brustkrebserkrankungen oder Thromboembolien aus. Allerdings schreitet die Osteoporose bei vielen Betroffenen dennoch weiter fort. Für schwerere Verläufe stehen der Estrogenrezeptor-Modulator Raloxifen, Fluoride, Calcitonin, der RANKL-Antikörper Denosumab, der Sclerostin-Inhibitor Romosozumab und das Parathomon-Fragment Teriparatid zur Verfügung. Mit dem im April 2024 eingeführten Abaloparatid wurde das therapeutische Spektrum für postmenopausale Frauen mit hohem Frakturrisiko erweitert. Der Wirkmechanismus ähnelt dem von Teriparatid, Abaloparatid imitiert allerdings nicht in erster Linie die Wirkung des Parathormons (PTH), sondern eher die des PTH-related Proteins (PTHrP). Beide Wirkstoffe aktivieren jedoch letztlich den PTH1-Rezeptor-Signalweg und wirken osteoanabol. In der Zulassungsstudie wurde die Häufigkeit von Wirbel- und weiteren Frakturen gegenüber der Placebo-Gabe signifikant reduziert. Teriparatid erreichte im direkten Vergleich ähnliche Resultate, einschließlich des Sicherheitsprofils, allerdings kam es unter Abaloparatid seltener zu Hypercalcämien. In einer Nachbeobachtung mit vorangegangener 18-monatiger Abaloparatid-Behandlung war über zwei Jahre unter Alendronat gegenüber der Placebo-Vorbehandlung weiterhin ein signifikanter Vorteil für die Verhinderung von Wirbelfrakturen durch Abaloparatid feststellbar, nicht jedoch für nicht-vertebrale Frakturen. Die Substanz wirkt mitunter vasodilatatorisch und zeigt positiv-chronotrope und -inotrope Wirkungen auf den Herzmuskel. Bei Patientinnen mit kardiovaskulärem Risiko muss daher eine sorgfältige Nutzen-Risiko-Bewertung stattfinden. Die Behandlungsdauer sollte wegen eines potenziellen Risikos für Osteosarkome bei maximal 18 Monaten liegen. Ob Abaloparatid in Europa eine Zulassungserweiterung für Männern mit Osteoporose und hohem Frakturrisiko bekommt, bleibt abzuwarten.

Literatur

[1] Fachinformation zu Eladynos®, Stand: Dezember 2023

[2] Miller PD, Hattersley G, Riis BJ, Williams GC et al. Effect of abaloparatide vs placebo on new vertebral fractures in postmenopausal women with osteoporosis: a randomized clinical trial. JAMA 316(7): 722–733, 2016

[3] Bone HG, Cosman F, Miller PD, Williams GC et al. ACTIVExtend: 24 months of alendronate after 18 months of abaloparatide or placebo for postmenopausal osteoporosis. J Clin Endocrinol Metab 103(8): 2949–2957, 2018

[4] EPAR summary for the public. Eladynos® Abaloparatide. EMA/852056/2022; European Medicines Agency; https://www.ema.europa.eu

2 Artesunat

Steckbrief

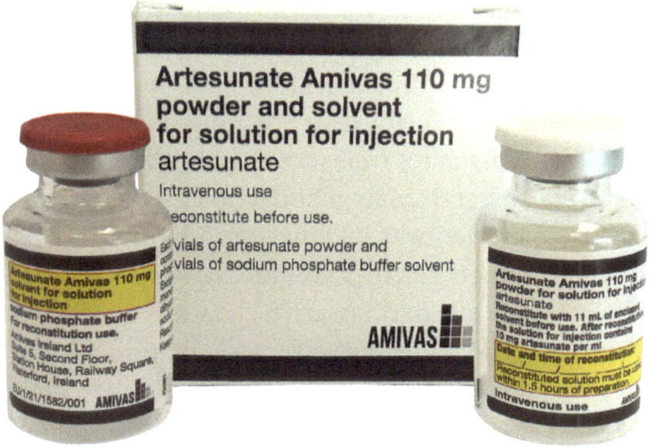

ATC-Code: P01BE03
Name: Artesunat (Artesunate Amivas®)
Indikation: Malaria-Infektion
Wirkmechanismus: Antiprotozoikum
Stoffklasse: Antiprotozoika, Artemisinin und Derivate
Zulassungsinhaber: Amivas Ireland Ltd, Suite 5, Second Floor, Station House, Railway Square, Waterford, Irland
Hersteller/Endfreigabe: MIAS Pharma Limited, Suite 1 Stafford House, Strand Road, Portmarnock, Co. Dublin, Irland
Kontaktadresse in Deutschland: Amivas Medical Affairs, Tel. 0800 4007347 (keine Postadresse in Deutschland verfügbar)
Darreichungsformen: Pulver und Lösungsmittel zur Herstellung einer Injektionslösung
Packungsgrößen, Preis und PZN: zwei Durchstechflaschen, Preis noch nicht mitgeteilt (nur krankenhausversorgende Apotheken, PZN 19484733)
Zusammensetzung: 110 mg Artesunat
Sonstige Bestandteile: Mononatriumphosphat-Monohydrat, Natriummonohydrogenphosphat-Dihydrat, konzentrierte Phosphorsäure (zur pH-Anpassung), Natriumhydroxid (zur pH-Wert-Einstellung), Wasser für Injektionszwecke
Zulassungsnummer: EU/1/21/1582/001, EU/1/21/1582/002
Datum der Markteinführung: 1. November 2024
Besondere Lager- und Aufbewahrungshinweise: keine besonderen Anforderungen
Dauer der Haltbarkeit: drei Jahre
Die chemische und physikalische Stabilität der gebrauchsfertigen Zubereitung wurde für 1,5 Stunden bei 25 °C nachgewiesen.
Verschreibungsstatus: verschreibungspflichtig
Chemische Struktur:

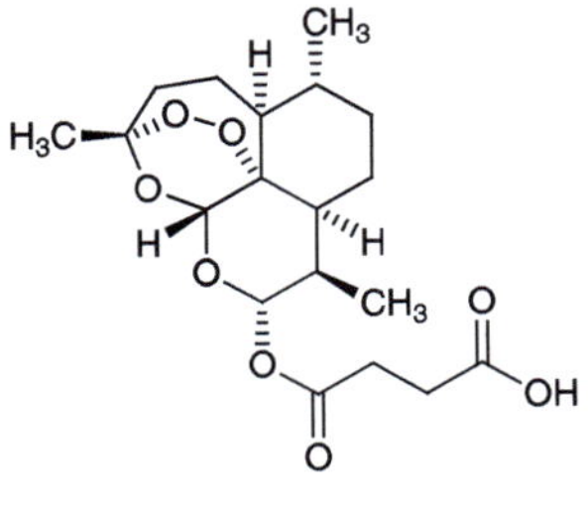

Indikationen

Initiale Behandlung von schwerer Malaria bei Erwachsenen und Kindern.

Wirkungen und Wirkungsmechanismus

Der Wirkmechanismus von Artesunat ist bislang nicht vollständig verstanden. Es wird vermutet, dass der nach Esterspaltung im Organismus entstehende aktive Metabolit Dihydroartemisinin für die antiprotozoische Wirkung verantwortlich ist. Möglicherweise wird über die eisenvermittelte Spaltung der endogenen Peroxid-Gruppe von Dihydroartemisinin ein instabiles freies organisches Radikal erzeugt, das den Malariaerreger oxidativem Stress aussetzt. Man geht davon aus, dass die reaktive Sauerstoffspezies an Proteine des Erregers bindet, was zu einer Schädigung von parasitären Membranen und anderen Schlüsselproteinen führt. Die gezielte Abtötung der Plasmodien durch freie Radikale beruht offenbar auf der Tatsache, dass die Eisenkonzentration in den Erythrozyten und Malariaerregern vergleichsweise hoch ist und die Peroxidstruktur des aktiven Metaboliten in Anwesenheit dieser Eisenionen besonders reaktiv ist.

Dosierung, Art und Dauer der Anwendung

Artesunat wird in einer gewichtsbezogenen Dosis von 2,4 mg/kg intravenös gegeben. Die Applikation erfolgt initial sowie nach zwölf und 24 Stunden als langsame Bolusinjektion über ein bis zwei Minuten. Aufgrund der Instabilität von Artesunat in wässrigen Lösungen muss die rekonstituierte Lösung innerhalb von 1,5 Stunden nach der Zubereitung verwendet werden. Im Anschluss an die normalerweise dreimalige Verabreichung sollte stets ein vollständiger Behandlungszyklus mit geeigneten peroralen Antimalaria-Therapieregimen folgen. Falls dies nicht vertragen wird, muss die intravenöse Artesunat-Behandlung mit einmal täglich 2,4 mg/kg Körpergewicht zunächst fortgesetzt werden, bis die perorale Therapie toleriert wird.

Erwachsene: dreimal 2,4 mg/kg Artesunat intravenös im Abstand von zwölf Stunden

Kinder und Jugendliche: Kinder und Jugendliche erhalten die gleiche gewichtsbezogene Dosis wie Erwachsene.

Ältere Patienten: Ältere Patienten benötigen keine Dosisanpassung.

Patienten mit Leber- oder Niereninsuffizienz: Bei Leber- oder Niereninsuffizienz ist keine Dosisanpassung erforderlich.

DDD: 0,28 g peroral, rektal; 0,12 g parenteral

Gegenanzeigen, Kontraindikationen

Bei Überempfindlichkeit gegen Artesunat oder andere Artemisinin-haltige Antimalariamittel besteht eine Kontraindikation.

Nebenwirkungen

Während und nach der Behandlung mit Artesunat kommt es sehr häufig zu Anämie, reduzierten Retikulozyten-Zahlen und verzögerter Hämolyse. Häufig wird über Rhinitis, Schwindel, Dysgeusie, Kopfschmerzen, Bradykardie, Hypotonie, Phlebitis, Husten, Bauchschmerzen, Diarrhö, Erbrechen, Hyperbilirubinämie, Gelbsucht, Hämoglobinurie, akutes Nierenversagen, Fieber und erhöhte Leberenzym-Werte berichtet. Gelegentlich treten Anorexie, Hitzegefühl, Gesichtsrötungen, Übelkeit, Verstopfung, Stevens-Johnson-Syndrom, Pruritus, Hautausschläge und Urtikaria auf. Weiterhin muss mit immunhämolytischen Anämien, verlängerten QT-Intervallen im EKG und Anaphylaxie gerechnet werden.

Wechselwirkungen

Die gleichzeitige Anwendung von starken Inhibitoren der Glucuronsäure-übertragenden UGT-Enzyme wie Axitinib, Vandetanib, Imatinib oder Diclofenac sollte nach Möglichkeit vermieden werden. Anderenfalls besteht das Risiko einer erhöhten Exposition gegenüber Dihydroartemisinin und somit einer verstärkten Toxizität. Dagegen kann die kombinierte Gabe von Artesunat mit UGT-Induktoren wie Nevirapin, Ritonavir, Rifampicin, Carbamazepin oder Phenytoin die Bioverfügbarkeit von Dihydroartemisinin reduzieren, sodass mit einem Wirkverlust zu rechnen ist. Der aktive Metabolit bewirkt zudem eine Induktion von CYP3A und eine Inhibition von CYP1A2. Bei gleichzeitiger Applikation von entsprechenden Substraten mit geringer therapeutischer Breite wie Ciclosporin, Tacrolimus oder Vitamin-K-Antagonisten ist daher Vorsicht geboten.

Warnhinweise und Vorsichtsmaßnahmen

Unter der Anwendung von Artesunat kann es zu verzögerten Hämolysen kommen, die mindestens sieben Tage, manchmal aber auch erst mehrere Wochen nach Beginn der Behandlung mit Artesunat auftreten. Es werden reduzierte Hämoglobin- und Haptoglobin- sowie erhöhte Lactatdehydrogenase-Werte gemessen. Im Zeitraum von vier Wochen nach Applikation des Antiprotozoikums ist daher eine Überwachung auf Hämolyse-Zeichen angeraten. In schweren Fällen kann eine Bluttransfusion erforderlich sein. Besonders gefährdet sind Patienten mit Hyperparasitämie und jüngere Kinder. Im Falle von immunhämolytischen Anämien ist eine Corticosteroid-Therapie zu erwägen. Die Anwendung von Artemisininen wie Artesunat kann mit dem Auftreten von reversiblen Retikulozytopenien verbunden sein. Die Substanzen haben in vitro eine direkte hemmende Wirkung auf humane Erythroid-Vorläufer gezeigt. Auch in Tiermodellen war eine gehemmte Reaktion des Knochenmarks, insbesondere der Erythrozyten-Präkursoren, feststellbar. Zum Einsatz von Artesunat bei Malaria-Infektionen aufgrund von *Plasmodium vivax*, *Plasmodium malariae* oder *Plasmodium ovale* sind noch keine ausreichenden klinischen Daten verfügbar. Die Teilnehmer der Zulassungsstudien litten unter einer Falciparum-Malaria. Es liegen jedoch Hinweise vor, dass der Wirkstoff gegen alle Plasmodium-Arten wirksam ist. Gegen die Hypnozoiten-Leberstadien-Form von Plasmodium besteht dagegen keine Effektivität, sodass Artesunat Malariaschübe aufgrund von *Plasmodium vivax* oder *Plasmodium ovale* nicht verhindern kann. Erforderlichenfalls ist in diesen Fällen der Einsatz eines alternativen Antimalariamittels angeraten. Die Datenlage zur Anwendung von Artesunat bei Patienten ab 65 Jahren und bei Säuglingen unter sechs Monaten ist limitiert. Möglicherweise ist die Bioverfügbarkeit des aktiven Metaboliten Dihydroartemisinin bei jüngeren Säuglingen erhöht.

Schwangerschaft und Stillzeit

Schwangerschaft: Aufgrund bislang nur sehr begrenzter klinischer Erfahrungen sollte die Anwendung von Artesunat im ersten Trimenon der Schwangerschaft nur nach strenger Nutzen-Risiko-Abwägung erfolgen. Tierexperimentelle Studien haben Reproduktionstoxizität gezeigt. Eine Applikation im zweiten und dritten Trimenon wird aktuell nicht empfohlen. Eine geringe Anzahl an klinischen Daten mit bis zu 1000 Schwangerschaftsausgängen deutet allerdings nicht auf ein Fehlbildungsrisiko oder eine fetale bzw. neonatale Toxizität von Artesunat hin.

Stillzeit: Dihydroartemisinin, der aktive Metabolit von Artesunat, geht in die Muttermilch über. Zudem liegen keine Daten zu potenziellen Auswirkungen auf das gestillte Kind oder die Milchproduktion vor. Bei erforderlicher Anwendung sollte daher eine Stillpause erwogen werden.

Fertilität: Präklinische Studien haben Auswirkungen auf die männlichen Fortpflanzungsorgane gezeigt, bei weiblichen Ratten wurden keine Beeinträchtigungen der Fertilität festgestellt. Klinische Fertilitäts-Daten liegen derzeit nicht vor.

Pharmakokinetik

Resorption: Nach intravenöser Applikation beträgt die Bioverfügbarkeit von Artesunat definitionsgemäß 100 %.

Proteinbindung, Verteilung: Die Plasmaproteinbindung wird mit 93 % angegeben. Artesunat und der für die Wirkung verantwortliche Metabolit Dihydroartemisinin verteilen sich in die extrazelluläre Körperflüssigkeit, wobei mit Plasmodien infizierte Erythrozyten um den Faktor 300 höhere Dihydroartemisinin-Spiegel aufweisen als das Plasma. Das Verteilungsvolumen der Wirksubstanz beträgt etwa 60 Liter.

Metabolismus: Die Umwandlung von Artesunat in seinen aktiven Metaboliten erfolgt sehr rasch über CYP2A6 und Esterasen im Blut. Im weiteren Verlauf kommt es zur Konjugation mit Glucuronsäure, überwiegend durch UGT1A9.

Exkretion: Nach intravenöser Gabe wird Dihydroartemisinin innerhalb weniger Stunden hauptsächlich renal in Form des Glucuronsäure-Konjugats ausgeschieden. Die Eliminationshalbwertszeit von Artesunat beträgt etwa 18 Minuten, die von Dihydroartemisinin ungefähr 1,3 Stunden.

Zulassungsrelevante Studien

Die Zulassung von injizierbarem Artesunat als Erstbehandlung der schweren Falciparum-Malaria beruht auf zwei offenen, randomisierten, aktiv kontrollierten Studien mit insgesamt etwa 7000 erwachsenen und pädiatrischen Patienten. Als Vergleichsmedikation diente intravenöses Chinin.

In der ersten Studie SEAQUAMAT (South East Asian Quinine Artesunate Malaria Trial) waren 1259 Erwachsene und 202 Kinder unter 15 Jahren einbezogen, die Artesunat oder Chinin als intravenöse Injektion erhielten, bis sie auf eine perorale Behandlung mit der jeweiligen Medikation umgestellt werden konnten [2]. In der Verum-Gruppe verstarben 107 von 730 Patienten (14,7 %) im Krankenhaus, in der Vergleichs-Gruppe waren es 164 von 731 Patienten (22,4 %). Somit war die Sterbewahrscheinlichkeit unter Artesunat-Therapie um 40 % reduziert ($p < 0{,}0002$). Das Artemisinin-Derivat wurde insgesamt gut vertragen, während es unter Chinin signifikant häufiger zu Hypoglykämien kam (relatives Risiko 3,2; $p = 0{,}009$).

Bei den Teilnehmern der zweiten Studie AQUAMAT (African Quinine Artesunate Malaria Trial) handelte es sich um 5425 Kinder unter 15 Jahren, die aufgrund einer Malaria-Infektion ins Krankenhaus eingewiesen worden waren [3]. Auch diese Personen erhielten zunächst parenteral Artesunat oder Chinin, bevor sie auf die perorale Gabe von Artemether plus Lumefantrin umgestellt wurden. In der Verum-Gruppe starben 230 von 2712 Patienten (8,5 %) im Krankenhaus, in der Vergleichs-Gruppe waren es 297 von 2713

(10,9 %). Die Wahrscheinlichkeit zu versterben war unter Artesunat-Therapie somit um 22,5 % reduziert (p < 0,0022). Nach Behandlung mit dem Artemisinin-Derivat fielen mit 3,5 vs. 5,1 % weniger Patienten ins Koma, die entsprechenden Werte für die Entwicklung von Krämpfen zeigten mit 8,3 vs. 10,1 % ebenfalls einen Vorteil für Artesunat an.

Wirtschaftliche Aspekte

Unter der Voraussetzung, dass sich der Preis der Medikation in einem vernünftigen Rahmen bewegt, erscheint der Einsatz des gut verträglichen Mittels der Wahl aufgrund der überlegenen Wirkung bei entsprechender Indikation angeraten.

Therapeutische Relevanz

Entsprechend den aktuellen Leitlinien ist parenterales Artesunat für die Behandlung der schweren Malaria seit Jahren das Mittel der Wahl. In zwei maßgeblichen klinischen Studien konnte die Sterbewahrscheinlichkeit gegenüber dem Standardpräparat Chinin um 40 bzw. 22,5 % reduziert werden. Im Jahr 2002 wurde das halbsynthetische, vom Artemisinin abgeleitete Artesunat von der WHO in die Liste der unentbehrlichen Arzneimittel aufgenommen. Bislang war die Medikation in Deutschland nicht zugelassen und musste daher aus dem Ausland, beispielsweise von den USA oder China, bezogen werden. Nun ist es sehr erfreulich, dass zumindest intravenöses Artesunat auch auf dem deutschen Markt zur Verfügung steht und im Erkrankungsfall nicht erst langwierig beschafft oder auf das weniger effektive Chinin zurückgegriffen werden muss. Ohne geeignete Behandlung kann eine Malaria-Infektion schwerwiegende, mitunter tödliche Komplikationen wie Nierenversagen, generalisierte Krampfanfälle, geistige Verwirrung und Koma hervorrufen. Mit intravenösem Artesunat ist nun auch in Deutschland, beispielsweise für Reiserückkehrer, eine optimale Therapie unmittelbar nach Diagnosestellung sichergestellt. In anderen Ländern ist die als gut verträglich geltende Substanz auch als perorale Zubereitung erhältlich. Hierzulande muss nach Abschluss der intravenösen Therapiephase auf alternative Malaria-Therapeutika umgestellt werden, sofern kein Import aus dem Ausland erfolgt. Artesunat ist aktuell nur für die Behandlung der schweren Malaria durch *Plasmodium falciparum* ausreichend klinisch erprobt. Dieser Erreger ist für die meisten Malariaerkrankungen und -todesfälle verantwortlich. Es wäre jedoch wünschenswert, wenn die Wirksamkeit auch bei Infektionen mit den weiteren Erregern *Plasmodium vivax*, *malariae* oder *ovale* in Humanstudien eindeutig belegt werden könnte. Momentan versucht man, eine intramuskuläre Applikation von Artesunat zu etablieren, da dies insbesondere in medizinisch und hygienisch weniger gut versorgten Regionen der Welt von großem Vorteil wäre. Zudem wird Artesunat derzeit auch als vielversprechender Wirkstoff im Rahmen der Therapie maligner Tumore getestet. Offenbar kann der aktive Metabolit selektiv den lysosomalen Zelltod von Tumorzellen herbeiführen und zudem zelluläre Prozesse wie die Angiogenese blockieren, die das Überleben und die Verbreitung von Krebszellen unterstützen. Für die gezielte Antitumorwirkung von Artesunat ist wie bei der antiprotozoischen Wirkung der erhöhte Eisengehalt in den Krebszellen verantwortlich, der zu einer verstärkten Bildung von zytotoxischen Sauerstoffradikalen aus diesem Biotransformationsprodukt führt. Aktuell laufen bereits klinische Studien zur Wirksamkeit, beispielsweise bei Mamma-, Zervix-, Kolorektal- und Leberzellkarzinomen.

Literatur

[1] Fachinformation zu Artesunate Amivas®, Stand Oktober 2024

[2] South East Asian Quinine Artesunate Malaria Trial (SEAQUAMAT) group. Artesunate versus quinine for treatment of severe falciparum malaria: a randomised trial. Lancet 366: 717–725, 2005

[3] Dondorp AM, Fanello CI, Hendriksen ICE, Gomes E et al. Artesunate versus quinine in the treatment of severe falciparum malaria in African children (AQUAMAT): an open-label, randomised trial. Lancet 376: 1647–1657, 2010

[4] EPAR summary for the public. Artesunat Amivas® Artesunat. EMA/531550/2021; European Medicines Agency; https://www.ema.europa.eu

[5] AWMF-Leitlinie: Diagnostik und Therapie der Malaria, AWMF-Register-Nummer. 042-001, Stand 2021

3 Capivasertib

Steckbrief

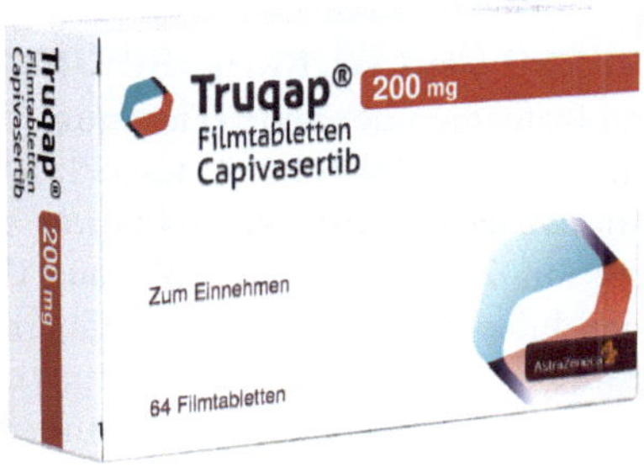

ATC-Code: L01EX27
Name: Capivasertib (Truqap®)
Indikation: Estrogenrezeptor(ER)-positives, HER2-negatives, lokal fortgeschrittenes oder metastasiertes Mammakarzinom
Wirkmechanismus: Inhibitor der Serin-Threonin-Kinasen AKT 1, 2 und 3
Stoffklasse: antineoplastische Mittel, andere antineoplastische Mittel
Zulassungsinhaber: AstraZeneca AB, SE-151 85 Södertälje, Schweden
Hersteller/Endfreigabe: AstraZeneca AB, Gärtunavägen, SE-152 57 Södertälje, Schweden
Kontaktadresse in Deutschland: AstraZeneca GmbH, Friesenweg 26, 22763 Hamburg
Darreichungsformen: Filmtabletten
Packungsgrößen, Preis und PZN: 64 Filmtabletten à 160 mg Capivasertib, 7490,43 Euro, PZN 19283153; 64 Filmtabletten à 200 mg Capivasertib, 7490,43 Euro, PZN 19283176
Zusammensetzung: 160 oder 200 mg Capivasertib
Sonstige Bestandteile: mikrokristalline Cellulose (E 460i), Calciumhydrogenphosphat, Croscarmellose-Natrium (E 468), Magnesiumstearat (E 470b), Hypromellose, Titandioxid (E 171), Macrogol 3350, Polydextrose, Copovidon, mittelkettige Triglyceride, Eisen(II,III)-oxid (E 172), Eisen(III)-oxid (E 172), Eisen(III)-hydroxid-oxid × H_2O (E 172)
Zulassungsnummer: EU/1/24/1820/001-002
Datum der Markteinführung: 01. Oktober 2024
Besondere Lager- und Aufbewahrungshinweise: keine besonderen Anforderungen
Dauer der Haltbarkeit: vier Jahre
Verschreibungsstatus: verschreibungspflichtig
Chemische Struktur:

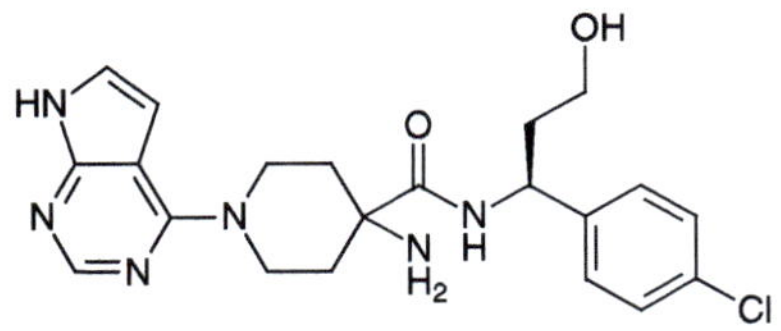

Indikationen

Capivasertib in Kombination mit Fulvestrant ist zur Behandlung von erwachsenen Patienten mit Estrogenrezeptor(ER)-positivem, HER2-negativem, lokal fortgeschrittenem oder metastasiertem Mammakarzinom mit einer oder mehreren PIK3CA/AKT-1/PTEN-Alterationen nach Rezidiv oder Progression der Erkrankung während oder nach einer endokrinen Therapie indiziert.

Bei prä- oder perimenopausalen Frauen sollten Capivasertib plus Fulvestrant mit einem Luteinisierungshormon-Releasinghormon(LHRH)-Agonisten kombiniert werden.

Bei Männern ist die Anwendung eines LHRH-Agonisten gemäß aktueller klinischer Standardpraxis in Betracht zu ziehen.

Wirkungen und Wirkungsmechanismus

Die drei Isoformen der Serin-Threonin-Kinasen AKT 1, 2 und 3 sind zentrale Elemente der Phosphatidylinositol-3-Kinase(PI3K)-Signalkaskade. Dieser durch verschiedene Wachstumsfaktoren initiierte Signalweg reguliert zelluläre Prozesse wie Zellüberleben, Proliferation, Zellzyklus, Metabolismus, Gentranskription und Zellmigration. Bei vielen malignen Erkrankungen liegt eine dauerhafte Aktivierung der AKT-PI3K-Kaskade vor, beispielsweise aufgrund von AKT-Mutationen oder von genetischen Abweichungen der vorgeschalteten katalytischen Untereinheit von PI3K (PiK3CA). Auch ein Funktionsverlust des Phosphatase- und Tensin-Homologs (PTEN), dem Gegenspieler von PI3K, kann Ursache für eine Überaktivität der Wachstumsfaktor-Kaskade sein, da die vorhandene AKT-Überaktivierung nun nicht mehr ausreichend unterdrückt wird. Der Wirkstoff Capivasertib ist ein potenter, selektiver Inhibitor der Kinaseaktivität aller drei AKT-Isoformen und bewirkt als Folge ein Herunterregulieren des überaktiven PI3K-Signalwegs. In vitro reduzierte der Wirkstoff das Wachstum von Zelllinien aus verschiedenen soliden Tumoren und hämatologischen Malignitäten. Die Wirksamkeit von Capivasertib wurde

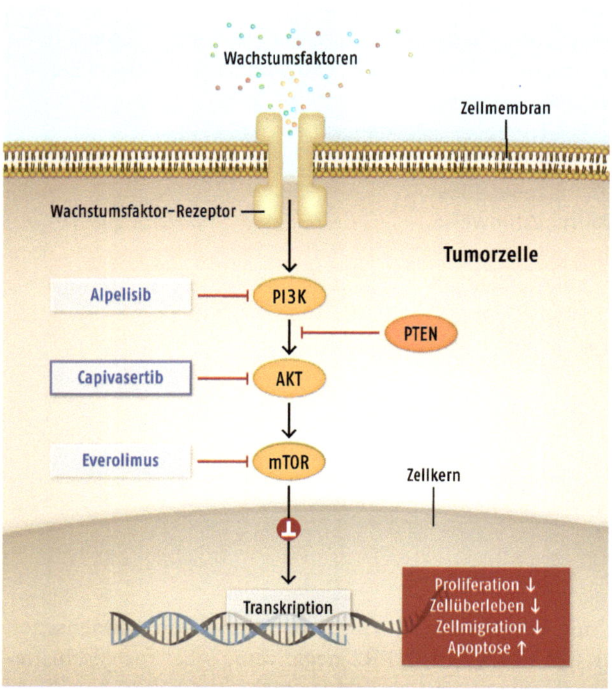

Abb. 3.1 Wachstumsfaktoren lösen über entsprechende Rezeptoren eine Aktivierung der Phosphatidylinositol-3-Kinase-(PI3K-)Signalkaskade aus, in der die Serin-Threonin-Kinase AKT eine wichtige Rolle spielt. Bei vielen malignen Erkrankungen kommt es zu einer dauerhaften Aktivierung dieses Signalwegs, was das Tumorwachstum begünstigt. Ursache für diese Aktivierung können Mutationen von AKT oder der katalytischen Untereinheit von PI3K sein. Auch Loss-of-Function-Mutationen des Phosphatase- und Tensin-Homologs PTEN sind möglich, da PTEN ein Gegenspieler von PI3K ist. Capivasertib bewirkt als Inhibitor der Kinaseaktivität von AKT ein Herunterregulieren des überaktiven PI3K-Signalwegs. Bei Tumorpatienten werden die Proliferation, das Überleben und die Migration der Tumorzellen unterdrückt und verstärkt Apoptose ausgelöst. Ähnliche Effekte sind durch PI3K-Inhibitoren wie Alpelisib oder mTOR-Inhibitoren wie Everolimus möglich.

unter anderem in Brustkrebszelllinien mit und ohne PIK3CA- oder AKT-1-Mutationen oder PTEN-Alterationen gezeigt. Der AKT-Inhibitor kommt derzeit stets in Kombination mit dem Estrogenrezeptor-Antagonisten Fulvestrant zur Anwendung.

Dosierung, Art und Dauer der Anwendung

Capivasertib wird normalerweise über vier Tage in einer Dosis von zweimal täglich 400 mg eingenommen. Die Applikation sollte etwa im Abstand von zwölf Stunden, unabhängig von den Mahlzeiten, stattfinden. Danach folgt jeweils eine Einnahmepause von drei Tagen. Der Kombinationspartner Fulvestrant kommt nach einer Aufsättigungsphase einmal monatlich zur Anwendung. Versäumte Capivasertib-Dosen können innerhalb von vier Stunden nachgeholt werden. Anderenfalls ist diese Applikation auszulassen. Wenn ein Patient erbricht, sollte keine zusätzliche Dosis eingenommen werden. Beim Auftreten von Nebenwirkungen wie Diarrhö, Hautausschlägen oder Hyperglykämie kann eine Dosisreduktion oder ein zeitweises Aussetzen der Capivasertib-Therapie erwogen werden. Ebenso ist bei Bedarf eine symptomorientierte Therapie angeraten, beispielsweise über die Gabe von Antidiarrhoika oder Antidiabetika. Wenn die gleichzeitige Anwendung von starken CYP3A4-Inhibitoren wie Azol-Antimykotika oder Makrolid-Antibiotika nicht vermieden werden kann, ist die Capivasertib-Dosis auf zweimal täglich 320 mg zu reduzieren. Die AKT-Inhibitor-Behandlung sollte bis zur Erkrankungsprogression oder bis zum Auftreten einer inakzeptablen Toxizität fortgesetzt werden.

Erwachsene: über vier Tage zweimal täglich 400 mg, danach drei Tage Pause

Kinder und Jugendliche: Sicherheit und Wirksamkeit für die Capivasertib-Therapie von Kindern und Jugendlichen unter 18 Jahren sind nicht erwiesen.

Ältere Patienten: Bei älteren Patienten ist keine Dosisanpassung erforderlich, allerdings ist die Datenlage für die Behandlung von Personen ab 75 Jahren begrenzt.

Patienten mit Leber- oder Niereninsuffizienz: Für den Einsatz von Capivasertib bei Patienten mit mäßiger Leberfunktionsstörung liegen nur begrenzte Erfahrungen vor, sodass der AKT-Inhibitor nur nach entsprechender Nutzen-Risiko-Abwägung und unter besonderer Überwachung der Toxizität gegeben werden darf. Die Behandlung sollte bei Patienten mit schwerer Leber- oder Niereninsuffizienz wegen bislang fehlender Erfahrungen vermieden werden.

DDD: noch nicht bekannt

Gegenanzeigen, Kontraindikationen

Bei Überempfindlichkeit gegen Capivasertib besteht eine Kontraindikation.

Nebenwirkungen

Während der Anwendung von Capivasertib kommt es sehr häufig zu Harnwegsinfektionen, Anämie, Hyperglykämie, vermindertem Appetit, Kopfschmerzen, Fatigue, Diarrhö, Übelkeit, Erbrechen, Stomatitis, Hautausschlägen und Pruritus. Häufig wird über Überempfindlichkeiten, Hypokaliämie, Dysgeusie, Schwindel, Synkopen, akute Nierenschädigungen, Mundtrockenheit, Abdominalschmerzen, Dyspepsie, trockene Haut, Erythema multiforme, Fieber sowie über erhöhte Kreatinin- und HbA_{1c}-Werte berichtet. Gelegentlich treten Arzneimittel-induzierte oder toxische Hautausschläge, Dermatitis und generalisierte exfoliative Dermatitis auf.

Wechselwirkungen

Die Anwendung von Capivasertib zusammen mit mäßigen und starken CYP3A4-Inhibitoren wie Azol-Antimykotika, Makrolid-Antibiotika, verschiedenen HIV-Therapeutika oder Grapefruit sollte vermieden werden, da mit einer verlangsamten Biotransformation und daher mit einer verstärkten Toxizität des AKT-Inhibitors gerechnet werden muss. Erforderlichenfalls ist die Capivasertib-Dosis zu reduzieren. Auch der kombinierte Einsatz von moderaten bis starken CYP3A4-Induktoren wie Carbamazepin, Phenytoin, Rifampicin oder Johanniskraut mit Capivasertib sollte nach Möglichkeit unterbleiben, da die Gefahr einer reduzierten Antitumorwirkung besteht. Capivasertib ist ein Inhibitor von CYP3A, CYP2D6 und UGT1A1. Bei der gleichzeitigen Anwendung von entsprechenden Substraten mit geringer therapeutischer Breite wie Ciclosporin, Fentanyl, Irinotecan, Simvastatin oder Tacrolimus ist besondere Vorsicht geboten, da Capivasertib die Bioverfügbarkeit dieser Substanzen erhöht. Umgekehrt kann die Exposition gegenüber CYP2B6-Substraten wie Bupropion eingeschränkt sein, da der AKT-Inhibitor dieses Biotransformationsenzym induziert. Bei Substanzen mit geringem therapeutischem Index ist eine engmaschige Überwachung bezüglich der Wirksamkeit angeraten.

Warnhinweise und Vorsichtsmaßnahmen

Vor Beginn der Capivasertib-Therapie sollten die Patienten auf das Vorhandensein einer oder mehrerer PIK3CA/AKT1/PTEN-Alterationen getestet werden. Der AKT-Inhibitor ist mit dem Auftreten von teilweise behandlungspflichtigen Hyperglykämien bis hin zu schweren Ketoazidosen assoziiert. Insbesondere bei Patienten mit erhöhten HbA_{1c}-Werten oder manifestem Diabetes mellitus ist daher besondere Vorsicht geboten. Die Behandelten sollten auf Hyperglykämie-Symptome wie übermäßigen Durst, häufigeres oder vermehrtes Wasserlassen oder erhöhten Appetit mit Gewichtsverlust achten. Unter einer Capivasertib-Behandlung muss zudem mit dem Auftreten von Durchfällen gerechnet werden, die zu Dehydratationen, akuten Nierenschädigungen und potenziell mit Arrhythmien verbundenen Hypokaliämien führen können. Als Gegenmaßnahmen kommen, neben einer Dosisreduktion oder dem Aussetzen der Capivasertib-Anwendung und einer geeigneten antidiarrhoischen Behandlung, die Zufuhr von Flüssigkeit und Elektrolyten infrage. Der AKT-Inhibitor kann weiterhin zu schweren, mitunter lebensbedrohlichen Hautreaktionen wie Erythema multiforme und generalisierter exfoliativer Dermatitis führen. Gegebenenfalls wird die frühzeitige Konsultation eines Dermatologen empfohlen, um eine rasche und effektive Behandlung zu gewährleisten. Da Capivasertib häufig Schwindel und Synkopen auslöst, ist die Fähigkeit zur Teilnahme am Straßenverkehr und zum Bedienen von Maschinen möglicherweise beeinträchtigt.

Schwangerschaft und Stillzeit

Schwangerschaft: Aufgrund bislang fehlender klinischer Daten und im Tierexperiment gezeigter Reproduktionstoxizität wird die Anwendung von Capivasertib bei schwangeren Frauen nicht empfohlen. Frauen im gebärfähigen Alter müssen vor Therapiebeginn eine Schwangerschaft eindeutig ausschließen können. Zudem sollten sie während und bis zu vier Wochen nach Ende der Capivasertib-Behandlung eine zuverlässige Kontrazeptionsmethode anwenden. Die entsprechende Karenzzeit für behandelte Männer liegt bei 16 Wochen nach Therapieende.

Stillzeit: Es ist nicht bekannt, ob Capivasertib oder seine Metaboliten in die Muttermilch übergehen. Im Tierexperiment an Ratten war dies der Fall. Zur Sicherheit sollte daher das Stillen während der Behandlung mit Capivasertib unterbleiben.

Fertilität: In tierexperimentellen Studien wurden keine unerwünschten Auswirkungen auf die weiblichen Fortpflanzungsorgane beobachtet, jedoch wurde die Beeinflussung der Fertilität bei weiblichen Ratten nicht untersucht. Capivasertib hat zu testikulärer Toxizität geführt und kann bei reproduktionsfähigen Männern die Fertilität beeinträchtigen. Klinische Daten liegen allerdings derzeit nicht vor.

Pharmakokinetik

Resorption: Nach peroraler Gabe werden innerhalb von ein bis zwei Stunden maximale Plasmaspiegel erreicht. Die mittlere Bioverfügbarkeit von Capivasertib wird mit 29 % angegeben. Eine gleichzeitige Anwendung zusammen mit einer Mahlzeit führt nicht zu einer klinisch relevanten Veränderung der Resorption.

Proteinbindung, Verteilung: Die Plasmaproteinbindung beträgt 78 %, das mittlere Verteilungsvolumen nach intravenöser Anwendung liegt bei 2,6 l/kg.

Metabolismus: Capivasertib wird in erster Linie über CYP3A4 mit nachfolgender Glucuronsäure-Konjugation durch UGT2B7 biotransformiert. Hauptmetabolit im humanen Plasma ist mit 83 % ein Ether-Glucuronid. Pharmakologisch aktive Biotransformationsprodukte wurden nicht identifiziert.

3

Exkretion: Mit 45 und 50 % erfolgt die Ausscheidung von Capivasertib zu etwa gleichen Teilen mit dem Urin und mit den Fäzes, überwiegend in Form von Metaboliten. Die Eliminationshalbwertszeit liegt im Bereich von 8,3 Stunden.

Zulassungsrelevante Studien

Die Zulassung von Capivasertib beruht auf der randomisierten, doppelblinden, placebokontrollierten Phase-III-Studie CAPItello-291, an der 708 Erwachsene mit lokal fortgeschrittenem oder metastasierendem ER-positivem und HER2-negativem Brustkrebs teilnahmen [2]. 99 % der Patienten waren weiblich, 22 % davon waren prä- oder perimenopausal. Die Erkrankung der Teilnehmer war nach einer Behandlung mit einem Aromatasehemmer wieder aufgetreten oder verschlimmerte sich unter dieser Therapie. Bei nahezu der Hälfte der Patienten wiesen die Tumorzellen eine oder mehrere Mutationen in den für PIK3CA, AKT 1 oder PTEN codierenden Genen auf. Etwa 70 % der Teilnehmer hatten zuvor eine Behandlung mit einem Inhibitor der Cyclin-abhängigen Kinasen CDK4/6 wie Abemaciclib oder Ribociclib erhalten. Die Therapie im Rahmen der Studie erfolgte mit Capivasertib in Kombination mit Fulvestrant oder mit diesem Antiestrogen allein. Primärer Wirksamkeitsendpunkt war die Zeit bis zur Erkrankungsprogression. Die Patienten aus der Verum-Gruppe lebten 7,2 Monate, ohne dass sich ihre Brustkrebserkrankung verschlimmerte (Medianwert), in der Placebo-Gruppe wurden 3,6 Monate erreicht ($p < 0{,}001$). Die entsprechenden Werte in der Subgruppe mit PIK3CA-, AKT1- oder PTEN-Mutationen betrugen 7,3 vs. 3,1 Monate, zugunsten der Capivasertib-Therapie ($p < 0{,}001$). Die im Verum-Arm am häufigsten berichteten schweren Nebenwirkungen waren Flush (12,1 % vs. 0,3 % unter Placebo) und Diarrhö (9,3 vs. 0,3 %).

Wirtschaftliche Aspekte

Aufgrund einer fehlenden Alternative erscheint der Preis der Medikation angemessen.

Therapeutische Relevanz

Patientinnen und Patienten mit fortgeschrittenem Mammakarzinom entwickeln häufig Resistenzen gegen die endokrine Standardtherapie mit antiestrogenen Wirkstoffen. Aufgrund der schlechten Prognose der Betroffenen besteht ein hoher therapeutischer Bedarf an neuen Pharmaka. Bei etwa 60 % der Patienten mit metastasiertem Brustkrebs ist zudem ein HR-positiv-/HER2-negativ-Rezeptorstatus feststellbar. In diesen Fällen bietet sich zunächst eine Behandlung mit Proteinkinase-Inhibitoren der Cyclin-abhängigen Kinasen 4 und 6 (CDK4/6) wie Abemaciclib, Palbociclib und Ribociclib an. Allerdings kommt es bei vielen der Betroffenen auch unter diesen relativ neuen Therapieoptionen nach einiger Zeit zu einem Fortschreiten der Brustkrebserkrankung. Für diese praktisch austherapierten Patienten bedeutet der Wirkstoff Capivasertib mit innovativem Wirkmechanismus eine neue Hoffnung. Die Substanz greift in die bei vielen Tumorpatienten überaktive Phosphatidylinositol-3-Kinase(PI3K)-Signalkaskade ein. In der Zulassungsstudie konnte durch den peroral verfügbaren Inhibitor der Serin/Threonin-Kinasen AKT 1, AKT 2 und AKT 3 eine signifikante Verlängerung der progressionsfreien Überlebenszeit erzielt werden. In weiterführenden Untersuchungen muss nun geklärt werden, ob durch Capivasertib eine signifikante Verlängerung der Gesamtüberlebenszeit erreicht werden kann. Der AKT-Inhibitor wird derzeit auch bei anderen Tumorarten getestet, beispielsweise bei Patienten mit triple-negativen Mammakarzinomen. Auch hier ist der PI3K/AKT-Signalweg regelmäßig durch Mutation der katalytischen Untereinheit von PI3K (PIK3CA) oder AKT 1 sowie durch Alterationen des Phosphatase- und Tensin-Homologs (PTEN) aktiviert. Als weitere Einsatzmöglichkeit für Capivasertib werden aktuell Ovarialkarzinome, Prostatakarzinome oder Non-Hodgkin-Lymphome geprüft.

Literatur

[1] Fachinformation zu Truqap®, Stand: Juni 2024
[2] Turner NC, Oliveira M, Howell SJ, Dalenc F et al. Capivasertib in hormone receptor-positive advanced breast cancer. N Engl J Med. 388(22): 2058–2070, 2023
[3] EPAR summary for the public. Truqap® Capivasertib. EMA/220840/2024; European Medicines Agency; https://www.ema.europa.eu

4 Crovalimab

Steckbrief

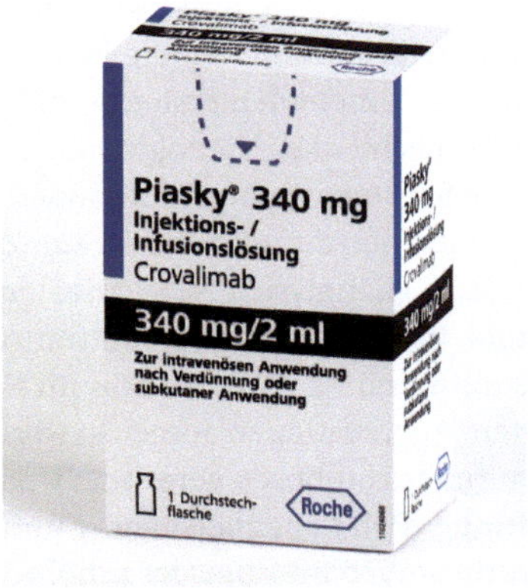

ATC-Code: L04AJ07
Name: Crovalimab (Piasky®)
Indikation: paroxysmale nächtliche Hämoglobinurie (PNH)
Wirkmechanismus: Komplementfaktor-5-Inhibitor
Stoffklasse: Immunsuppressiva, Komplementinhibitoren
Zulassungsinhaber: Roche Registration GmbH, Emil-Barell-Straße 1, 79639 Grenzach-Wyhlen, Deutschland
Hersteller/Endfreigabe: Roche Pharma AG, Emil-Barell-Straße 1, 79639 Grenzach-Wyhlen, Deutschland
Kontaktadresse in Deutschland: Roche Pharma AG, Emil-Barell-Straße 1, 79639 Grenzach-Wyhlen
Darreichungsformen: Injektions-/Infusionslösung
Packungsgrößen, Preis und PZN: eine Durchstechflasche à 2 ml, 15 025,25 Euro, PZN 18675069
Zusammensetzung: 340 mg Crovalimab pro 2 ml Lösung
Sonstige Bestandteile: Histidin, Aspartinsäure, Argininhydrochlorid, Poloxamer 188, Wasser für Injektionszwecke
Zulassungsnummer: EU/1/24/1848/001
Datum der Markteinführung: 15. September 2024
Besondere Lager- und Aufbewahrungshinweise: im Umkarton bei 2 bis 8 °C im Kühlschrank lagern, nicht einfrieren
Dauer der Haltbarkeit: drei Jahre
Nach der Entnahme aus dem Kühlschrank kann die ungeöffnete Durchstechflasche im Umkarton bis zu sieben Tage bei Raumtemperatur aufbewahrt werden.
Verschreibungsstatus: verschreibungspflichtig

Indikationen

Monotherapeutikum für erwachsene und pädiatrische Patienten ab zwölf Jahren mit einem Körpergewicht von mindestens 40 kg und paroxysmaler nächtlicher Hämoglobinurie (PNH), bei Vorliegen von Hämolyse und klinischen Symptomen, die auf eine hohe Krankheitsaktivität hinweisen oder wenn sich die Erkrankung nach mindestens sechs Monaten Behandlung mit einem Inhibitor der Komplementkomponente 5 (C5) klinisch stabilisiert hat.

Wirkungen und Wirkungsmechanismus

Die mehr als 30 verschiedenen Proteine des zum Immunsystem gehörenden körpereigenen Komplementsystems sind im Blutplasma gelöst oder zellgebunden und dienen der Abwehr von Mikroorganismen wie Bakterien, Pilzen oder Parasiten. Die Eiweiße bedecken die Oberfläche von Krankheitserregern, um diese für die Zerstörung durch Phagozyten besser kenntlich zu machen, und lösen Entzündungen aus. Auf Erythrozyten befinden sich normalerweise bestimmte weitere Proteine, die diese Blutzellen vor einem frühzeitigen Abbau durch das Komplementsystem schützen. Bei der lebensbedrohlichen Erkrankung „paroxysmale nächtliche Hämoglobinurie" fehlen die schützenden Proteine aufgrund von erworbenen somatischen Mutationen. Als Folge kommt es zu einer unkontrollierten Komplementaktivierung und damit zur Zerstörung von Erythrozyten durch intravasale und extravasale Hämolyse. PNH-Patienten weisen einen anhaltend niedrigen Hämoglobinwert auf und benötigen häufig Bluttransfusionen. Freigesetztes Hämoglobin bindet zudem Stickstoffmonoxid (NO), sodass im Erkrankungsverlauf Vasokonstriktionen und Thrombozyten-Aggregationen ausgelöst werden. Bei mehr als der Hälfte der PNH-Patienten muss daher mit Thrombosen gerechnet werden, die die Haupttodesursache der Erkrankung darstellen. Bei PNH ebenfalls häufig auftretende moderate bis starke Schmerzen werden auf Mikrothromben im Zuge der erhöhten Blutgerinnungsneigung zurückgeführt. Bei schweren Krankheitsbildern, bei denen alle Blutzellreihen von den Angriffen des Komplementsystems betroffen sind, entwickeln sich insbesondere mit einer Immunsuppression einhergehende Panzytopenien. Crovalimab ist ein rekombinanter humanisierter monoklonaler

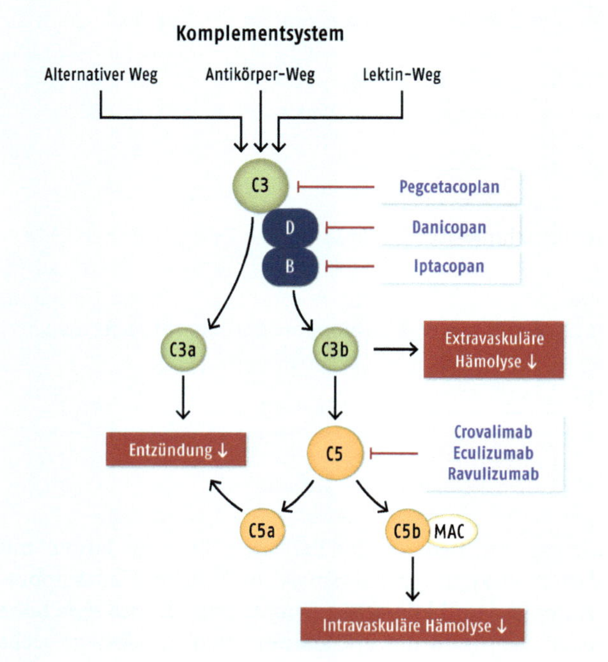

Abb. 4.1 Das körpereigene Komplementsystem wird über drei Wege aktiviert. Es bewirkt die Zerstörung von Krankheitserregern und löst Entzündungsreaktionen aus. Bei Patienten mit paroxysmaler nächtlicher Hämoglobinurie (PNH) ist das System überaktiv. Über die Beeinflussung der Komplementfaktoren C3 und C5 ist eine Abmilderung des Erkrankungsverlaufs möglich. Der C5-Antikörper Crovalimab hemmt wie Eculizumab und Ravulizumab den Faktor C5, er verhindert so die Bildung des Membranangriffskomplexes (MAC) und damit die intravaskuläre Hämolyse. Der C3-Inhibitor Pegcetaclopan, der Faktor-D-Hemmstoff Danicopan und der Faktor-B-Inhibitor Iptacopan greifen früher in die Kaskade ein und unterbinden zusätzlich auch schon die extravaskuläre Hämolyse.

Immunglobulin-G1(IgG1)-Antikörper, der hochspezifisch gegen das Komplementprotein C5 des Komplementsystems gerichtet ist. Er unterbindet rasch und anhaltend die Spaltung von C5 in die Untereinheiten C5a und C5b und verhindert so die Bildung des Membranangriffskomplexes (MAC, membrane attack complex). Auf diese Weise hemmt Crovalimab effektiv die terminale komplementvermittelte intravaskuläre Hämolyse.

Dosierung, Art und Dauer der Anwendung

Die erste Crovalimab-Dosis wird an Tag 1 langsam intravenös verabreicht, wobei erwachsene und pädiatrische Patienten ab 40 kg Körpergewicht gleichermaßen über 60 Minuten 1000 mg und ab 100 kg Körpergewicht über 90 Minuten 1500 mg erhalten. Im Fall von infusionsbedingten Reaktionen sollte die Infusionsgeschwindigkeit reduziert oder die Applikation zeitweise unterbrochen werden. An den Tagen 2, 8, 15 und 22 folgen vier weitere wöchentliche Initialdosen von jeweils 340 mg, die nun subkutan gegeben werden. Die erste subkutane Erhaltungsdosis wird an Tag 29 und dann alle vier Wochen in wechselnde Regionen des Bauchs injiziert. Hier liegt die Dosis für Patienten ab 40 kg Körpergewicht bei 680 mg und ab 100 kg Körpergewicht bei 1020 mg Crovalimab. Das Körpergewicht ist in regelmäßigen Abständen zu überprüfen. Nach entsprechender Schulung kann die subkutane Gabe auch durch den Patienten selbst erfolgen. Beim Auftreten von schweren injektionsbedingen Reaktionen ist allerdings sofort ärztlicher Rat einzuholen. Außer an Tag 1 und 2 darf das Dosierungsschema in Ausnahmefällen innerhalb eines zweitägigen Zeitraums vom geplanten Anwendungstag abweichen. Bei einer Umstellung von einem anderen Komplementinhibitor ist die erste intravenöse Initialdosis von Crovalimab zum Zeitpunkt der nächsten geplanten Gabe des vorherigen Wirkstoffs zu verabreichen. Versäumte Dosen sollten so bald wie möglich nachgeholt werden. Die nächste Anwendung ist dann am regulär geplanten Verabreichungstag durchzuführen. Die gleichzeitige Injektion von zwei Dosen am selben Tag sollte allerdings unterbleiben.

Erwachsene: initial gewichtsabhängig einmalig 1000 bzw. 1500 mg Crovalimab intravenös; an den Tagen 2, 8, 15 und 22 jeweils 340 mg subkutan; ab Tag 29 alle vier Wochen gewichtsabhängig jeweils 680 bzw. 1020 mg subkutan

Kinder und Jugendliche: Jugendliche ab zwölf Jahren mit einem Körpergewicht ab 40 kg erhalten die gleiche gewichtsbezogene Crovalimab-Dosis wie Erwachsene. Sicherheit und Wirksamkeit für den Einsatz bei Kindern unter zwölf Jahren oder unter 40 kg sind bisher noch nicht erwiesen.

Ältere Patienten: Bei Patienten ab 65 Jahren ist keine Dosisanpassung erforderlich, die Erfahrungen mit Crovalimab sind in dieser Patientenpopulation jedoch begrenzt.

Patienten mit Leber- oder Niereninsuffizienz: Für die Behandlung von Patienten mit mäßiger bis schwerer Leberfunktionsstörung liegen keine Erfahrungen vor, sodass derzeit keine Dosierungsempfehlungen gegeben werden können.

DDD: 24,3 mg parenteral

Gegenanzeigen, Kontraindikationen

Bei Überempfindlichkeit gegen Crovalimab oder nicht abgeklungener *Neisseria-meningitidis*-Infektion besteht eine Kontraindikation, ebenso bei Patienten, die derzeit nicht gegen *Neisseria meningitidis* geimpft sind, es sei denn, sie erhalten über einen Zeitraum von zwei Wochen nach der Impfung eine geeignete antibiotische Prophylaxe.

4

Nebenwirkungen

Während der Behandlung mit Crovalimab kommt es sehr häufig zu Infektionen der oberen Atemwege, Immunkomplex-vermittelten Reaktionen (Typ III), Kopfschmerzen, Fieber und zu Reaktionen im Zusammenhang mit einer Infusion. Häufig wird über Harnwegsinfektionen, Nasopharyngitis, Pneumonie, Überempfindlichkeit, Abdominalschmerzen, Durchfall, Arthralgien, Asthenie, Fatigue, Hautausschläge und injektionsbedingte Reaktionen berichtet. Gelegentlich muss mit Sepsis, septischem Schock, Bakteriämie, Pyelonephritis, Infektionen der unteren Atemwege und Reaktionen an der Einstichstelle gerechnet werden.

Wechselwirkungen

Aufgrund der Struktur und der Eliminationswege von Crovalimab sind keine pharmakokinetischen oder relevanten pharmakodynamischen Interaktionen mit anderen Arzneistoffen zu erwarten. Aus diesem Grund wurde bislang auf die Durchführung von klinischen Studien zur Erfassung von Wechselwirkungen verzichtet. Crovalimab und andere C5-Inhibitoren binden allerdings an verschiedene Epitope von C5, sodass sich Immunkomplexe aus den von C5 überbrückten Antikörpern bilden können, wenn beide im Blutkreislauf vorhanden sind. Bei einem Wechsel von C5-Inhibitoren mit verlängerter Eliminationshalbwertszeit wie Eculizumab oder Ravulizumab führen diese Drug-Target-Drug-Immunkomplexe bei einigen Patienten zu Typ-III-Immunkomplex-Reaktionen mit Symptomen wie Arthralgien, Hautausschlägen, Fieber, Asthenie, Fatigue, gastrointestinalen Beschwerden, Kopfschmerzen und axonalen Neuropathien. Als Gegenmaßnahmen kommen topische oder systemische Therapien, beispielsweise mit Corticosteroiden oder Analgetika, infrage.

Warnhinweise und Vorsichtsmaßnahmen

Wenn Crovalimab bei Patienten mit aktiven systemischen Infektionen verabreicht wird, müssen die Patienten engmaschig auf Anzeichen einer Verschlechterung der Infektion überwacht werden. Aufgrund der Blockade der Komplementaktivierung besteht unter Crovalimab eine erhöhte Anfälligkeit für schwere bis hin zu lebensbedrohlichen oder tödlich verlaufenden Infektionen, beispielsweise durch Meningokokken, *Streptococcus pneumoniae* und *Haemophilus influenzae* Typ b (Hib). Mindestens zwei Wochen vor Therapiebeginn ist daher eine Immunisierung mit geeigneten Impfstoffen angeraten. Falls eine sofortige Behandlung mit dem Komplementinhibitor angezeigt ist, müssen die Impfstoffe so bald wie möglich verabreicht werden. Die Zeit bis zum Wirkungseintritt der Immunisierungen nach etwa zwei Wochen ist erforderlichenfalls mit geeigneten Antibiotika zu überbrücken. Auch bei nicht ausreichender Effektivität der Impfung muss auf eine passende Antibiose zurückgegriffen werden. Die Patienten sind anzuweisen, bei ersten Anzeichen einer möglichen Infektion sofort ärztlichen Rat einzuholen. Es ist damit zu rechnen, dass die Impfungen das Komplementsystem weiter aktivieren, sodass es zu einer vorübergehenden Verschlechterung der Grunderkrankung PNH mit verstärkter Hämolyse kommt. Unter anderem ist auf entsprechende Anzeichen wie Müdigkeit, Hämoglobinurie, Bauchschmerzen, Dyspnoe, Dysphagie, erektile Dysfunktion oder schwere unerwünschte vaskuläre Ereignisse, z. B. venöse oder arterielle Thrombosen, zu achten. Labordiagnostisch können erhöhte Lactatdehydrogenase-Spiegel, eine plötzliche Abnahme der Hämoglobin-Werte oder die Vergrößerung des PNH-Klons auf eine erhöhte Hämolyse-Gefahr hinweisen. Auch die Entwicklung von gegen Crovalimab gerichteten Antikörpern kann zu einem Wirkverlust und damit zu Hämolysen führen. Nach dem Absetzen von Crovalimab sollte die Überwachung über mindestens zwei Wochen fortgesetzt werden. Gegebenenfalls ist eine Wiederaufnahme der Behandlung in Betracht zu ziehen, falls erforderlich auch mit einem alternativen PNH-Therapeutikum.

Schwangerschaft und Stillzeit

Schwangerschaft: Wegen bislang fehlender klinischer Daten sollte die Anwendung von Crovalimab während der Schwangerschaft nur nach strenger Nutzen-Risiko-Abwägung erfolgen. Tierexperimente ergaben keine Hinweise auf Reproduktionstoxizität. Nach dem ersten Trimenon überwinden Immunglobuline G1 jedoch bekanntermaßen die Plazentaschranke, sodass eine terminale Komplementinhibition im fetalen Kreislauf nicht ausgeschlossen werden kann.

Stillzeit: Da IgG1-Antikörper auch in die Muttermilch übergehen, muss eine Entscheidung darüber getroffen werden, ob auf das Stillen oder die Behandlung mit Crovalimab verzichtet werden soll.

Fertilität: Tierexperimentelle Untersuchungen ergaben keine Auswirkungen auf die männlichen oder weiblichen Fortpflanzungsorgane durch Crovalimab. Klinische Fertilitätsdaten liegen derzeit nicht vor.

Pharmakokinetik

Resorption: Nach subkutaner Applikation wird die Bioverfügbarkeit von Crovalimab mit 83 % angegeben.

Proteinbindung, Verteilung: Das Verteilungsvolumen liegt im Bereich von 0,03 und 0,05 l/kg Körpergerwicht, was auf eine ausschließliche Verteilung in den intravasalen Raum hindeutet. Die Proteinbindung von Crovalimab an C5 erfolgt pH-Wert-abhängig. Nach Einschluss des entstehenden Antikörperkomplexes in ein Endosom dissoziiert Crovalimab aufgrund des hier niedrigeren pH-Werts von seinem Antigen und steht im Anschluss erneut zur Verfügung, während das Antigen C5 abgebaut wird.

Metabolismus: Crovalimab unterliegt dem physiologischen Protein-Katabolismus zu kleineren Peptiden und einzelnen Aminosäuren, die in den Nährstoffpool übergehen.

Exkretion: Die Eliminationshalbwertszeit von Crovalimab ist wegen der oben beschriebenen Freisetzung aus dem Endosom mit etwa 53 Tagen sehr lang.

Zulassungsrelevante Studien

Die Zulassung von Crovalimab beruht auf der randomisierten, offenen, aktiv kontrollierten Phase-III-Studie COMMODORE 2 mit 204 erwachsenen PNH-Patienten [3]. Die Teilnehmer waren zuvor nicht mit einem Komplement-Inhibitor behandelt worden und wiesen eine hohe Erkrankungsaktivität auf. Als aktiver Komparator diente der weitere C5-Antikörper Eculizumab. Als Parameter für die Wirksamkeit wurde die Veränderung der Konzentration des Enzyms Lactatdehydrogenase im Blut festgelegt, die den verstärkten Abbau von Erythrozyten anzeigt. Nach 24-wöchiger Behandlung war es bei etwa 79 % der Patienten aus der Verum-Gruppe möglich, die Hämolyse zu kontrollieren. Der entsprechende Wert unter Eculizumab betrug ebenfalls etwa 79 %. Auch bezüglich des Transfusionsbedarfs konnte für den subkutanen C5-Antikörper gegenüber dem intravenös zu verabreichenden, älteren Wirkstoff Eculizumab eine Nichtunterlegenheit nachgewiesen werden. Während der Behandlung mit Crovalimab benötigten 66 % (88 von 134) der Patienten keine Bluttransfusion, um die Konzentration ihrer Erythrozyten zu erhöhen, unter Eculizumab waren es 68 % (47 von 69). Die entsprechenden Werte für Durchbruchs-Hämolysen betrugen 10 vs. 15 % und für die Hämoglobin-Stabilisierung 63 vs. 61 %. Die Sicherheitsprofile der beiden C5-Antiköper waren insgesamt sehr ähnlich. Die Nichtunterlegenheit von Crovalimab gegenüber Eculizumab spiegelte sich in der kleinen Subgruppe mit sechs unter paroxysmaler nächtlicher Hämoglobinurie leidenden Kindern wider.

Wirtschaftliche Aspekte

Die monatlichen Behandlungskosten von Crovalimab liegen mit normalerweise etwa 15 000 Euro deutlich niedriger als für den weiteren C5-Antikörper Eculizumab oder das peroral verfügbare Iptacopan.

Therapeutische Relevanz

Die paroxysmale (plötzliche) nächtliche Hämoglobinurie (PNH) ist eine sehr seltene, mit einer Inzidenz von 1:100 000 bis 1:500 000 auftretende, lebensbedrohliche Erkrankung. Aufgrund einer Mutation werden Erythrozyten mit veränderten Oberflächeneigenschaften gebildet und vom körpereigenen Komplementsystem angegriffen. Die Patienten leiden unter Symptomen wie Müdigkeit, Atemnot, Bauchschmerzen, Anämien und einer zeitweisen dunklen bis rötlichen Färbung des Urins. Bis zur Diagnosestellung der in jüngerem Lebensalter erworbenen Erkrankung vergehen meist mehrere Jahre. Als Folge der mit PNH assoziierten Hämolyse kommt es häufig im ganzen Körper zu schmerzhaften Thrombosen, die zu schweren Organschädigungen und im weiteren Verlauf zum Tod führen können. Trotz der Behandlung mit Eisenpräparaten, Vitamin B_{12}, Erythrozyten-Transfusionen und Antikoagulanzien versterben 20 bis 35 % der Patienten innerhalb von fünf bis zehn Jahren nach Diagnosestellung. Die einzige potenziell kurative Therapie ist die allogene Stammzelltransplantation. Seit einigen Jahren stehen mit Eculizumab und Ravulizumab zwei intravenös zu applizierende C5-Antikörper zur Verfügung. In den letzten Monaten sind mit dem C3-Inhibitor Pegcetacoplan, dem Faktor-D-Hemmer Danicopan und dem Faktor-B-Inhibitor Iptacopan drei weitere Wirkstoffe mit zielgerichteter Hemmung des Komplementsystems zugelassen worden. Da sie an früherer Stelle in die Komplementkaskade eingreifen, unterbinden sie nicht nur die intravaskuläre, sondern auch die extravaskuläre Hämolyse. Für den aktuell neu eingeführten C5-Inhibitor Crovalimab spricht, dass der Wirkstoff als einziges der oben genannten PNH-Therapeutika bereits bei Kindern ab zwölf Jahren erprobt ist. Der Wirkmechanismus des gegen C5 gerichteten Antikörpers weicht allerdings nur geringfügig von Eculizumab oder Ravulizumab ab. Crovalimab hat zwar den Vorteil, dass es nicht wie seine Vorgänger intravenös, sondern aufgrund seiner extrem langen Halbwertszeit nur alle vier Wochen subkutan vom Patienten selbst gegeben werden muss. Zur besseren Einschätzung des Stellenwerts von Crovalimab wären jedoch Head-to-Head-Vergleiche mit den Wirkstoffen Iptacopan und Danicopan hilfreich. Diese beiden Substanzen werden peroral appliziert, Iptacopan zweimal täglich und Danicopan dreimal pro Tag. In den Zulassungsstudien von Iptacopan war zumindest gegenüber Eculizumab oder Ravulizumab eine hochsignifikante Überlegenheit feststellbar.

Literatur

[1] Fachinformation zu Piasky®, Stand August 2024

[2] Scheinberg P, Clé DV, Kim JS, Nur E et al. Phase 3 randomized COMMODORE 1 trial: Crovalimab versus eculizumab in complement inhibitor-experienced patients with paroxysmal nocturnal hemoglobinuria. Am J Hematol 99(9): 1757–1767, 2024

[3] Röth A, He G, Tong H, Lin Z et al. Phase 3 randomized COMMODORE 2 trial: Crovalimab versus eculizumab in patients with paroxysmal nocturnal hemoglobinuria naive to complement inhibition. Am J Hematol 99(9): 1768–1777, 2024

[3] EPAR summary for the public. Piasky® Crovalimab. EMA/309280/2024; European Medicines Agency; https://www.ema.europa.eu

5 Danicopan

Steckbrief

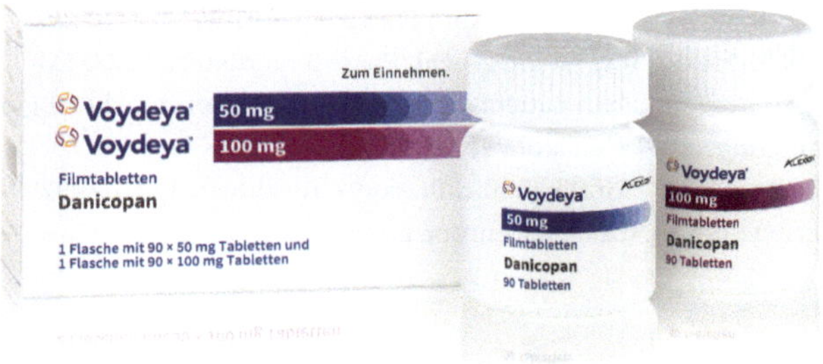

ATC-Code: L04AJ09
Name: Danicopan (Voydeya®)
Indikation: paroxysmale nächtliche Hämoglobinurie mit residualer hämolytischer Anämie
Wirkmechanismus: Inhibitor des Komplementfaktors D
Stoffklasse: Immunsuppressiva, Komplementinhibitoren
Zulassungsinhaber: Alexion Europe SAS, 103–105, rue Anatole France, 92300 Levallois-Perret, Frankreich
Hersteller/Endfreigabe: Alexion Pharma International Operations Limited, College Business and Technology Park, Blanchardstown Road North, Dublin 15, D15 R925, Irland
Kontaktadresse in Deutschland: Alexion Pharma Germany GmbH, Landsberger Str. 300, 80687 München
Darreichungsformen: Filmtabletten
Packungsgrößen, Preis und PZN: Kombipackung mit 90 Filmtabletten à 50 mg und 90 Filmtabletten à 100 mg, 8355,10 Euro, PZN 19145936; 2 × 90 Filmtabletten à 100 mg, 11 136,65 Euro, PZN 19145942
Zusammensetzung: 50 mg bzw. 100 mg Danicopan
Sonstige Bestandteile: Lactose-Monohydrat, mikrokristalline Cellulose, Croscarmellose-Natrium, Natriumdodecylsulfat, Magnesiumstearat, hydrophobes kolloidales Siliziumdioxid, Hypromelloseacetatsuccinat, Polyvinylalkohol, Titandioxid (E 171), Macrogol 4000, Talkum
Zulassungsnummer: EU/1/24/1792/001, EU/1/24/1792/002, EU/1/24/1792/003, EU/1/24/1792/004
Datum der Markteinführung: 1. Juni 2024
Besondere Lager- und Aufbewahrungshinweise: keine besonderen Anforderungen
Dauer der Haltbarkeit: 30 Monate in Hart-Polyethylen (HDPE)-Flaschen, zwei Jahre in Polyvinylchlorid (PVC)-/Polychlortrifluorethylen (PCTFE)-Blisterpackungen
Filmtabletten in der Flasche sind nach Anbruch über 48 Tage verwendbar.
Verschreibungsstatus: verschreibungspflichtig
Chemische Struktur:

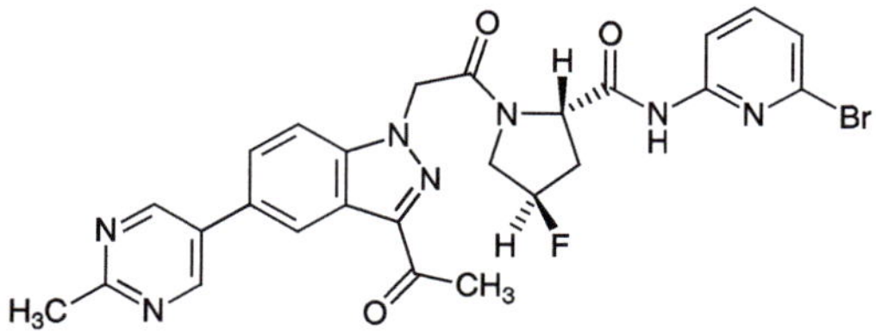

Indikationen

Zusatztherapeutikum zu Ravulizumab oder Eculizumab zur Behandlung von erwachsenen Patienten mit paroxysmaler nächtlicher Hämoglobinurie (PNH), die eine residuale hämolytische Anämie aufweisen.

Wirkungen und Wirkungsmechanismus

Die mehr als 30 verschiedenen Proteine des zum Immunsystem gehörenden körpereigenen Komplementsystems sind im Blutplasma gelöst oder zellgebunden und dienen der Abwehr von Mikroorganismen wie Bakterien, Pilzen oder Parasiten. Die Eiweiße bedecken die Oberfläche von Krankheitserregern, um diese für die Zerstörung durch Phagozyten besser kenntlich zu machen, und lösen Entzündungen aus. Auf Erythrozyten befinden sich normalerweise bestimmte weitere Proteine, die diese Blutzellen vor einem frühzeitigen Abbau durch das Komplementsystem schützen. Bei der lebensbedrohlichen Erkrankung „paroxysmale nächtliche Hämoglobinurie" fehlen die schützenden Proteine aufgrund von erworbenen somatischen Mutationen. Als Folge kommt es zu einer unkontrollierten Komplementaktivierung und damit zur Zerstörung von Erythrozyten durch intravasale und extravasale Hämolyse. PNH-Patienten weisen einen anhaltend niedrigen Hämoglobinwert auf und benötigen häufig Bluttransfusionen. Freigesetztes Hämoglobin bindet zudem Stickstoffmonoxid (NO), sodass im Erkrankungsverlauf Vasokonstriktionen und Thrombozyten-Aggregationen ausgelöst werden. Bei mehr als der Hälfte der PNH-Patienten muss daher mit Thrombosen gerechnet werden, die die Haupttodesursache der Erkrankung darstellen. Bei PNH ebenfalls häufig auftretende moderate bis starke

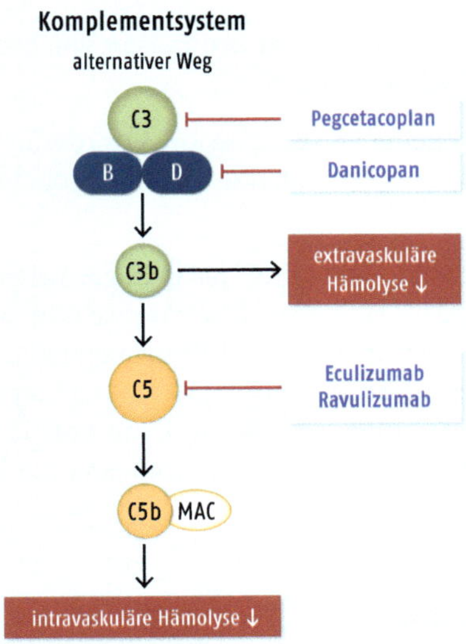

Abb. 5.1 Das körpereigene Komplementsystem bewirkt die Zerstörung von Krankheitserregern und löst Entzündungsreaktionen aus. Bei Patienten mit paroxysmaler nächtlicher Hämoglobinurie (PNH) ist das System überaktiv. Durch Interaktion des Komplementfaktors C3 mit den Faktoren B und D des alternativen Aktivierungsweg entsteht das C3-Aktivierungsfragment C3b. Dieses löst über die Zerstörung von Erythrozyten in Leber und Milz eine verstärkte extravasale Hämolyse aus. Durch den nachgeschalteten Faktor C5 bzw. den C5b-assoziierten Membranangriffskomplex (MAC) findet zudem eine übermäßige intravasale Hämolyse statt. Die antianämische Wirkung der PNH-Therapeutika Eculizumab und Ravulizumab beruht auf einer Hemmung des Komplementfaktors C5 und damit der intravaskulären Hämolyse. Der Faktor-D-Inhibitor Danicopan und der C3-Inhibitor Pegcetacoplan greifen früher in die Kaskade ein und unterbinden zusätzlich die extravaskuläre Hämolyse.

Schmerzen werden auf Mikrothromben im Zuge der erhöhten Blutgerinnungsneigung zurückgeführt. Bei schweren Krankheitsbildern, bei denen alle Blutzellreihen von den Angriffen des Komplementsystems betroffen sind, entwickeln sich insbesondere mit einer Immunsuppression einhergehende Panzytopenien. Der Wirkstoff Danicopan bindet selektiv und reversibel an den Komplementfaktor D und blockiert somit den alternativen Weg der Komplementaktivierung. Dies führt dazu, dass die nachfolgenden Schritte der Signalkaskade wie die Bildung des C3-Fragments C3b und dessen Ablagerung auf Erythrozyten verhindert wird. Auf diese Weise kann bei PNH-Patienten insbesondere die extravaskuläre Hämolyse unterbunden werden. Die Wirksamkeit von Danicopan ist bislang nur für den gemeinsamen Einsatz mit Ravulizumab oder Eculizumab erwiesen. Diese beiden Hemmstoffe des Komplementfaktors C5 führen dazu, dass auch die intravasale Hämolyse als terminaler Schritt der Komplementkaskade unterbleibt. Danicopan wird eingesetzt, wenn die C5-Inhibitoren allein nicht effektiv genug sind.

Dosierung, Art und Dauer der Anwendung

Danicopan wird initial in einer Dosis von dreimal täglich 150 mg peroral eingenommen. Die Applikation sollte nach Möglichkeit im Abstand von jeweils etwa acht Stunden zusammen mit einer (Zwischen)Mahlzeit erfolgen. Bei nicht ausreichendem Ansprechen ist nach vier Behandlungswochen eine Steigerung der Dosis auf dreimal täglich 200 mg möglich. Versäumte Einnahmen können bis kurz vor der nächsten planmäßigen Dosis nachgeholt werden, die Applikation der doppelten Menge sollte jedoch unterbleiben. Um ein Ansteigen der Alanin-Aminotransferase(ALT)-Werte zu vermeiden, muss das Absetzen der Danicopan-Therapie ausschleichend über sechs Tage erfolgen.

Erwachsene: dreimal täglich 150 mg bis 200 mg Danicopan

Kinder und Jugendliche: Sicherheit und Wirksamkeit für den Einsatz von Danicopan bei Kindern unter 18 Jahren sind bisher noch nicht erwiesen.

Ältere Patienten: Bei älteren Patienten ist keine Dosisanpassung erforderlich, allerdings sind die Erfahrungen für den Einsatz des Komplementfaktor-D-Inhibitors bei Patienten ab 65 Jahren begrenzt.

Patienten mit Leber- oder Niereninsuffizienz: Bei leichter bis mäßiger Leber- oder Nierenfunktionsstörung ist keine Anpassung der Danicopan-Dosis notwendig. Bei schwerer Niereninsuffizienz ist eine Initialdosis von dreimal täglich 100 mg angeraten. Bei Bedarf kann nach vier Wochen eine Steigerung auf dreimal täglich 150 mg Danicopan erfolgen, allerdings ist verstärkt auf Toxizitäten zu achten. Die Behandlung von Patienten mit schwerer Leberinsuffizienz sollte wegen bislang fehlender Erfahrungen unterbleiben.

DDD: 0,45 g peroral

Gegenanzeigen, Kontraindikationen

Bei Überempfindlichkeit gegen Danicopan oder nicht abgeklungener *Neisseria-meningitidis*-Infektion zu Behandlungsbeginn besteht eine Kontraindikation. Auch Patienten, die aktuell nicht gegen *Neisseria meningitidis* geimpft sind, dürfen Danicopan nicht anwenden, es sei denn, sie erhalten bis zwei Wochen nach der Impfung eine prophylaktische Behandlung mit geeigneten Antibiotika.

Nebenwirkungen

Während der Anwendung des Faktor-D-Inhibitors kommt es sehr häufig zu Kopfschmerzen, Schmerzen in einer Extremität, Fieber sowie zu erhöhten Leberenzym-Werten. Häufig wird über Hypertonie und Erbrechen berichtet.

Wechselwirkungen

Als Inhibitor des Transportproteins Breast Cancer Resistance Protein (BCRP) führt Danicopan bei kombinierter Anwendung von entsprechenden Substraten wie Rosuvastatin oder Sulfasalazin zu einer Verlangsamung von deren Clearance. Bei Substanzen mit geringer therapeutischer Breite ist daher mit verstärkter Toxizität zu rechnen. Danicopan hemmt zudem den weiteren Transporter P-Glykoprotein (P-gp). Gleichzeitig eingesetzte P-gp-Substrate wie Dabigatran, Digoxin, Edoxaban, Fexofenadin oder Tacrolimus werden langsamer eliminiert. Auch hier ist wegen der Gefahr von Nebenwirkungen und verstärkter Toxizität dieser Wirkstoffe Vorsicht geboten.

Warnhinweise und Vorsichtsmaßnahmen

Aufgrund der selektiven Blockade des alternativen Wegs der Komplementaktivierung besteht unter Danicopan eine erhöhte Anfälligkeit für schwere Infektionen. Bei Patienten mit aktiven systemischen Infektionen ist besondere Vorsicht geboten. Vor Therapiebeginn ist eine Immunisierung nach den aktuellen Impfleitlinien angeraten. Die Danicopan-Therapie ist insbesondere mit schwerwiegenden Meningokokken-Infektionen mit bekapselten Bakterien wie *Neisseria meningitidis* assoziiert. Zur Verringerung des Infektionsrisikos muss mindestens zwei Wochen vor Erhalt der ersten Dosis eine Impfung gegen die Serogruppen A, C, Y und W135 erfolgt sein, um einen Schutz gegen die häufigsten pathogenen Meningokokken-Serogruppen zu erreichen. Eine Vakzination gegen die Serogruppe B, sofern verfügbar, wird ebenfalls empfohlen. Falls eine sofortige Danicopan-Behandlung angezeigt ist, sind die Impfstoffe so bald wie möglich zu verabreichen. Die Zeit bis zum Wirkungseintritt der Impfung ist mit geeigneten Antibiotika zu überbrücken. Die Patienten müssen angewiesen werden, beim Auftreten erster Anzeichen einer möglichen Meningokokken-Infektion bzw. -Sepsis sofort ärztlichen Rat einzuholen. Bei begründetem Verdacht ist umgehend eine effektive Antibiose anzuwenden. Vor und während der Danicopan-Therapie sollte eine regelmäßige Überwachung der Leberenzym-Werte erfolgen. Gegebenenfalls ist eine Unterbrechung oder ein Absetzen der Behandlung in Betracht zu ziehen. Patienten mit einem Körpergewicht unter 60 kg müssen während der Anwendung des Komplementsystem-Inhibitors verstärkt auf unerwünschte Ereignisse überwacht werden.

Schwangerschaft und Stillzeit

Schwangerschaft: Aufgrund bislang fehlender Erfahrungen ist die Anwendung von Danicopan bei Schwangeren sowie bei nicht verhütenden Frauen im gebärfähigen Alter zu vermeiden. Tierexperimente haben allerdings keine Hinweise auf Reproduktionstoxizität gezeigt.

Stillzeit: Es ist nicht bekannt, ob Danicopan in die Muttermilch übergeht. Im Tierversuch war dies der Fall. Zur Sicherheit sollte daher das Stillen während und bis zu drei Tagen nach Beendigung der Therapie unterbleiben.

Fertilität: Tierexperimentelle Studien mit Danicopan haben potenzielle Wirkungen auf die Fertilität und die Fortpflanzungsleistung männlicher Tiere gezeigt. Klinische Daten bezüglich möglicher Effekte auf die Fertilität beim Menschen sind derzeit nicht verfügbar.

Pharmakokinetik

Resorption: Nach peroraler Gabe werden innerhalb von etwa drei Stunden maximale Plasmaspiegel gemessen. Bei Einnahme zusammen mit einer fettreichen Mahlzeit ist die Bioverfügbarkeit gegenüber der Nüchternapplikation um etwa 25 % erhöht.

Proteinbindung, Verteilung: Die Plasmaproteinbindung von Danicopan liegt zwischen 92 und 94 %. Das Verteilungsvolumen wird mit 5,4 l/kg angegeben, was auf eine mäßige Verteilung in die peripheren Gewebe hindeutet. Die Substanz ist ein Substrat des Transporters P-gp.

Metabolismus: Der Faktor-D-Inhibitor unterliegt mit 96 % einer ausgeprägten Biotransformation, hauptsächlich durch Amidhydrolyse. Weiterhin kommt es zur Oxidation und Reduktion, wobei CYP450-vermittelte Mechanismen nur untergeordnet stattfinden.

Exkretion: Die Ausscheidung von Danicopan und seinen Metaboliten erfolgt zu 69 % mit den Fäzes und zu 25 % renal. Die Eliminationshalbwertszeit liegt im Bereich von acht Stunden.

Zulassungsrelevante Studien

Die Zulassung von Danicopan beruht auf einer aktuell weiterlaufenden, 2:1 randomisierten, doppelblinden, placebokontrollierten Phase-III-Studie an 86 erwachsenen PNH-Patienten [2]. Die Teilnehmer waren zumindest in den letzten sechs Monaten mit Ravulizumab oder Eculizumab behandelt worden und wiesen eine Anämie mit Hämoglobin-Werten von höchstens 9,5 g/dl und eine absolute Retikulozytenzahl von mindestens 120×10^9/l auf. Im Studienverlauf erhielten die Patienten Danicopan oder Placebo, jeweils zusätzlich zu einem der beiden C5-Hemmer. Nach zwölfwöchiger Behandlung konnte in der Verum-Gruppe eine durchschnittliche Erhöhung des Hb-Werts um 2,81 g/dl erreicht werden, in der Placebo-Gruppe waren es 0,46 g/dl. Der mittlere Unterschied zwischen den Behandlungsgruppen betrug 2,35 g/dl und war mit $p < 0{,}0001$ hochsignifikant. Der neue Wirkstoff bewirkte auch bei allen sekundären Endpunkten eine statistisch signifikante Verbesserung im Vergleich zur Placebo-Gabe. Bei 54 % der Teilnehmer unter Danicopan war ein Hämoglobinanstieg von mindestens 2 g/dl feststellbar, ohne Notwendigkeit einer Transfusion. Im Placebo-Arm mit alleiniger Behandlung mit Ravulizumab oder Eculizumab war dies bei keinem der Patienten der Fall. Die Anteile von Patienten mit Transfusionsvermeidung bis zum Ende der ersten zwölf Therapiewochen lagen bei 79 % für Danicopan und bei 28 % für Placebo. Nach zwölf Wochen erhielten auch die Teilnehmer der ursprünglichen Placebo-Gruppe das Prüfmedikament. Die Ergebnisse in Woche 24 und 72 stimmten mit denen in Woche zwölf überein und deuten somit auf eine längerfristige Aufrechterhaltung der Wirkung von Danicopan als Add-on-Therapeutikum hin.

Wirtschaftliche Aspekte

Die monatlichen Behandlungskosten für das peroral verfügbare Danicopan sind deutlich günstiger als die für den subkutan mittels Infusionspumpe zu applizierenden Komplementfaktor-3-Inhibitor Pegcetacoplan.

Therapeutische Relevanz

Die paroxysmale (plötzliche) nächtliche Hämoglobinurie (PNH) ist eine sehr seltene, mit einer Inzidenz von 1:100 000 bis 1:500 000 auftretende, lebensbedrohliche Erkrankung. Aufgrund einer Mutation werden Erythrozyten mit veränderten Oberflächeneigenschaften gebildet und vom körpereigenen Komplementsystem angegriffen. Die Patienten leiden unter Symptomen wie Müdigkeit, Atemnot, Bauchschmerzen, Anämien und einer zeitweisen dunklen bis rötlichen Färbung des Urins. Bis zur Diagnosestellung der in jüngerem Lebensalter erworbenen Erkrankung vergehen meist mehrere Jahre. Als Folge der mit PNH assoziierten Hämolyse kommt es häufig im ganzen Körper zu schmerzhaften Thrombosen, die zu schweren Organschädigungen und im weiteren Verlauf zum Tod führen können. Trotz der Behandlung mit Transfusionen und Antikoagulanzien versterben 20 bis 35 % der Patienten innerhalb von fünf bis zehn Jahren nach Diagnosestellung. Seit einigen Jahren stehen mit Eculizumab und Ravulizumab zwei C5-Inhibitoren zur Verfügung, die sich im Wesentlichen hinsichtlich der Applikationshäufigkeit unterscheiden. Im Jahr 2022 ist mit Pegcetacoplan ein Wirkstoff mit zielgerichteter Hemmung des C3-Komplements zugelassen worden. Die Substanz ist für PNH-Patienten vorgesehen, die trotz Behandlung mit C5-Inhibitoren weiterhin anämisch sind. Ob die aktuell neu eingeführte Substanz Danicopan als weiterer therapeutischer Fortschritt eingeordnet werden kann, ist derzeit offen. Der Wirkmechanismus mit Angriff am Faktor D der Komplementkaskade ist innovativ. Wie auch bei Pegcetacoplan wird die Kaskade des Komplementsystems an früherer Stelle als durch Eculizumab und Ravulizumab unterbrochen. Als Folge bewirken Danicopan und auch Pegcetacoplan nicht nur eine Hemmung der intravaskulären, sondern auch der extravaskulären Hämolyse. Danicopan, das derzeit stets zusammen mit einem der beiden C5-Inhibitoren appliziert werden muss, hat sich in seiner Zulassungsstudie gegenüber Placebo hochsignifikant überlegen gezeigt. Nach zwölf Therapiewochen wurde ein höherer Anstieg des Hämoglobin-Werts verzeichnet, zudem wurden unter Danicopan signifikant seltener Bluttransfusionen benötigt. Eine direkt vergleichende Untersuchung mit Pegcetacoplan wäre wünschenswert. Ein gewisser Vorteil von Danicopan liegt in der Tatsache begründet, dass die Substanz peroral appliziert werden kann, während Pegcetacoplan zweimal wöchentlich als subkutane Infusion gegeben werden muss.

Literatur

[1] Fachinformation zu Voydeya®, Stand April 2024

[2] Lee JW, Griffin M, Kim JS, Lee Lee LW et al. Addition of danicopan to ravulizumab or eculizumab in patients with paroxysmal nocturnal haemoglobinuria and clinically significant extravascular haemolysis (ALPHA): a double-blind, randomised, phase 3 trial. Lancet Haematol 10(12): e955–e965, 2023

[3] EPAR summary for the public. Voydeya® Danicopan. EMA/95105/2024; European Medicines Agency; https://www.ema.europa.eu

6 Delgocitinib

Steckbrief

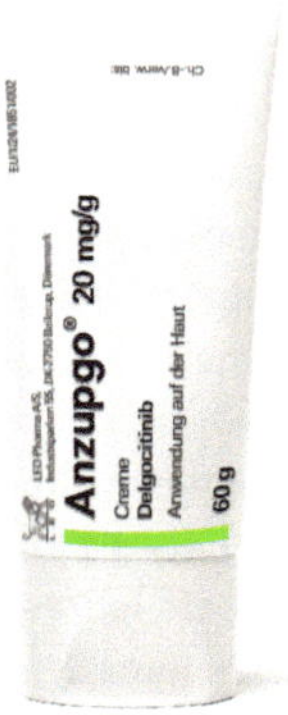

ATC-Code: D11AH11
Name: Delgocitinib (Anzupgo®)
Indikation: mittelschweres bis schweres chronisches Handekzem
Wirkmechanismus: Pan-Januskinasen(JAK)-Inhibitor
Stoffklasse: andere Dermatika, Mittel zur Behandlung der Dermatitis, mit Ausnahme von Corticosteroiden
Zulassungsinhaber: LEO Pharma A/S, Industriparken 55, DK-2750 Ballerup, Dänemark
Hersteller/Endfreigabe: LEO Laboratories Ltd., 285 Cashel Road, Crumlin, Dublin 12, Irland
Kontaktadresse in Deutschland: Leo Pharma GmbH, Frankfurter Str. 233, 63263 Neu-Isenburg
Darreichungsformen: Creme
Packungsgrößen, Preis und PZN: 60 g Creme, 953,25 Euro, PZN 19375607
Zusammensetzung: 20 mg/g Delgocitinib
Sonstige Bestandteile: Benzylalkohol (E 1519), Butylhydroxyanisol (E 320), Cetylstearylalkohol, Citronensäure-Monohydrat (E 330), Natriumedetat, Salzsäure (E 507) (zur pH-Wert-Anpassung), dickflüssiges Paraffin, Macrogolcetylstearylether, gereinigtes Wasser
Zulassungsnummer: EU/1/24/1851/001, EU/1/24/1851/002
Datum der Markteinführung: 15. Oktober 2024
Besondere Lager- und Aufbewahrungshinweise: nicht einfrieren
Dauer der Haltbarkeit: drei Jahre
Die Creme ist nach dem ersten Öffnen über ein Jahr verwendbar.
Verschreibungsstatus: verschreibungspflichtig
Chemische Struktur:

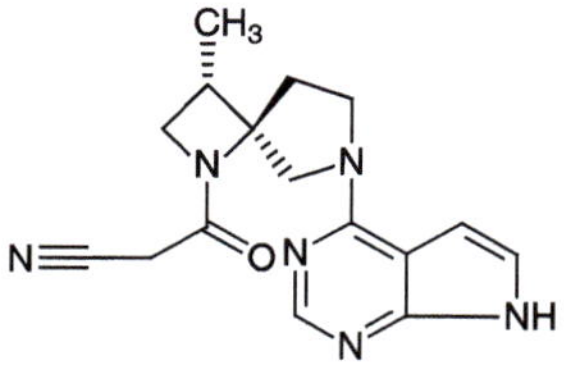

Indikationen

Behandlung von mittelschwerem bis schwerem chronischem Handekzem bei Erwachsenen, bei denen topische Corticosteroide nicht ausreichen oder nicht geeignet sind.

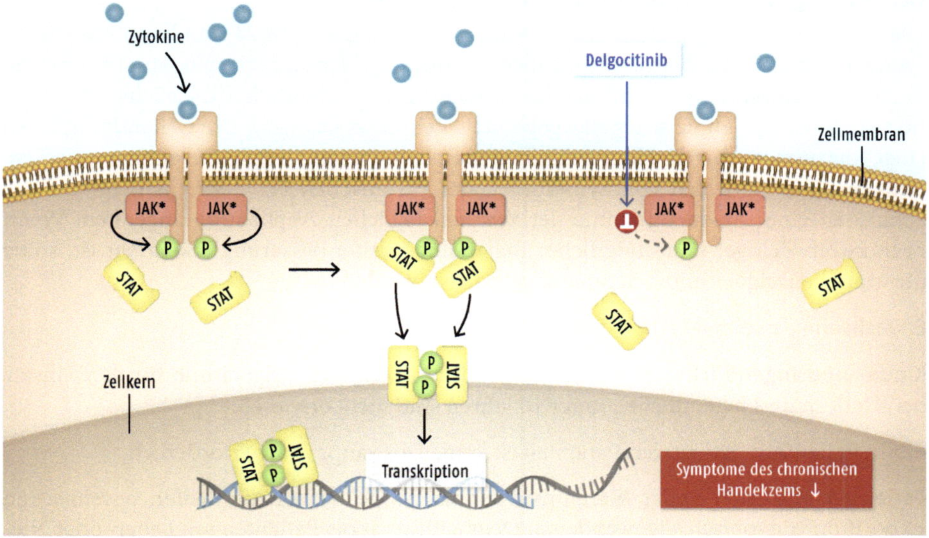

Abb. 6.1 Zytokine bewirken durch Andocken an den entsprechenden Rezeptor die Phosphorylierung von STAT-Proteinen (Signaltransduktoren und Aktivatoren der Transkription) durch Januskinasen (JAK). Die phosphorylierten dimeren STAT-Proteine stimulieren nun ihrerseits die Replikation spezifischer Zielgene im Zellkern. Der Pan-Janus-Kinasen-Inhibitor Delgocitinib ist ein Hemmstoff aller vier Mitglieder der JAK-Enzymfamilie JAK1, JAK2, JAK3 oder TYK2. Er führt zu einer reduzierten Phosphorylierung von STAT-Proteinen und unterbindet die Aktivierung des nachgeschalteten Signalwegs. Als Folge wird bei Patienten mit chronischem Handekzem eine Verbesserung der Erkrankungs-assoziierten Symptomatik mit schmerzenden, juckenden und entzündlich geröteten Plaques erreicht. JAK* steht für JAK1, JAK2, JAK3 oder TYK2.

Wirkungen und Wirkungsmechanismus

Januskinasen (JAK) sind zytoplasmatische Tyrosinkinasen. Sie sind nach dem doppelköpfigen römischen Gott Janus benannt, da sie zwei ähnliche Proteindomänen besitzen, von denen aber nur eine funktional ist. Die Kinasen leiten Signale von Zytokinen weiter, die unter anderem bei immunologischen und inflammatorischen Prozessen eine wichtige Rolle spielen. Die JAK-Enzymfamilie umfasst die vier Mitglieder JAK1, JAK2, JAK3 und TYK2 mit sich überschneidenden Funktionen. Nach dem Andocken eines Signalmoleküls an Zytokin-Rezeptoren phosphorylieren sie sogenannte STAT-Proteine (Signaltransduktoren und Aktivatoren der Transkription) und bewirken so eine Aktivierung des nachgeschalteten JAK-STAT-Signalwegs. Delgocitinib ist ein selektiver und reversibler Hemmstoff aller vier JAK-Formen und wird daher Pan-Januskinasen-Inhibitor genannt. Die Substanz führt zu einer reduzierten Phosphorylierung und Aktivierung von STAT. Die Wirkung proinflammatorischer Zytokine wie verschiedener Interleukine, Granulozyten-Makrophagen-Koloniestimulierender Faktor (GM-CSF) und Interferon-α wird somit unterbunden. Bei Patienten mit chronischem Handekzem kann durch topisch appliziertes Delgocitinib eine Besserung der überwiegend inflammatorisch geprägten Symptomatik erreicht werden.

Dosierung, Art und Dauer der Anwendung

Die Creme mit 20 mg/g Delgocitinib sollte zweimal täglich im Abstand von etwa zwölf Stunden dünn auf die betroffene Haut der Hände und Handgelenke aufgetragen werden. Versäumte Anwendungen sind so schnell wie möglich nachzuholen, die nächste Applikation sollte wiederum zum regulär geplanten Zeitpunkt erfolgen. Die Behandlung ist so lange fortzusetzen, bis die Haut erscheinungsfrei oder zumindest fast erscheinungsfrei ist. Bei erneutem Auftreten von Symptomen des chronischen Handekzems (beginnender Schub) ist eine Wiederaufnahme der zweimal täglichen Applikation angeraten. Wenn nach zwölfwöchiger kontinuierlicher Behandlung keine Besserung erkennbar ist, sollte die topische Delgocitinib-Therapie abgebrochen werden.

Erwachsene: zweimal täglich dünn auftragen

Kinder und Jugendliche: Sicherheit und Wirksamkeit von Delgocitinib für den Einsatz bei Kindern und Jugendlichen unter 18 Jahren sind nicht erwiesen.

Ältere Patienten: Bei älteren Patienten ist keine Dosisanpassung erforderlich.

Patienten mit Leber- oder Niereninsuffizienz: Aufgrund der minimalen systemischen Exposition von topisch angewendetem Delgocitinib ist bei Patienten mit Leber- oder Niereninsuffizienz keine Dosisanpassung notwendig.

DDD: noch nicht bekannt

Gegenanzeigen, Kontraindikationen

Bei Überempfindlichkeit gegen Delgocitinib besteht eine Kontraindikation.

Nebenwirkungen

Während der topischen Anwendung von Delgocitinib ist mit Reaktionen an der Applikationsstelle zu rechnen.

Wechselwirkungen

Aufgrund der limitierten systemischen Verfügbarkeit von auf der Haut appliziertem Delgocitinib wird das Wechselwirkungspotenzial als gering eingestuft. Daher wurden bislang keine klinischen Interaktionsstudien mit dem JAK-Inhibitor durchgeführt. Zudem ist die Metabolisierung von Delgocitinib begrenzt, sodass keine klinisch relevanten pharmakokinetischen Interaktionen zu erwarten sind. Die kombinierte Anwendung von Delgocitinib mit anderen topischen Arzneimitteln wurde nicht untersucht. Eine gleichzeitige Applikation auf denselben Hautarealen wird nicht empfohlen.

Warnhinweise und Vorsichtsmaßnahmen

Nach topischer Verabreichung von JAK-Inhibitoren wie Delgocitinib kann es zu nicht-melanozytärem Hautkrebs, vor allem zur Entwicklung von Basalzellkarzinomen, kommen. Insbesondere bei Patienten mit entsprechenden Risikofaktoren sind regelmäßige Hautuntersuchungen im Applikationsbereich angeraten. Wenn die Delgocitinib-Zubereitung durch eine andere Person aufgetragen wird, sollte sich diese danach die Hände waschen. Der Kontakt mit Augen, Mund oder anderen Schleimhäuten ist zu vermeiden.

Schwangerschaft und Stillzeit

Schwangerschaft: Aufgrund bislang nur sehr begrenzter Daten mit weniger als 300 Schwangerschaftsausgängen sollte die Anwendung von Delgocitinib bei schwangeren Frauen unterbleiben. Tierexperimentelle Studien ergaben allerdings keine Hinweise auf Reproduktionstoxizität.

Stillzeit: Die topische Anwendung von Delgocitinib während der Stillzeit ist vertretbar, da wegen der geringen systemischen Exposition keine klinisch relevanten Auswirkungen auf den gestillten Säugling zu erwarten sind. Es sollte jedoch darauf geachtet werden, nach dem Auftragen der Creme auf die Hände und/oder Handgelenke den direkten Kontakt mit der Brustwarze oder den umliegenden Bereichen zu vermeiden. Dies gilt auch für die Berührung des Kindes mit frisch eingecremten Händen.

Fertilität: Nach oraler Verabreichung hoher Delgocitinib-Dosen wurde bei weiblichen Ratten eine verminderte Fertilität festgestellt. Präklinische Studien bei männlichen Tieren zeigten allerdings keine Beeinträchtigungen. Klinische Fertilitätsdaten zu Delgocitinib liegen nicht vor.

Pharmakokinetik

Resorption: Nach topischer Applikation von Delgocitinib liegt die relative Bioverfügbarkeit im Vergleich zur peroralen Gabe bei etwa 0,6 %.

Proteinbindung, Verteilung: Die Plasmaproteinbindung wird mit 22 bis 29 % angegeben. Das Verteilungsvolumen wurde noch nicht ermittelt. Die Substanz ist ein Substrat von P-Glykoprotein (P-gp), dem organischen Kationentransporter 2 (OCT2) und dem organischen Anionentransporter 3 (OAT3).

Metabolismus: Delgocitinib wird in erster Linie über CYP3A4/5 und in geringerem Ausmaß über CYP1A1, CYP2C19 und CYP2D6 metabolisiert. Nach peroraler Verabreichung wurden vier Metaboliten identifiziert, die mittels Oxidation und Glucuronsäure-Konjugation gebildet wurden. Ihre durchschnittlichen Plasmakonzentrationen lagen jedoch unterhalb von 2 % der Konzentration an unverändertem JAK-Inhibitor.

Exkretion: Delgocitinib wird hauptsächlich renal ausgeschieden, 70 bis 80 % einer peroralen Dosis erscheinen unverändert im Urin. Nach wiederholter topischer Anwendung liegt die Eliminationshalbwertszeit bei etwa 20 Stunden.

Zulassungsrelevante Studien

Die Zulassung von Delgocitinib beruht auf den beiden 2:1-randomisierten, doppelblinden, placebokontrollierten Phase-III-Studien DELTA 1 und 2 mit 960 Erwachsenen, die unter einem mittelschweren bis schweren chronischen Handekzem litten. Den Teilnehmern war es nicht möglich, ihre Erkrankung mit Emollienzien oder topischen Corticosteroiden ausreichend zu kontrollieren. Als primärer Wirksamkeitsendpunkt wurde der Anteil der Patienten festgelegt, die nach 16-wöchiger zweimal täglicher Behandlung auf einer 5-Punkte-Skala für chronische Handekzeme (Investigator's Global Assessment for Chronic Hand Eczema[IGA-CHE]-Skala) einen Wert von 0 (erscheinungsfrei) oder 1 (nahezu erscheinungsfrei) erreichten, zudem musste insgesamt eine Verbesserung um mindestens zwei Punkte verzeichnet worden sein. In den Verum-Gruppen erreichten 20 bzw. 29 % der Teilnehmer diesen Endpunkt. Die entsprechenden Werte in den Placebo-

Gruppen, bei denen lediglich eine wirkstofffreie Salbengrundlage gegeben worden war, betrugen 10 bzw. 7 % ($p \leq 0{,}0055$ für beide Vergleiche von Verum vs. Placebo). Somit konnte eine signifikante Überlegenheit für die topische Anwendung des JAK-Inhibitors nachgewiesen werden. Auch bezüglich klinischer Anzeichen wie Erythem-Bildung, Infiltration/Papulation, Vesikeln, Fissuren, Schuppung und Ödemen sowie hinsichtlich des Ausmaßes der Läsionen und der persönlichen Einschätzung durch die Patienten selbst zeigte sich Delgocitinib signifikant überlegen. Etwa 45 bzw. 46 % der Teilnehmer aus den Verum-Gruppen berichteten unerwünschte Wirkungen, unter Placebo-Applikation lagen diese Werte mit 51 bzw. 45 % in einem ähnlichen Bereich. Die häufigsten Nebenwirkungen wie SARS-CoV-2-Infektionen und Nasopharyngitis wurden in allen Behandlungsarmen mit ähnlicher Häufigkeit berichtet. In der 36-wöchigen Verlängerungsstudie DELTA 3 konnte mit einer Therapie nach Bedarf mit Delgocitinib-Creme der Anteil der Patienten aufrechterhalten werden, die ein Ansprechen in Woche 16 zeigten.

Wirtschaftliche Aspekte

Die Behandlungskosten für Delgocitinib liegen deutlich höher als die für topische Corticosteroide.

Therapeutische Relevanz

Das chronische Handekzem ist eine entzündliche Hautreaktion, die durch eine Dysfunktion der Hautbarriere und Veränderungen des Hautmikrobioms gekennzeichnet ist. Als Auslöser gelten wiederholte oder längerfristige Einwirkungen von schwachen Irritanzien. Die Symptomatik erstreckt sich meist auf den Handrücken, die Fingerzwischenräume und die Handgelenke, auch die Fingernägel können betroffen sein. Die Patienten leiden unter schmerzenden, juckenden und entzündlich geröteten Plaques, die sich zu Bläschen und Krusten mit Rhagaden entwickeln können. Die bei vielen Betroffenen als psychisch sehr belastend und peinlich empfundene Erkrankung ist eine häufig berichtete Berufsdermatose. Durch das permanente Tragen von Handschuhen zeigen beispielsweise viele Beschäftigte in medizinischen Berufen diese Hautreaktion. Weitere potenzielle Erkrankungsursachen sind der wiederholte Kontakt mit organischen Lösungsmitteln oder Tensiden, das Vorliegen einer Atopie oder auch genetisch bedingte Änderungen des Proteins Filaggrin, das während des Verhornungsprozesses der Haut gebildet wird. Als geeignete Gegenmaßnahmen gelten zunächst die Vermeidung der auslösenden Noxen sowie die Verwendung von rückfettenden und hydratisierenden Externa. Auch Händewaschen sollte soweit möglich unterbleiben. Falls das Tragen von Handschuhen unumgänglich ist, sind naturlatexfreie Produkte zu bevorzugen. Zur medikamentösen Erstlinienbehandlung stehen topische Corticosteroide zur Verfügung, die allerdings aufgrund ihrer hautatrophierenden Wirkung nicht dauerhaft verwendet werden sollten. Die langfristige Anwendung einer Phototherapie mit Psoralen (PUVA) ist möglich, kann allerdings das Risiko für Hautkrebs erhöhen. Topische Calcineurin-Inhibitoren wie Tacrolimus und Pimecrolimus sind derzeit nur im Off-Label-Use einsetzbar. In schweren Fällen ist eine systemische Corticosteroid-, Alitretinoin- oder Ciclosporin-Therapie zu erwägen. Die Behandlungsdauer mit systemischen Corticosteroiden sollte aufgrund der bekannten Nebenwirkungen drei Wochen nicht überschreiten. Viele Handekzem-Patienten möchten jedoch generell eine langfristige systemische Behandlung umgehen. Für diesen Personenkreis ist der neue Wirkstoff Delgocitinib nach derzeitigem Kenntnisstand als relevanter therapeutischer

Fortschritt anzusehen. Es handelt sich um den ersten topisch anwendbaren JAK-Inhibitor, der in klinischen Untersuchungen die Leitsymptome des chronischen Handekzems wie Schmerz und Juckreiz bei etwa 20 bis 30 % der Behandelten effektiv unterbinden konnte. Anders als topische Corticosteroide verursacht Delgocitinib seltener Hautatrophien. Von Vorteil ist zudem, dass die antiinflammatorische Wirkung von Delgocitinib innerhalb weniger Tage einsetzt und die Zubereitung lediglich auf die betroffenen Hautregionen aufgetragen wird, sodass die systemische Belastung sehr gering ist. Weiterhin muss die Behandlung mit dem Pan-JAK-Inhibitor im Gegensatz zu einer systemischen Therapie mit Retinoiden oder Calcineurin-Inhibitoren nicht kontinuierlich durchgeführt werden, sondern nur in der Phase eines Erkrankungsschubs. In klinischen Studien lag das Sicherheitsprofil der Creme auf dem Niveau der Salbengrundlage. Eine langfristige Wirksamkeit bei einer bedarfsorientierten Behandlung über 52 Wochen wurde bei primär ansprechenden Patienten ebenfalls nachgewiesen.

Literatur

[1] Fachinformation zu Anzupgo®, Stand September 2024

[2] Bissonnette R, Warren RB, Pinter A, Agner T et al. Efficacy and safety of delgocitinib cream in adults with moderate to severe chronic hand eczema (DELTA 1 and DELTA 2): results from multicentre, randomised, controlled, double-blind, phase 3 trials. Lancet 404(10451): 461–473, 2024

[3] EPAR summary for the public. Anzupgo® Delgocitinib. EMA/355342/2024; European Medicines Agency; https://www.ema.europa.eu

7 Efanesoctocog alfa

Steckbrief

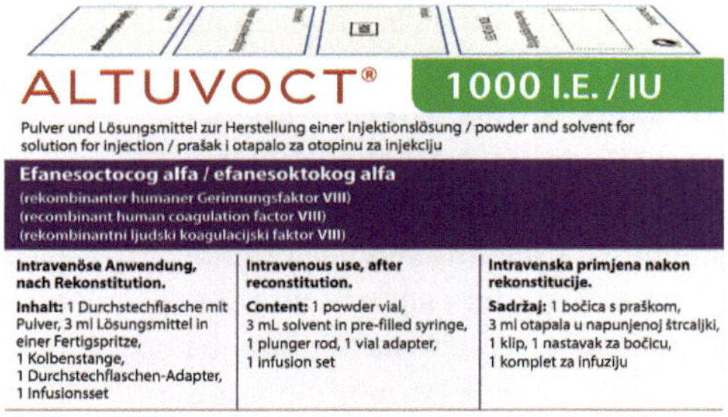

ATC-Code: B02BD45
Name: Efanesoctocog alfa (Altuvoct®)
Indikation: Hämophilie A
Wirkmechanismus: Faktor-VIII-Substitution
Stoffklasse: Antihämorrhagika, Blutgerinnungsfaktor VIII
Zulassungsinhaber: Swedish Orphan Biovitrum AB (publ), Tomtebodavägen 23A, SE-112 76 Stockholm, Schweden
Hersteller/Endfreigabe: Swedish Orphan Biovitrum AB (publ), Strandbergsgatan 49, SE-112 51 Stockholm, Schweden
Kontaktadresse in Deutschland: Swedish Orphan Biovitrum GmbH, Fraunhoferstr. 9a, 82152 Martinsried
Darreichungsformen: Pulver und Lösungsmittel zur Herstellung einer Injektionslösung
Packungsgrößen, Preis und PZN: eine Durchstechflasche mit 250 IE, 327,40 Euro, PZN 19106706; eine Durchstechflasche mit 500 IE, 643,47 Euro, PZN 19106712; eine Durchstechflasche mit 1000 IE, 1275,63 Euro, PZN 19106735; eine Durchstechflasche mit 2000 IE, 2509,06 Euro, PZN 19106741; eine Durchstechflasche mit 3000 IE, 3734,76 Euro, PZN 19106758; eine Durchstechflasche mit 4000 IE, 4960,46 Euro, PZN 19106764
Zusammensetzung: 250 IE, 500 IE, 1000 IE, 2000 IE, 3000 IE bzw. 4000 IE Efanesoctocog alfa
Sonstige Bestandteile: Saccharose, Calciumchlorid-Dihydrat (E 509), Histidin, Argininhydrochlorid, Polysorbat 80 (E 433), Wasser für Injektionszwecke
Zulassungsnummer: EU/1/24/1824/001-7
Datum der Markteinführung: 15. Juli 2024
Besondere Lager- und Aufbewahrungshinweise: im Kühlschrank lagern (2 bis 8 °C), nicht einfrieren
Dauer der Haltbarkeit: vier Jahre
Während der Dauer der Haltbarkeit kann das Arzneimittel einmalig für bis zu sechs Monate bei Raumtemperatur (bis zu 30 °C) aufbewahrt werden.
Verschreibungsstatus: verschreibungspflichtig

Indikationen

Behandlung und Prophylaxe von Blutungen bei Patienten aller Altersgruppen mit Hämophilie A (angeborener Faktor-VIII-Mangel).

Wirkungen und Wirkungsmechanismus

Blutgerinnungsfaktor VIII (Antihämophiles Globulin A) ist ein Glykoprotein und ein wichtiges Element der Gerinnungskaskade. Ein Mangel beruht auf einer X-chromosomal-rezessiv vererbten Mutation im F8-Gen und führt zur Hämophilie A. Als Folge kann es spontan oder infolge unfallbedingter oder chirurgischer Traumata zu starken Blutungen in Gelenken, Muskeln oder inneren Organen kommen. Die am häufigsten praktizierte Therapiemöglichkeit ist die lebenslange Substitution des fehlenden Blutgerinnungsfaktors, was aufgrund der häufig erforderlichen intravenösen Applikationen meist mit einer deutlichen Einschränkung der Lebensqualität einhergeht. Auch bei der Behandlung mit dem im Juli 2024 auf dem deutschen Markt eingeführten rekombinanten Wirkstoff Efanesoctocog alfa handelt es sich um ein Faktor-VIII-Substitutionstherapeutikum. Vom ursprünglichen Faktor VIII ausgehend wurden bei dem Fusionsprotein Gerinnungsfaktor-VIII-Fc-von-Willebrand-Faktor(vWF)-XTEN vier Modifikationen zur Verlängerung der Wirkdauer vorgenommen. Aufgrund einer im Molekül eingeführten vWF-D'D3-Domäne kann der endogene von-Willebrand-Faktor nicht an das Faktor-VIII-Molekül binden. Als Folge unterbleibt der beschleunigte physiologische Abbau des Faktor-VIII-vWF-Komplexes, sodass eine Verlängerung der Halbwertszeit erreicht wird. Die zusätzlich im Wirkstoffmolekül vorhandene Fc-Domäne des menschlichen Immunglobulins G1 bindet an den neonatalen Fc-Rezeptor. Mithilfe dieses Mechanismus wird der physiologische lysosomale Abbau von Immunglobulinen verzögert, indem sie wieder in den Blutkreislauf zurückgeführt werden. Auch die Clearance des Fusionsproteins Efa-

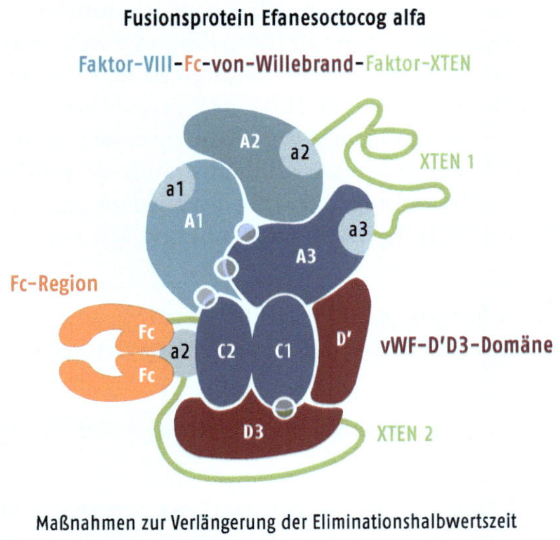

Abb. 7.1 Das rekombinante Fusionsprotein Efanesoctocog alfa (Faktor-VIII-Fc-von-Willebrand-Faktor-XTEN) dient zur Faktor-VIII-Substitutionstherapie. Vom physiologischen Faktor VIII unterscheidet es sich an insgesamt vier Positionen, wodurch eine Verlängerung der Wirkdauer erreicht wird. Aufgrund einer im Molekül eingeführten vWF-D'D3-Domäne unterbleibt die Bindung des endogenen von-Willebrand-Faktors (vWF) und damit der beschleunigte physiologische Abbau des Faktor-VIII-vWF-Komplexes. Die zusätzliche Fc-Region führt aufgrund einer Bindung an den neonatalen Fc-Rezeptor zu einem verzögerten lysosomalen Abbau von Efanesoctocog alfa. Weiterhin wird die Clearance des Faktor-VIII-Präparats durch den Einbau von zwei sogenannten XTEN-Polypeptiden verzögert. Das erste XTEN-Polypeptid ersetzt die natürliche Faktor-VIII-B-Domäne nahezu vollständig, das zweite XTEN-Peptid liegt zwischen der D'D3-Domäne und der Fc-Domäne. Durch diese Modifikationen ist eine nur einmal wöchentliche Applikation von Efanesoctocog alfa zur Prophylaxe von Blutungen ausreichend.

nesoctocog alfa wird durch die eingefügte Fc-Region verlangsamt. Eine weitere Maßnahme, mit der eine Verlängerung der Eliminationshalbwertszeit von Efanesoctocog alfa erreicht wird, besteht im Einbau von zwei sogenannten XTEN-Polypeptiden. Die natürliche Faktor-VIII-B-Domäne wurde nahezu vollständig durch ein XTEN-Polypeptid ersetzt, das zwischen den Faktor-VIII-Aminosäureresten N745 und E1649 eingefügt ist. Das zweite XTEN-Peptid liegt zwischen der D'D3-Domäne und der Fc-Region. Durch diese insgesamt vier Modifikationen des Faktor-VIII-Moleküls wird dessen Clearance verzögert und somit eine nur einmal wöchentliche Applikation von Efanesoctocog alfa zur Prophylaxe von Blutungen ermöglicht.

Dosierung, Art und Dauer der Anwendung

Eine Internationale Einheit (IE) Faktor-VIII-Aktivität entspricht der Menge an Faktor VIII in einem Milliliter humanem Normalplasma. Die übliche Dosis zur Langzeitprophylaxe von Blutungen beträgt für Personen jeden Alters einmal wöchentlich 50 IE Efanesoctocog alfa pro kg Körpergewicht. Sie wird über einen Zeitraum von einigen Minuten langsam intravenös appliziert. Nach einer entsprechenden Schulung kann die Injektion auch durch den Patienten selbst oder eine Betreuungsperson erfolgen. Dosis und Dauer der Akuttherapie richten sich nach dem Schweregrad des Faktor-VIII-Mangels, dem Ort und Ausmaß einer Blutung bzw. einer bevorstehenden Operation und dem klinischen Zustand des Patienten. Auch hier liegt die empfohlene Einzeldosis zunächst bei 50 IE/kg Körpergewicht. Bei leichten und mittelschweren Blutungsepisoden, die innerhalb von zwei bis drei Tagen nach einer prophylaktischen Anwendung auftreten, kann eine niedrigere Dosis von 30 IE/kg verwendet werden. Bei schwereren Blutungen oder kleineren chirurgischen Eingriffen sollte nach zwei bis drei Tagen zu den initialen 50 IE/kg Körpergewicht eine zusätzliche Dosis von 30 oder 50 IE/kg Körpergewicht gegeben werden. Patienten mit lebensbedrohlichen Blutungen oder nach größeren Operationen sind alle zwei bis drei Tage mit zusätzlichen 30 oder 50 IE/kg Körpergewicht zu behandeln, bis der Patient außer Gefahr ist bzw. eine adäquate Wundheilung eintritt. In diesen Fällen ist zudem eine genaue Kontrolle der Substitutionstherapie mithilfe der Gerinnungsanalyse (Faktor-VIII-Aktivität im Plasma) angeraten. Bei der Wiederaufnahme der Prophylaxe wird empfohlen, zur letzten 50-IE/kg-Dosis einen Abstand von mindestens 72 Stunden einzuhalten.

Erwachsene: zur Prophylaxe einmal wöchentlich 50 IE/kg Efanesoctocog alfa, zur Stillung von Blutungen oder bei Operationen 30 bis 50 IE/kg Efanesoctocog alfa, gegebenenfalls alle zwei bis drei Tage wiederholen

Kinder und Jugendliche: Kinder und Jugendliche erhalten die gleiche gewichtsbezogene Dosis wie Erwachsene.

Ältere Patienten: Für Patienten ab 65 Jahren gelten die gleichen Dosierungsempfehlungen wie für jüngere Patienten, allerdings liegen nur begrenzte Erfahrungen vor.

Patienten mit Leber- oder Niereninsuffizienz: Bei Leber- oder Niereninsuffizienz ist keine Dosisanpassung erforderlich.

DDD: 500 E parenteral

Gegenanzeigen, Kontraindikationen

Bei Überempfindlichkeit gegen Efanesoctocog alfa besteht eine Kontraindikation.

Nebenwirkungen

Während der Anwendung von Efanesoctocog alfa kommt es sehr häufig zu Kopfschmerzen und Arthralgien. Häufig muss mit Erbrechen, Ekzemen, Hautausschlägen, Urtikaria, Schmerzen in einer Extremität, Rückenschmerzen und Fieber gerechnet werden. Gelegentlich treten Reaktionen an der Injektionsstelle auf.

Wechselwirkungen

Studien zur Erfassung von Wechselwirkungen mit Efanesoctocog alfa sind bislang nicht durchgeführt worden. Interaktionen von anderen humanen Gerinnungsfaktor-VIII-Präparaten mit weiteren Arzneimitteln wurden bisher nicht berichtet.

Warnhinweise und Vorsichtsmaßnahmen

Wegen des Risikos einer Antikörperbildung gegen Faktor VIII und des damit verbundenen Verlusts der Wirksamkeit von Efanesoctocog alfa muss stets eine entsprechende Überwachung stattfinden. Üblicherweise handelt es sich bei den Antikörpern um IgG-Immunglobuline, die gegen die prokoagulatorische Aktivität des Faktors gerichtet sind. Das Risiko korreliert mit dem Schweregrad der Erkrankung sowie dem Ausmaß der Exposition gegenüber dem Gerinnungsfaktor und ist innerhalb der ersten 50 Anwendungstage am größten. Sobald die erwartete Faktor-VIII-Aktivität nicht erreicht wird oder Blutungen mit einer angemessenen Dosis nicht kontrolliert werden können, sollte ein Test zum Nachweis von Faktor-VIII-Inhibitoren durchgeführt werden. Falls dieser Test positiv ist, muss beachtet werden, dass auch bei einem Präparatewechsel ein Wiederauftreten niedrigtitriger Inhibitoren möglich ist. Beim Vorliegen hoher Inhibitor-Spiegel sind andere Behandlungsoptionen wie eine Immuntoleranzinduktion in Betracht zu ziehen. Während der Anwendung von Efanesoctocog alfa besteht zudem die Gefahr von Überempfindlichkeitsreaktionen bis hin zum anaphylaktischen Schock. Die Betroffenen müssen beim Auftreten von Nesselausschlag, generalisierter Urtikaria, Engegefühl in der Brust, Keuchen und Hypotonie umgehend einen Arzt konsultieren. Bei Patienten mit vorbestehenden kardiovaskulären Risikofaktoren kann eine Substitutionstherapie mit Efanesoctocog alfa das kardiovaskuläre Risiko erhöhen. Falls ein zentraler Venenkatheter eingesetzt wird, muss mit zusätzlichen Komplikationen wie lokalen Infektionen, Bakteriämie und Katheter-assoziierten Thrombosen gerechnet werden.

Schwangerschaft und Stillzeit

Schwangerschaft und Stillzeit: Hämophilie A kommt bei Frauen äußerst selten vor, sodass keine Erfahrungen zur Anwendung von Efanesoctocog alfa während der Schwangerschaft und der Stillzeit zur Verfügung stehen. Die Medikation sollte daher bei Schwangeren und Stillenden nur bei zwingendem Erfordernis eingesetzt werden.

Fertilität: Bislang wurden keine präklinischen und klinischen Studien zur Reproduktionstoxizität und zur embryofetalen Entwicklungstoxizität mit Faktor VIII durchgeführt.

Pharmakokinetik

Resorption: Nach wöchentlicher intravenöser Applikation von 50 IE/kg Efanesoctocog alfa wird bei Erwachsenen und Jugendlichen über durchschnittlich vier Tage eine Faktor-VIII-Aktivität im Normbereich gemessen (> 40 IE/dl). Der entsprechende Wert für Kinder unter zwölf Jahren liegt bei zwei bis drei Tagen. Bei den Behandelten kann bei wöchentlicher Anwendung von Efanesoctocog alfa mit hoher Wahrscheinlichkeit eine Faktor-VIII-Aktivität über dem Grenzwert von 10 IE/dl aufrechterhalten werden.

Proteinbindung, Verteilung: Das Verteilungsvolumen im Steady State liegt bei Erwachsenen im Bereich von etwa 31 bis 35 ml/kg Körpergewicht, bei Kindern sind es 37 bis 38 ml/kg. Eine Proteinbindung im eigentlichen Sinn findet nicht statt.

Metabolismus: Nach Entglykosylierung unterliegt Efanesoctocog alfa dem physiologischen Proteinkatabolismus zu kleineren Peptiden und einzelnen Aminosäuren, die in den Nährstoffpool übergehen.

Exkretion: Die Eliminationshalbwertszeit für Erwachsene wird mit ca. 45 bis 48, die für Kinder unter zwölf Jahren mit 38 bis 42 Stunden angegeben.

Zulassungsrelevante Studien

Die Zulassung von Efanesoctocog alfa beruht auf zwei offenen einarmigen Phase-III-Studien an Erwachsenen und Kindern mit schwerer Hämophilie A.

In der ersten Studie XTEND-1 nahmen 133 Patienten mit prophylaktischer Vorbehandlung teil (Arm A), darunter 25 Jugendliche im Alter von 12 bis 17 Jahren [2]. Sie erhielten über einen Zeitraum von einem Jahr einmal wöchentlich 50 IE/kg Efanesoctocog alfa zur Vorbeugung von Blutungen. Im Beobachtungszeitraum lag die mittlere annualisierte Blutungsrate bei 0,71, der entsprechende Medianwert betrug 0,00. Bei den 78 Patienten mit dokumentierter Vorbehandlung verringerte sich die mittlere Anzahl jährlicher Blutungen unter Efanesoctocog alfa um 77 % von 2,96 auf 0,69. 26 Patienten, die vor der Studie eine episodische Faktor-VIII-Therapie erhalten hatten, wurden zunächst über 26 Wochen nach Bedarf mit Efanesoctocog alfa behandelt (Arm B). Die meisten Blutungsepisoden konnten erfolgreich mit einer Einzelinjektion des neuen Faktor-VIII-Präparats gestillt werden. Im Anschluss erhielten sie über weitere 26 Wochen einmal wöchentlich eine prophylaktische Dosierung von 50 IE/kg Körpergewicht. Hier kam es im Vergleich zur Bedarfs-Phase zu einer klinisch relevanten Blutungsreduktion um 97 %. Der Anteil an Patienten ohne behandlungsbedürftige Blutung stieg von 0 auf 77 %. Unter der wöchentlichen prophylaktischen Gabe von Efanesoctocog alfa wurde über nahezu das gesamte Intervall eine Faktor-VIII-Aktivität von mindestens 40 IE/dl beibehalten, der Durchschnittswert an Tag 7 betrug 15 IE/dl. Im Arm A kam es zu einer signifikanten Verbesserung der physischen Gesundheit, der Schmerzintensität und des Gelenkzustands.

In der zweiten Studie XTEND-Kids nahmen 74 Kinder bis zwölf Jahre teil, wovon 38 unter sechs Jahre alt waren [3]. Alle Teilnehmer erhielten über 52 Wochen einmal wöchentlich eine Dosis von 50 IE/kg Efanesoctocog alfa. Die medianen bzw. mittleren annualisierten Blutungsraten lagen bei 0,00 und 0,9. Im Beobachtungszeitraum erlitten 47 Patienten (64 %) keine behandlungsbedürftigen Blutungen. 65 Teilnehmer (88 %) hatten keine spontanen Blutungsepisoden, 61 der Patienten (82 %) zeigten keine Gelenkblutungen. Von den 43 aufgetretenen Blutungen konnten 41 (95 %) erfolgreich mit einer Einzelinjektion von Efanesoctocog alfa behandelt werden. Unter der wöchentlichen prophylaktischen Gabe wurde über mindestens drei Tage eine Faktor-VIII-Aktivität von mindestens 40 IE/dl beibehalten. Die Schwelle von 10 IE/dl wurde im gesamten Sieben-Tages-Intervall nicht unterschritten, was insgesamt zu einer effektiven Blutungskontrolle führte. Keines der Kinder entwickelte Faktor-VIII-Inhibitoren. Die meisten Nebenwirkungen waren leicht bis mäßiggradig, schwerwiegende unerwünschte Wirkungen waren laut der Prüfkommission nicht behandlungsassoziiert.

Die kombinierten Daten aus drei Studien mit 41 erwachsenen und pädiatrischen Hämophilie-A-Patienten zeigten, dass Efanesoctocog alfa bei der Vorbeugung von Blutungsepisoden während und nach größeren chirurgischen Eingriffen gut wirksam ist. Von den 49 Eingriffen erforderten 48 eine einzige präoperative Dosis, um die Hämostase während der Operation aufrechtzuerhalten.

Wirtschaftliche Aspekte

Aufgrund der seltener erforderlichen Applikationen liegt der Preis von Efanesoctocog alfa letztlich im Bereich der weiteren Faktor-VIII-Präparate mit verlängerter Wirkung.

Therapeutische Relevanz

Derzeit leben in Deutschland etwa 3000 fast ausschließlich männliche Patienten, die unter einer schweren Form der Hämophilie A leiden. Das zur Substitutionstherapie seit Juli 2024 neu verfügbare rekombinante Faktor-VIII-Präparat Efanesoctocog alfa kann nach aktuellem Kenntnisstand durchaus als relevanter therapeutischer Fortschritt eingestuft werden. Ein wesentlicher Vorteil des mittels DNA-Technologie in einer humanen embryonalen Nierenzelllinie hergestellten Wirkstoffs liegt in seiner verlangsamten Clearance. Durch verschiedene Maßnahmen ist es gelungen, die Halbwertszeit gegenüber älteren Standardpräparaten um den Faktor Vier zu verlängern, im Vergleich zu neueren Zubereitungen ist die Elimination immerhin noch um das etwa 2,5- bis 3-Fache verlangsamt. Dies führt dazu, dass die Applikation zur Prophylaxe von Blutungen auf wöchentliche Intervalle begrenzt werden kann, was zu einer Verbesserung der Lebensqualität der ohnehin sehr belasteten Hämophilie-Patienten führt. Anders als viele andere Faktor-VIII-Präparate ist Efanesoctocog alfa nicht nur für den Einsatz bei Erwachsenen und Jugendlichen, sondern prinzipiell für Patienten jeden Alters erprobt. In einer der Zulassungsstudien konnte auch bereits bei Kleinkindern ein langanhaltender Schutz vor Blutungen erreicht werden. Ein weiterer Vorteil des neuen Faktor-VIII-Präparats beruht auf der teilweise innovativen Methodik, mit der eine Verzögerung der Biotransformation erreicht wird. Vom physiologischen Faktor VIII unterscheidet sich Efanesoctocog alfa an insgesamt vier Positionen. So verhindert beispielsweise eine von-Willebrand-Faktor-D'D3-Domäne die Bindung dieses endogenen Faktors, worauf ein beschleunigter Abbau des Faktor-VIII-vWF-Komplexes unterbleibt. Bei einigen älteren Faktor-VIII-Präparaten wie Damoctocog alfa pegol, Rurioctocog alfa pegol oder Turoctocog alfa pegol wurde die Verlangsamung der Clearance über eine Pegylierung erreicht. Bislang konnte allerdings noch nicht geklärt werden, welche Gefahr von dem PEG-Anteil im Wirkstoffmolekül ausgeht. Derzeit sind diese Zubereitungen im Gegensatz zu Efanesoctocog alfa nicht für Kinder unter zwölf Jahren zugelassen, da man Schädigungen durch möglicherweise im Plexus choroideus abgelagertes PEG nicht ausschließen kann. Diese Gefahr besteht bei Efanesoctocog alfa, das zudem eine längere Eliminationshalbwertszeit aufweist, nicht.

Literatur

[1] Fachinformation zu Altuvoct®, Stand Juni 2024
[2] von Drygalski A, Chowdary P, Kulkarni R, Susen S et al. Efanesoctocog alfa prophylaxis for patients with severe hemophilia A. N Engl J Med 388(4): 310–318, 2023
[3] Malec L, Peyvandi F, Chan AKC, Königs C et al. Efanesoctocog alfa prophylaxis for children with severe hemophilia A. N Engl J Med 391(3): 235–246, 2024
[4] EPAR summary for the public. Altuvoct® Efanesoctocog alfa. EMA/190021/2024; European Medicines Agency; https://www.ema.europa.eu

8 Efbemalenograstim alfa

Steckbrief

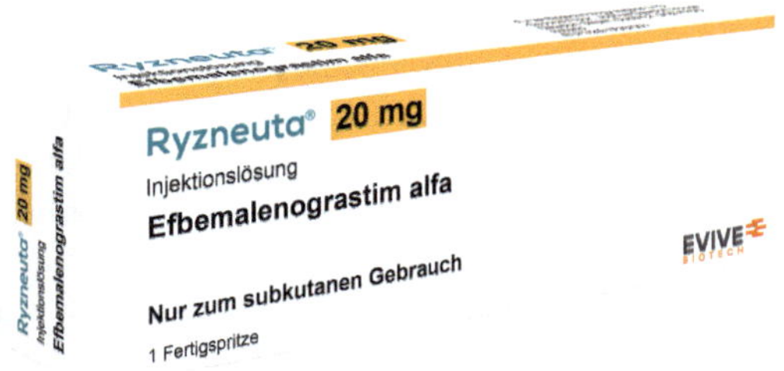

ATC-Code: L03AA18
Name: Efbemalenograstim alfa (Ryzneuta®)
Indikation: Verkürzung oder Verhinderung einer Neutropenie nach zytotoxischer Chemotherapie
Wirkmechanismus: Granulozyten-Kolonie-stimulierender Faktor (G-CSF)
Stoffklasse: Immunstimulanzien, koloniestimulierende Faktoren
Zulassungsinhaber: Evive Biotechnology Ireland LTD, Second Floor, Joshua Dawson House, Dawson Street, Dublin, D02 RY95, Irland
Hersteller/Endfreigabe: Catalent Germany Schorndorf GmbH, Steinbeisstraße 1–2, D-73614 Schorndorf, Deutschland
Kontaktadresse in Deutschland: Apogepha Arzneimittel GmbH, Kyffhäuserstr. 27, 01309 Dresden
Darreichungsformen: Fertigspritze mit 1 ml Injektionslösung
Packungsgrößen, Preis und PZN 1 Fertigspritze, 1408,39 Euro, PZN 19266924
Zusammensetzung: 20 mg Efbemalenograstim alfa in 1 ml Injektionslösung
Sonstige Bestandteile: Natriumacetat-Trihydrat, Eisessig, Sorbitol (E420), Polysorbat 20, Edetinsäure, Wasser für Injektionszwecke
Zulassungsnummer: EU/1/24/1793/001
Datum der Markteinführung: 1. August 2024
Besondere Lager- und Aufbewahrungshinweise: im Kühlschrank lagern (2 bis 8 °C), nicht einfrieren
Die Zubereitung kann einmalig bis zu 48 Stunden bei Raumtemperatur (nicht über 30 °C) aufbewahrt werden. Bei längerer Dauer ist das Präparat zu verwerfen.
Dauer der Haltbarkeit: drei Jahre
Verschreibungsstatus: verschreibungspflichtig

Indikationen

Zur Verkürzung der Dauer von Neutropenien sowie zur Verminderung der Häufigkeit neutropenischen Fiebers bei erwachsenen Patienten mit malignen Tumoren (ausgenommen von chronisch myeloischer Leukämie und myelodysplastischem Syndrom), die mit einer zytotoxischen Chemotherapie behandelt werden.

Wirkungen und Wirkungsmechanismus

Der Granulozyten-Kolonie-stimulierende Faktor (G-CSF) ist ein Peptidhormon bzw. Zytokin, das im Organismus unter anderem bei Entzündungen ausgeschüttet wird und die Bildung von Granulozyten anregt. Das Glykoprotein wird bei Krebspatienten unter zytotoxischer Chemotherapie eingesetzt, wenn die Gefahr einer Neutropenie besteht. Innerhalb von 24 Stunden führen die G-CSF-Präparate zu einem deutlichen Anstieg der Anzahl neutrophiler Granulozyten im peripheren Blut, bei geringem Anstieg der Monozyten oder Lymphozyten. Auf diese Weise kann das Risiko von mitunter lebensbedrohlichen Infektionserkrankungen reduziert werden. Der neue Wirkstoff Efbemalenograstim alfa ist ein rekombinantes Fusionsprotein aus G-CSF, einem 16-Aminosäure-Linker und dem Fc-Anteil des humanen Immunglobulins G2. In Lösung bilden jeweils zwei Wirkstoffmoleküle kovalente Disulfidbrücken zwischen ihren beiden Fc-Domänen aus, sodass eine immunglobulinartige Struktur entsteht. Aufgrund der resultierenden verminderten renalen Clearance ist die Wirkdauer von Efbemalenograstim alfa gegenüber dem genuinen G-CSF mit identischem Wirkmechanismus verlängert. Die neu gebildeten neutrophilen Granulozyten verfügen über eine normale oder sogar erhöhte chemotaktische und phagozytische Funktion. Wie andere hämatopoetische Wachstumsfaktoren haben G-CSF-Präparate in vitro stimulierende Eigenschaften auf menschliche Endothelzellen gezeigt. Zudem konnten sie das Wachstum (maligner) myeloider Zelllinien fördern. Daher darf Efbemalenograstim alfa bei Patienten mit chronisch myeloischer Leukämie und myelodysplastischem Syndrom sicherheitshalber nicht angewendet werden.

Dosierung, Art und Dauer der Anwendung

Efbemalenograstim alfa wird bei jedem Chemotherapiezyklus in einer Dosis von jeweils 20 mg mittels Fertigspritze einmalig subkutan appliziert. Die Injektion sollte frühestens 24 Stunden nach Gabe der zytotoxischen Chemotherapie erfolgen. Geeignete Applikationsstellen sind Oberschenkel, Bauch, Gesäß oder Oberarme.

Erwachsene: einmalig 20 mg Efbemalenograstim alfa subkutan nach jedem Chemotherapiezyklus

Kinder und Jugendliche: Sicherheit und Wirksamkeit für den Einsatz von Efbemalenograstim alfa bei Kindern sind bisher noch nicht erwiesen.

Ältere Patienten: Bei älteren Patienten ist keine Dosisanpassung erforderlich.

Patienten mit Leber- oder Niereninsuffizienz: Bei Patienten mit Leber- oder Nierenfunktionsstörungen wird keine Dosisreduktion empfohlen.

DDD: 20 mg parenteral

Gegenanzeigen, Kontraindikationen

Bei Überempfindlichkeit gegen Efbemalenograstim alfa besteht eine Kontraindikation.

Nebenwirkungen

Während der Behandlung kommt es sehr häufig zu Knochenschmerzen. Häufig treten Kopfschmerzen, Schwindel, Übelkeit, Durchfall, Erbrechen, Rückenschmerzen, Arthralgien, Schmerzen in den Gliedmaßen, Asthenie, Erschöpfung, Pyrexie, eine erhöhte Anzahl weißer Blutkörperchen sowie erhöhte Transaminasen-Werte auf. Gelegentlich wird über Herpesinfektionen, Leukopenie, Neutropenie, Thrombozytopenie, Anämie, Splenomegalie, Hyperglykämie, verminderten Appetit, Geschmacksstörungen, Muskelkrämpfe, periphere Neuropathien, Schlafstörungen, verstärkte Tränensekretion, Schwindel, Tachykardie, Palpitationen, Vaskulitis, Hitzewallungen, Lungenödeme, Epistaxis,

Schmerzen im Oropharynx, Husten, Dyspnoe, trockene Nasenschleimhaut, Stomatitis, Mundtrockenheit, Dyspepsie, Abdominalschmerzen, Dysphagie, Haarausfall, Nesselsucht, (allergische) Dermatitis, Erytheme, toxische Hauteruptionen, (makulopapuläre) Hautausschläge, Pruritus, Ekzeme, trockene Haut, Angioödeme, kalten Schweiß, nächtliche Schweißausbrüche, Onychalgien, Myalgien, Osteoarthropathien, muskuloskelettale Schmerzen, Nackenschmerzen, Reaktionen an der Einstichstelle, periphere Ödeme, Schüttelfrost, Durst, Gewichtszunahmen, erhöhte Granulozyten-Zahlen sowie über erhöhte Kreatinin- und Gamma-Glutamyltransferase-Werte berichtet.

Wechselwirkungen

Efbemalenograstim alfa sollte aufgrund der Empfindlichkeit von sich schnell teilenden myeloischen Zellen mindestens 24 Stunden nach Verabreichung der zytotoxischen Chemotherapie und mindestens 14 Tage vor der nächsten chemotherapeutischen Dosis angewendet werden. Bei der gleichzeitigen Verabreichung des Kolonie-stimulierenden Faktors und der Chemotherapie am selben Tag wurde eine Verstärkung der Myelosuppression nachgewiesen. Konkrete Erkenntnisse zu potenziellen Wechselwirkungen mit anderen hämatopoetischen Wachstumsfaktoren und Zytokinen sind nicht verfügbar. Die Sicherheit und Wirksamkeit von Efbemalenograstim alfa bei der Behandlung von Patienten unter einer Chemotherapie mit verzögerter Myelosuppression, beispielsweise durch Nitrosoharnstoffe, wurde noch nicht bewertet.

Warnhinweise und Vorsichtsmaßnahmen

Sicherheit und Wirksamkeit von Efbemalenograstim alfa wurden bei Patienten unter hochdosierter Chemotherapie nicht untersucht. Das Präparat sollte ohnehin nicht mit dem Ziel eingesetzt werden, die Dosis zytotoxischer Chemotherapeutika über die etablierten Dosisregimes hinaus zu steigern. Insbesondere bei Patienten mit einer kurz zurückliegenden Vorgeschichte von Lungeninfiltraten oder Pneumonien ist das G-CSF-Präparat mit pulmonalen Nebenwirkungen wie interstitiellen Lungenerkrankungen assoziiert. Symptome wie Husten, Fieber und Atemnot in Verbindung mit radiologischen Hinweisen auf pulmonale Infiltrate sowie eine Verschlechterung der Lungenfunktion mit erhöhter Neutrophilen-Zahl können erste Anzeichen für ein akutes Atemnotsyndrom sein. Gegebenenfalls sollte Efbemalenograstim alfa abgesetzt werden. Falls es während der Therapie zu einer Glomerulonephritis kommt, ist eine Dosisreduktion oder ein Absetzen des G-CSF zu erwägen. Unter Efbemalenograstim alfa besteht zudem die Gefahr eines Kapillarleck-Syndroms. Beim Auftreten von entsprechenden Anzeichen wie Hypotonie, Hypoalbuminämie, Ödemen und Hämokonzentration ist eine engmaschige Überwachung mit symptomatischer Standardbehandlung angeraten. Während der Behandlung mit Efbemalenograstim alfa ist mit Splenomegalien und teilweise lebensbedrohlichen Milzrupturen, Thrombozytopenien, Anämien, Sichelzellanämien bis hin zur Sichelzellkrise, Aortitis, Leukozytosen und dem Auftreten eines mitunter tödlich verlaufenden Stevens-Johnson-Syndroms zu rechnen. Die Patienten sollten sorgfältig hinsichtlich entsprechender Anzeichen überwacht und bei Erfordernis effektiv behandelt werden. Bei einem stattgehabten, therapieassoziierten Stevens-Johnson-Syndrom muss die Neueinleitung einer Efbemalenograstim-alfa-Therapie unterbleiben. Nach der Anwendung von anderen G-CSF wie Pegfilgrastim kam es bei Patienten mit Brust- oder Lungenkrebs unter Chemo- oder Strahlentherapie zu Fällen eines myelodysplastischen Syndroms und einer akuten myeloischen Leukämie. Daher sollte auch bei einer Efbemalenograstim-alfa-Behandlung auf entsprechende Anzeichen geachtet werden.

Schwangerschaft und Stillzeit

Schwangerschaft: Aufgrund bislang fehlender klinischer Daten wird die Anwendung von Efbemalenograstim alfa bei schwangeren oder nicht verhütenden Frauen im gebärfähigen Alter nicht empfohlen. Tierexperimentelle Studien ergaben allerdings keine Reproduktionstoxizität.

Stillzeit: Zu einem potenziellen Übertritt von Efbemalenograstim alfa in die Muttermilch liegen nur ungenügende Informationen vor. Da ein Risiko für den gestillten Säugling derzeit nicht ausgeschlossen werden kann, muss eine Entscheidung getroffen werden, ob das Stillen zu unterbrechen ist oder ob auf die Behandlung mit dem Kolonie-stimulierenden Faktor verzichtet werden soll.

Fertilität: Im Tierexperiment an männlichen und weiblichen Ratten zeigte Efbemalenograstim alfa keinen Einfluss auf die Reproduktionsfähigkeit oder Fertilität. Klinische Fertilitätsstudien wurden bisher nicht durchgeführt.

Pharmakokinetik

Resorption: Nach einmaliger subkutaner Injektion von Efbemalenograstim alfa werden nach etwa 36 Stunden maximale Serumkonzentrationen erreicht, die nach myelosuppressiver Chemotherapie für die Dauer der Neutropenie erhalten bleiben.

Proteinbindung, Verteilung: Das Verteilungsvolumen liegt zwischen 395 bis 5679 ml/kg Körpergewicht. Eine Proteinbindung im eigentlichen Sinn findet nicht statt.

Metabolismus: Efbemalenograstim alfa wird überwiegend über eine durch neutrophile Granulozyten vermittelte Clearance eliminiert, die allerdings bei höheren Dosen eine Sättigung erreicht. Diese selbstregulierende Clearance steigt an, sobald sich die neutrophilen Granulozyten im Therapieverlauf zu erholen beginnen. Das Wirkstoffmolekül unterliegt weiterhin dem physiologischen Protein-Katabolismus zu kleineren Peptiden und einzelnen Aminosäuren, die in den Nährstoffpool übergehen.

Exkretion: Die Eliminationshalbwertszeit von Efbemalenograstim alfa liegt im Bereich zwischen 19 und 84 Stunden.

Zulassungsrelevante Studien

Der Nutzen von Efbemalenograstim alfa wurde in drei Hauptstudien mit Brustkrebspatienten untersucht, die eine myelotoxische Chemotherapie erhielten. Primärer Wirksamkeitsendpunkt war jeweils die Anzahl der Tage, an denen die Patienten nach Beginn der Chemotherapie eine schwere Neutropenie erlitten.

In der ersten 2:1-randomisierten, doppelblinden Phase-III-Untersuchung mit 122 Patientinnen wurde der neue G-CSF mit Placebo verglichen [2]. Die Teilnehmerinnen erhielten eine Chemotherapie mit Docetaxel und Doxorubicin. In der Verum-Gruppe betrug die durchschnittliche Anzahl an Tagen mit schwerer Neutropenie 1,3. Im Placebo-Arm waren es 3,9 Tage, entsprechend einer signifikanten Überlegenheit von Efbemalenograstim alfa ($p < 0{,}001$). Die Inzidenzen einer febrilen Neutropenie lagen bei 5 vs.

26 %, ebenfalls zugunsten des G-CSFs (p = 0,002). Zudem benötigten die Patientinnen des Verum-Arms mit 4 vs. 18 % seltener intravenöse Antibiotikagaben (p = 0,012).

In Studie zwei mit 393 weiblichen und männlichen Patienten mit metastasiertem oder nicht-metastasiertem Brustkrebs wurde Efbemalenograstim alfa mit dem weiteren G-CSF Pegfilgrastim verglichen. Die Teilnehmer erhielten eine Chemotherapie mit Docetaxel und Cyclophosphamid, mit oder ohne Doxorubicin. In beiden Therapie-Armen betrug die Anzahl der Tage mit schwerer Neutropenie durchschnittlich 0,2. Bezüglich der Inzidenzen febriler Neutropenien schnitt Pegfilgrastim mit 0,5 vs. 3 % allerdings etwas besser ab.

An der dritten Untersuchung mit Filgrastim als aktivem Komparator nahmen 242 Brustkrebspatientinnen mit nicht metastasiertem Tumor teil. Sie erhielten eine Epirubicin- und Cyclophosphamid-haltige Chemotherapie. Während Efbemalenograstim alfa nur einmalig gegeben werden musste, war bei Filgrastim eine tägliche Applikation notwendig. Auch hier wurden mit beiden G-CSF sehr ähnliche Resultate mit durchschnittlich 0,3 vs. 0,2 Neutropenie-Tagen erreicht. Die entsprechenden Raten für febrile Neutropenien lagen bei 0,8 vs. 1,7 % zugunsten von Efbemalenograstim alfa.

Wirtschaftliche Aspekte

Der Preis für die Behandlung mit Efbemalenograstim alfa liegt etwas höher als der für die ebenfalls langwirkenden G-CSF Pegfilgrastim und Lipegfilgrastim.

Therapeutische Relevanz

Im Rahmen von Tumorerkrankungen eingesetzte myelosuppressive Chemotherapien sind häufig mit Neutropenien assoziiert. Als Folge ist bei den ohnehin geschwächten Patienten das Risiko für mitunter tödlich verlaufende Infektionen erhöht. Die Produktion und Freisetzung von neutrophilen Granulozyten aus dem Knochenmark werden physiologisch durch den Granulozyten-Kolonie-stimulierenden Faktor (G-CSF) gesteuert. In Anlehnung daran wurden bereits vor Jahren rekombinante G-CSF-Wirkstoffe wie Filgrastim und Lenograstim zur unterstützenden Behandlung unmittelbar nach einer Chemotherapie auf dem Markt eingeführt. Sie müssen bis zur Erholung der Blutwerte täglich über bis zu zwei bzw. vier Wochen verabreicht werden. Eine Weiterentwicklung stellen lang wirksame pegylierte G-CSF-Formen wie Pegfilgrastim und Lipegfilgrastim dar. Sie sind ebenfalls für Tumorpatienten zur Verhinderung beziehungsweise Verkürzung einer Chemotherapie-assoziierten Neutropenie vorgesehen, werden jedoch nur einmalig pro Zyklus gegeben. Mit dem neuen Wirkstoff Efbemalenograstim alfa wurde nun das therapeutische Spektrum erweitert. Seine verlängerte Wirkdauer beruht allerdings nicht auf einer Pegylierung, sondern auf einer kovalenten Dimerisierung über die im Fusionsprotein enthaltenen Fc-Domänen. Aufgrund der somit reduzierten renalen Ausscheidung ist ebenfalls eine nur einmalige subkutane Applikation nach jedem Chemotherapiezyklus ausreichend. In den Zulassungsstudien hat sich Efbemalenograstim alfa hinsichtlich der Verkürzung einer Neutropenie bzw. der Verhinderung eines neutropenischen Fiebers den Standardpräparaten Filgrastim und Pegfilgrastim als ebenbürtig erwiesen.

Literatur

[1] Fachinformation zu Ryzneuta®, Stand Juli 2024

[2] Glaspy J, Bondarenko I, Burdaeva O, Chen J et al. Efbemalenograstim alfa, an Fc fusion protein, long-acting granulocyte-colony stimulating factor for reducing the risk of febrile neutropenia following chemotherapy: results of a phase III trial. Support Care Cancer 32(1): 34, 2023

[3] Glaspy J, Bondarenko I, Krasnozhon D, Rutty D et al. Efbemalenograstim alfa not inferior to pegfilgrastim in providing neutrophil support in women with breast cancer undergoing myelotoxic chemotherapy: results of a phase 2 randomized, multicenter, open-label trial. Support Care Cancer 32(2): 91, 2024

[4] EPAR summary for the public. Ryzneuta® Efbemalenograstim alfa. EMA/53795/2024; European Medicines Agency; https://www.ema.europa.eu

9 Elafibranor

Steckbrief

ATC-Code: A05AX06

Name: Elafibranor (Iqirvo®)

Indikation: Behandlung der primär biliären Cholangitis (PBC)

Wirkmechanismus: dualer Peroxisom-Proliferator-aktivierter Rezeptor (PPAR)-α/δ-Agonist

Stoffklasse: Gallen- und Lebertherapie; andere Mittel zur Gallentherapie

Zulassungsinhaber: Ipsen Pharma, 65 quai George Gorse, 92100 Boulogne-Billancourt, Frankreich

Hersteller/Endfreigabe: Delpharm Milano Srl, Via Salvatore Carnevale 1, Segrate, 20054, Italien

Kontaktadresse in Deutschland: Ipsen Pharma GmbH, Einsteinstraße 174, 81677 München

Darreichungsformen: Filmtabletten

Packungsgrößen, Preis und PZN: 30 Filmtabletten, 5900,71 Euro, PZN 19394987

Zusammensetzung: 80 mg Elafibranor

Sonstige Bestandteile: mikrokristalline Cellulose, Povidon, Croscarmellose-Natrium, hochdisperses Siliciumdioxid, Magnesiumstearat, partiell hydrolysierter Polyvinylalkohol, Titandioxid (E 171), Macrogol, Talkum, Eisen(III)-hydroxid-oxid × H_2O (gelb, E 172), Eisen(III)-oxid rot (rot, E 172)

Zulassungsnummer: EU/1/24/1855/001

Datum der Markteinführung: 15. Oktober 2024

Besondere Lager- und Aufbewahrungshinweise: keine besonderen Anforderungen

Dauer der Haltbarkeit: drei Jahre

Verschreibungsstatus: verschreibungspflichtig

Chemische Struktur:

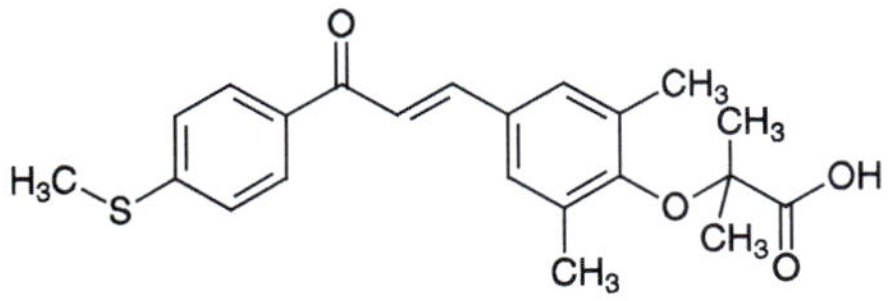

Indikationen

Behandlung der primär biliären Cholangitis (PBC) in Kombination mit Ursodeoxycholsäure (UDCA) bei Erwachsenen, die nicht ausreichend auf UDCA ansprechen, oder als Monotherapeutikum bei Patienten, die UDCA nicht vertragen.

Wirkungen und Wirkungsmechanismus

Die Peroxisom-Proliferator-aktivierten Rezeptoren (PPAR) α und δ sind wichtige Regulatoren der Gallensäure-Homöostase. Ihre Aktivierung führt über eine Reduktion der CYP7A1-vermittelten Gallensäuresynthese sowie eine Beeinflussung von hepatischen Entgiftungsreaktionen eine Verringerung der Gallensäuren-Toxizität und eine Verbesserung der Cholestase herbei. Zudem werden über PPAR α/δ durch Beeinflussung verschiedener Signalwege entzündungshemmende und antifibrotische Effekte ausgelöst. Der Wirkstoff Elafibranor und sein pharmakologisch aktiver Hauptmetabolit GFT1007 sind duale PPAR-α/δ-Agonisten. Sie werden zur Behandlung der primär biliären Cholangitis eingesetzt. Hierbei handelt es sich um eine seltene Autoimmunerkrankung der Leber, in deren Verlauf zunächst die intrahepatischen kleinen Gallengänge und schließlich das gesamte Lebergewebe durch eine Entzündung zerstört werden. Im Endstadium der Erkrankung kommt es zu einer Zirrhose, die ohne Behandlung tödlich verläuft. Der Wirkmechanismus von Elafibranor bei PBC-Patienten ist nicht vollständig geklärt. Muttersubstanz und aktiver Metabolit bewirken allerdings bereits nach wenigen Wochen Behandlungszeit einen deutlichen und anhaltenden Rückgang der Alkalische-Phosphatase-Werte. Zudem wird eine Verringerung von Biomarkern für die Gallensäuresynthese beobachtet. Hierbei handelt es sich beispielsweise um den Vorläufer 7α-Hydroxy-4-Cholesten-3-on (C4) und den Fibroblasten-Wachstumsfaktor 19 (FGF-19), einen Regulator der Gallensäuresynthese.

Dosierung, Art und Dauer der Anwendung

Elafibranor wird in einer Dosis von einmal täglich 80 mg peroral eingenommen. Versäumte Applikationen sollten nicht nachgeholt werden.

Erwachsene: einmal täglich 80 mg Elafibranor

Kinder und Jugendliche: Für Kinder und Jugendliche unter 18 Jahren besteht für die Indikation primär biliäre Cholangitis kein relevanter klinischer Nutzen.

Ältere Patienten: Ältere Patienten benötigen keine Dosisanpassung.

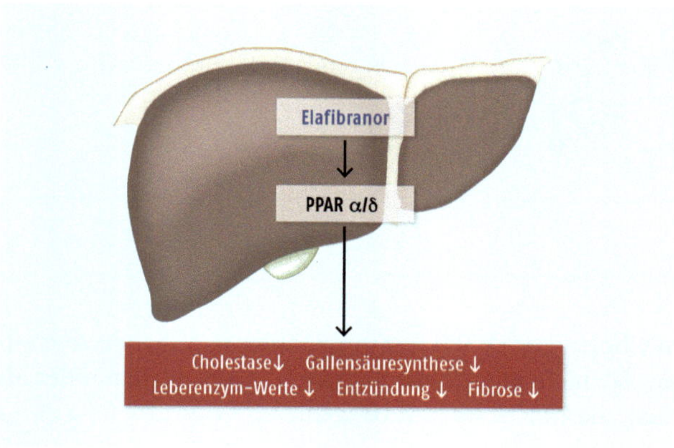

○ Abb. 9.1 Der Wirkmechanismus des dualen Peroxisom-Proliferator-aktivierter Rezeptor(PPAR)-α/δ-Agonisten Elafibranor ist nicht im Detail geklärt. Neben entzündungshemmenden und antifibrotischen Effekten werden eine Reduktion der Gallensäuresynthese und eine Verbesserung der Cholestase angenommen. In klinischen Studien an Patienten mit primär biliärer Cholangitis (PBC) wurde eine Senkung von Leberenzym-Werten nachgewiesen.

Patienten mit Leber- oder Niereninsuffizienz: Bei Patienten mit eingeschränkter Nierenfunktion oder leichter bis mäßiggradiger Leberinsuffizienz ist keine Dosisanpassung erforderlich. Bei Patienten mit schwerer Leberfunktionsstörung wird die Anwendung von Elafibranor wegen bislang fehlender Daten nicht empfohlen.

DDD: noch nicht bekannt

Gegenanzeigen, Kontraindikationen

Bei Überempfindlichkeit gegen Elafibranor sowie bei bekannter oder vermuteter Schwangerschaft und bei gebärfähigen Frauen, die keine Verhütungsmittel anwenden, besteht eine Kontraindikation.

Nebenwirkungen

Während der Anwendung von Elafibranor kommt es sehr häufig zu Abdominalschmerzen, Diarrhö, Übelkeit und Erbrechen. Häufig wird über Kopfschmerzen, Obstipation, Cholelithiasis, Myalgien und erhöhte Creatinphosphokinase-Werte berichtet. Gelegentlich muss mit juckenden Hautausschlägen und erhöhten Kreatinin-Werten gerechnet werden.

Wechselwirkungen

Resultate von In-vitro- und In-vivo-Studien lassen keine klinisch relevanten Interaktionen bei kombinierter Anwendung von Elafibranor mit anderen Arzneimitteln erwarten.

Warnhinweise und Vorsichtsmaßnahmen

Vor und während der Behandlung mit Elafibranor sollten regelmäßige Kontrollen der Leberfunktion durchgeführt werden, da die Substanz offenbar zu erhöhten Leberenzym-Werten, einschließlich Transaminasen und Bilirubin, führen kann. Gegebenenfalls ist eine Unterbrechung der Elafibranor-Therapie in Betracht zu ziehen. Der PPAR-α/δ-Agonist ist zudem mit der Entwicklung von erhöhten Creatinphosphokinase(CPK)-Werten und hiermit assoziierten Muskelschädigungen verbunden. Daher ist unter Elafibranor eine Überwachung der CPK-Spiegel empfohlen, insbesondere bei Patienten, die gleichzeitig HMG-CoA-Reduktasehemmer wie Atorvastatin oder Rosuvastatin anwenden. Bei CPK-Anstiegen oder unerklärlichen Anzeichen einer Muskelschädigung sollte vor der Weiterführung einer Elafibranor-Therapie eine Untersuchung hinsichtlich möglicher Ursachen erfolgen.

Schwangerschaft und Stillzeit

Schwangerschaft: Bisher liegen nur sehr begrenzte klinische Daten zur Anwendung von Elafibranor bei schwangeren Frauen vor. Tierexperimentelle Studien haben Reproduktionstoxizität mit Verlust des Fetus, Missbildungen, Totgeburten und perinatalen Todesfällen gezeigt. Der Wirkstoff ist daher während der Schwangerschaft kontraindiziert. Gebärfähige Frauen müssen wegen der potenziellen embryofetalen Toxizität während und bis mindestens drei Wochen nach Ende der Elafibranor-Therapie eine effektive Empfängnisverhütung anwenden.

Stillzeit: Es ist nicht bekannt, ob Elafibranor oder dessen Metaboliten in die Muttermilch übergehen. Bei weiblichen Ratten traten jedoch schädliche Auswirkungen auf die Nachkommen zutage, wenn die Substanz während der Laktation gegeben wurde. Da ein Risiko für den gestillten Säugling nicht ausgeschlossen werden kann, sollte das Stillen während und bis zu drei Wochen nach Einnahme der letzten Elafibranor-Dosis unterbleiben.

Fertilität: Tierexperimentelle Studien ergaben keine Hinweise auf direkte oder indirekte Auswirkungen auf die Fertilität oder die Fortpflanzungsfähigkeit durch Elafibranor. Klinische Fertilitätsdaten liegen nicht vor.

Pharmakokinetik

Resorption: Nach wiederholter peroraler Einnahme treten innerhalb von etwa 1,25 Stunden maximale Plasmaspiegel von Elafibranor und seinem aktiven Metaboliten GFT1007 auf. Bei Applikation zusammen mit einer fett- und kalorienreichen Mahlzeit ist die Bioverfügbarkeit von Elafibranor um etwa 15 % reduziert. Es kommt zu einer leichten Verzögerung der Resorption.

Proteinbindung, Verteilung: Die Plasmaproteinbindung von Elafibranor und GFT1007 beträgt 99,7 % und erfolgt hauptsächlich an Serumalbumin. Das mittlere scheinbare Verteilungsvolumen wird mit etwa 68 l/kg Körpergewicht angegeben.

Metabolismus: Elafibranor unterliegt einer raschen hydrolytischen Biotransformation zu seinem aktiven Metaboliten GFT1007. An der Metabolisierung ist in erster Linie die 15-Ketoprostaglandin-13-Δ-Reduktase beteiligt. Weiterhin entstehen pharmakologisch inaktive Glucuronid-Konjugate.

Exkretion: Elafibranor und GFT1007 werden mit einem Dosisanteil von etwa 77 % überwiegend mit den Fäzes ausgeschieden. Ungefähr 19 % der eingenommenen Menge erscheinen im Urin, vor allem als Glucuronid-Konjugate. Die Eliminationshalbwertszeit für Elafibranor beträgt etwa 68 Stunden, die des aktiven Metaboliten liegt bei 15 Stunden.

Zulassungsrelevante Studien

Die Zulassung von Elafibranor beruht auf der 2:1-randomisierten, doppelblinden, placebokontrollierten Phase-III-Studie ELATIVE, an der 161 Erwachsene mit primär biliärer Cholangitis teilnahmen [2]. Etwa 95 % der Patienten hatten UDCA ohne ausreichenden Erfolg über mindestens ein Jahr eingenommen und setzten die Einnahme während der Studie in Kombination mit Elafibranor oder Placebo fort. Die verbleibenden Teilnehmer hatten die Einnahme von UDCA im Vorfeld aufgrund von inakzeptablen Nebenwirkungen abgebrochen und wurden im Studienverlauf mit Elafibranor oder Placebo allein behandelt. Primärer Wirksamkeitsendpunkt war der Anteil an Patienten mit biochemischem Ansprechen, deren Alkalische-Phosphatase- und Bilirubin-Werte als Marker für Hepatotoxizität auf einen als akzeptabel erachteten Wert gesunken waren. Der Alkalische-Phosphatase-Blutspiegel musste hierbei nach einem Therapiejahr um mindestens 15 % und unterhalb des 1,67-fachen oberen Grenzwerts abgefallen sein. Elafibranor erwies sich der Placebogabe überlegen. In der Verum-Gruppe wurde der geforderte Endpunkt nach einem Jahr von 51 % der Teilnehmer (55 von 108 Patienten) erreicht, im Vergleich zu 4 % (2 von 53 Patienten) im Placebo-Arm, entsprechend einer signifikanten Überlegenheit von Elafibranor ($p < 0{,}001$). Unter dem PPAR-α/δ-Agonisten wurde nach 52 Wochen bei 15 % der Teilnehmer eine vollständige Normalisierung der Alkalische-

Phosphatase-Werte festgestellt. In der Placebo-Gruppe war dies bei keinem der Patienten der Fall (p = 0,002). Bezüglich der Besserung eines zu Studienbeginn vorliegenden mäßiggradigen bis schweren Pruritus konnte kein signifikanter Unterschied zwischen beiden Behandlungsarmen nachgewiesen werden, allerdings schnitt Elafibranor tendenziell etwas besser ab. In der Verum-Gruppe kam es häufiger zu Nebenwirkungen wie Abdominalschmerzen, Diarrhö, Übelkeit und Erbrechen.

Wirtschaftliche Aspekte

Die Therapiekosten für Elafibranor liegen etwas höher als die für das weitere PBC-Zweitlinien-Therapeutikum Obeticholsäure.

Therapeutische Relevanz

Eine primär biliäre Cholangitis ist eine chronische cholestatische Lebererkrankung, die in etwa 90 % der Fälle bei Frauen auftritt. In Deutschland gehört sie zu den häufigsten Gründen für eine Lebertransplantation. Bislang steht als einzige, uneingeschränkt zugelassene Therapieoption dieser selten auftretenden Autoimmunerkrankung die Behandlung mit Ursodeoxycholsäure (UDCA) zur Verfügung. Allerdings spricht mehr als die Hälfte der Patienten nicht ausreichend auf dieses Therapeutikum an oder verträgt UDCA nicht. Ohne Behandlung kommt es jedoch innerhalb von etwa 10 bis 15 Jahren zu einer schweren Leberzirrhose und in der Folge zum Tod durch Leberversagen. Als weitere Möglichkeit wurde 2016 Obeticholsäure, ein selektiver Agonist des Farnesoid-X-Rezeptors, als Zweitlinien-Therapeutikum unter der Auflage vorläufig zugelassen, dass weitere Unterlagen zur Bestätigung des therapeutischen Nutzens nachgereicht werden müssen. Die Substanz hemmt die De-novo-Synthese von Gallensäuren und begünstigt deren Abbau bzw. den Auswärtstransport aus den Hepatozyten. Da neuere klinische Langzeitstudien allerdings keinen Benefit durch Obeticholsäure nachweisen konnten, empfahl die EMA im Juni 2024, der Substanz die Marktzulassung zu entziehen. In der Phase-IV-Studie COBALT war keine signifikante Verbesserung der Lebenserwartung und auch keine Vermeidung von Lebertransplantationen durch den Farnesoid-X-Rezeptor-Agonisten feststellbar. Zudem muss davon ausgegangen werden, dass sich der erkrankungsassoziierte Juckreiz unter Obeticholsäure-Therapie eher verschlimmert oder wieder neu auftaucht. Die Europäische Kommission folgte daher letztlich der EMA-Empfehlung und gab im November 2024 den Widerruf der bedingten Marktzulassung des zugehörigen Präparats Ocaliva® bekannt. Die im September 2024 erfolgte Zulassung des neuen Zweitlinien-Therapeutikums Elafibranor kam daher durchaus gelegen. Der duale Peroxisom-Proliferator-aktivierter Rezeptor(PPAR)-α/δ-Agonist weist einen innovativen Wirkmechanismus auf und kann wie Obeticholsäure eingesetzt werden, wenn die Standardbehandlung mit UDCA nicht genügend wirkt oder unverträglich ist. In der placebokontrollierten Zulassungsstudie wurde in der Elafibranor-Gruppe mit 51 vs. 4 % ein signifikant besseres Ansprechen bezüglich der Leberfunktions-Werte erreicht. Hinsichtlich der Juckreiz-Kontrolle war gegenüber Placebo ein statistisch nicht signifikanter Trend zugunsten von Elafibranor feststellbar. Der neue Wirkstoff muss sich allerdings weiterhin beweisen. In einer über sieben Jahre laufenden Langzeitstudie ist laut EU-Zulassung zu klären, ob durch Elafibranor eine Verlangsamung der Erkrankungsprogression möglich ist.

Literatur

[1] Fachinformation zu Iqirvo®, Stand September 2024

[2] Kowdley KV, Bowlus CL, Levy C, Akarca US et al. Efficacy and safety of elafibranor in primary biliary cholangitis. N Engl J Med 390(9): 795–805, 2024

[3] EPAR summary for the public. Iqirvo® Elafibranor. EMA/358353/2024; European Medicines Agency; https://www.ema.europa.eu

10 Elranatamab

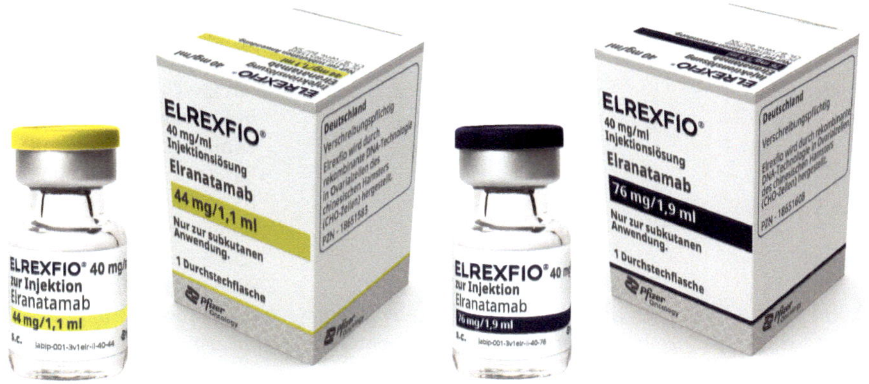

Steckbrief

ATC-Code: L01FX32

Name: Elranatamab (Elrexfio®)

Indikation: erwachsene Patienten mit dreifach vorbehandeltem rezidiviertem oder refraktärem multiplem Myelom

Wirkmechanismus: BCMA/CD3-Antikörper

Stoffklasse: monoklonale Antikörper und Antikörper-Wirkstoff-Konjugate

Zulassungsinhaber: Pfizer Europe MA EEIG, Boulevard de la Plaine 17, 1050 Brüssel, Belgien

Hersteller/Endfreigabe: Pfizer Service Company BV, Hoge Wei 10, B-1930, Zaventem, Belgien

Kontaktadresse in Deutschland: Pfizer Pharma GmbH, Friedrichstraße 110, 10117 Berlin

Darreichungsformen: Injektionslösung

Packungsgrößen, Preis und PZN: eine Durchstechflasche mit 44 mg Elratanamab, 4607,79 Euro, PZN 18651583; eine Durchstechflasche mit 76 mg Elratanamab, 7916,99 Euro, PZN 18651608

Zusammensetzung: 40 mg/ml Elratanamab

Sonstige Bestandteile: Dinatriumedetat, L-Histidin, L-Histidinhydrochlorid-Monohydrat, Polysorbat 80, Saccharose, Wasser für Injektionszwecke

Zulassungsnummer: EU/1/23/1770/001, EU/1/23/1770/002

Datum der Markteinführung: 15. Januar 2024

Besondere Lager- und Aufbewahrungshinweise: im Originalkarton im Kühlschrank lagern (2 bis 8 °C), nicht einfrieren

Dauer der Haltbarkeit: zwei Jahre

Die chemische und physikalische Anbruchstabilität wurde für 24 Stunden bei 30 °C nachgewiesen, aus mikrobiologischen Gründen sollte das Arzneimittel jedoch sofort verwendet werden.

Verschreibungsstatus: verschreibungspflichtig

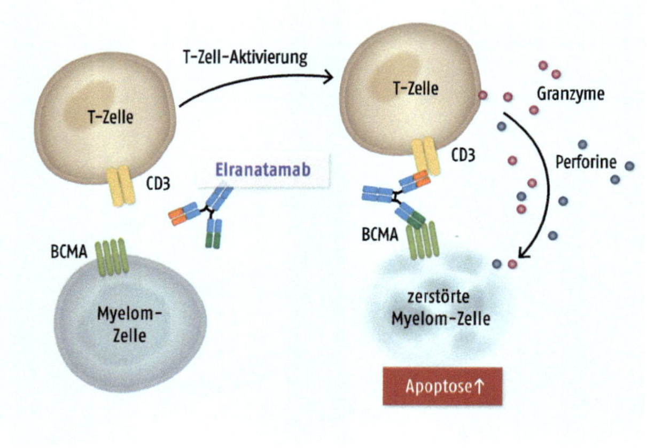

Abb. 10.1 Elranatamab ist ein bispezifischer IgG-Antikörper, der sowohl gegen das B-Zell-Reifungsantigen (BCMA) auf Zellen des multiplen Myeloms als auch das Protein CD3 auf der Oberfläche von polyklonalen T-Zellen gerichtet ist. Über die beiden Antikörperarme kommt es zu einer Verlinkung von T- und malignen B-Zellen und somit zur Bildung einer immunologischen Synapse. Als Folge wird die zytotoxische T-Zell-Wirkung auf die Myelom-Zellen umgeleitet. Durch Freisetzung von Perforinen und Granzymen aus den aktivierten T-Zellen wird bei den Tumorzellen Apoptose ausgelöst.

Indikationen

Monotherapeutikum zur Behandlung erwachsener Patienten mit rezidiviertem und refraktärem multiplem Myelom, die zuvor bereits mindestens drei Therapien erhalten haben, darunter einen immunmodulatorischen Wirkstoff, einen Proteasom-Inhibitor und einen CD38-Antikörper, die während der letzten Therapie eine Krankheitsprogression gezeigt haben.

Wirkungen und Wirkungsmechanismus

Beim multiplen Myelom, einer malignen Erkrankung des Knochenmarks, verdrängen entartete Plasmazellen blutbildende Zellen und produzieren funktionslose Antikörper. Diese verursachen Schäden an Immunsystem, Nieren und Knochen, die letztlich zum Tod führen können. Der bispezifische Antikörper Elranatamab bindet hochspezifisch an das B-Zell-Reifungsantigen (B Cell Maturation Antigen, BCMA), das auf Zellen des multiplen Myeloms, B-Zellen und Plasmazellen im Spätstadium exprimiert wird. Die zweite Bindungsdomäne von Elranatamab ist gegen das Oberflächenprotein CD3 auf T-Zellen gerichtet. Durch die Verbindung der drei Elemente – Myelomzellen, Elranatamab und polyklonale T-Zellen – nähern sich die zytotoxischen T-Zellen den malignen B-Zellen an und es bildet sich eine immunologische Synapse. Unabhängig von der ursprünglichen T-Zell-Spezifität und ohne Beteiligung des Haupthistokompatibilitätskomplexes auf Antigen-präsentierenden Zellen werden die gebundenen T-Zellen aktiviert und deren zytotoxische Wirkung unmittelbar auf BCMA-positive B-Zellen umgeleitet. Es kommt zur Freisetzung von Perforinen und Granzymen. Die zytolytisch wirkenden Perforine erzeugen Poren in der Membran von Zielzellen, durch welche die Serinproteasen Granzyme eindringen und Apoptose auslösen. Auf diese Weise ist über die T-Zell-Aktivierung eine gezielte Zerstörung von BCMA-positiven Tumorzellen des multiplen Myeloms möglich.

Dosierung, Art und Dauer der Anwendung

Zur Vermeidung eines Zytokin-Freisetzungs-Syndroms sollten die Patienten insbesondere vor den ersten drei subkutanen Injektionen von Elranatamab eine Prämedikation aus Corticosteroiden, Antihistaminika oder Antipyretika erhalten. Zudem muss die Elranatamab-Therapie zur Vorbeugung eines Zytokin-Freisetzungs-Syndroms und eines Immuneffektorzell-assoziierten Neurotoxizitäts-Syndroms (ICANS) unter 48-stündiger Überwachung mit langsam steigender Dosis eingeleitet werden (Step-up-Dosierungsschema). Die Injektionen in Bauch oder Oberschenkel beginnen mit 12 mg an Tag eins und 32 mg an Tag vier. Von Woche zwei bis 24 werden wöchentlich 76 mg appliziert. Im weiteren Verlauf findet bei Ansprechen auf die Therapie nur noch alle zwei Wochen eine Gabe von jeweils 76 mg statt. Beim Auftreten von Toxizitäten ist ein zeitweiser oder dauerhafter Abbruch der Elranatamab-Therapie angeraten. Eine Dosisreduktion wird ausdrücklich nicht empfohlen. Die Behandlung sollte so lange fortgeführt werden, bis es zu einer Erkrankungsprogression oder zu inakzeptabler Toxizität kommt.

Erwachsene: nach Auftitration alle ein oder zwei Wochen 76 mg Elranatamab subkutan

Kinder und Jugendliche: Bei Kindern und Jugendlichen stellt das multiple Myelom kein relevantes Anwendungsgebiet dar.

Ältere Patienten: Bei älteren Patienten sind keine Dosisanpassungen erforderlich.

Patienten mit Leber- oder Niereninsuffizienz: Bei Patienten mit leichter oder mäßiger Nieren- oder leichter Leberinsuffizienz sind keine Dosisreduktionen notwendig. Für Behandelte mit schwererer Funktionseinschränkung liegen keine Erfahrungen vor.

DDD: 5,43 mg parenteral

Gegenanzeigen, Kontraindikationen

Bei Überempfindlichkeit gegen Elranatamab besteht eine Kontraindikation. Zudem sollte die Behandlung bei Patienten mit aktiver Infektion und bei Vorliegen einer Schwangerschaft nicht eingeleitet werden.

Nebenwirkungen

Während der Anwendung von Elranatamab kommt es sehr häufig zu Pneumonien, Sepsis, Infektionen der oberen Atemwege und der Harnwege, zu teilweise febriler Neutropenie, Anämie, Thrombozytopenie, Lymphopenie, Leukopenie, Zytokin-Freisetzungs-Syndromen, Hypogammaglobulinämie, vermindertem Appetit, Hypokaliämie, peripheren Neuropathien, Kopfschmerzen, Dyspnoe, Diarrhö, Übelkeit, Hautausschlägen, trockener Haut, Arthralgie, Reaktionen an der Injektionsstelle, Fieber, Fatigue sowie zu erhöhten Transaminase-Werten.

Wechselwirkungen

Aufgrund der Struktur und der Eliminationswege des Antikörpers Elranatamab sind weder pharmakokinetische noch relevante pharmakodynamische Interaktionen mit anderen Arzneistoffen zu erwarten. Aus diesem Grund wurde bislang auf die Durchführung von Untersuchungen zur Erfassung von Wechselwirkungen verzichtet. Allerdings muss in den ersten zwei Wochen der Elranatamab-Therapie mit einer verstärkten Zytokin-Freisetzung gerechnet werden, die möglicherweise zu einer verringerten Expression von CYP450-Isoenzymen führt. Während dieses Intervalls darf der kombinierte Einsatz von CYP450-Substraten mit geringer therapeutischer Breite (z. B. Vitamin-K-Antagonisten, Carbamazepin, Ciclosporin oder Theophyllin) nur mit großer Vorsicht erfolgen. Gegebenenfalls kann eine Dosisanpassung erforderlich sein.

Warnhinweise und Vorsichtsmaßnahmen

Während und nach der Applikation von Elranatamab besteht die Gefahr von schwerwiegenden bis hin zu lebensbedrohlichen Zytokin-Freisetzungs-Syndromen. Mögliche Anzeichen sind Fieber, Hypoxie, Schüttelfrost, Hypotonie, Tachykardie, Kopfschmerzen und erhöhte Leberenzym-Werte. Bei fehlender effektiver Behandlung können sich kardiale Dysfunktionen, akute Atemnot-Syndrome, eine disseminierte intravasale Gerinnung sowie Neuro-, Nephro- und Hepatotoxizität entwickeln. Die Patienten müssen daher im Rahmen des Step-up-Dosierungsschemas oder bei bereits zuvor eingetretenem Zytokin-Freisetzungs-Syndrom in einem Zeitraum von 48 Stunden nach jeder Anwendung überwacht werden. Sie sind zudem anzuweisen, zumindest während der Phase der ersten Applikationen von Elranatamab in der Nähe einer medizinischen Einrichtung zu bleiben. Gegebenenfalls ist unterstützend zu behandeln und die Therapie mit dem Antikörper bis zum Abklingen der Nebenwirkungen auszusetzen oder in schweren Fällen dauerhaft zu beenden. Auch auf potenziell lebensbedrohliche neurologische Toxizitäten, einschließlich eines Immuneffektorzell-assoziierten Neurotoxizitäts-Syndroms (ICANS) ist nach Anwendung von Elranatamab zu achten, da möglicherweise eine umgehende intensivmedizinische Behandlung und ein zeitweises oder dauerhaftes Absetzen der Antikörper-Therapie erforderlich werden können. Mit entsprechenden bewusstseinstrübenden Reaktionen ist insbesondere in den ersten Behandlungstagen zu rechnen. Zur Sicherheit sollten die Patienten darauf hingewiesen werden, während des Step-up-Dosierungsschemas und in den 48 Stunden nach dessen Beendigung sowie beim erstmaligen Auftreten neurologischer Symptome kein Fahrzeug zu führen und keine schweren Maschinen zu bedienen. Die Anwendung von Elranatamab ist aufgrund seiner myelosuppressiven Wirkung mit schwerwiegenden, teilweise tödlich verlaufenden Infektionen wie Pneumonie, Sepsis oder progressiven multifokalen Leukenzephalopathien sowie mit Virusreaktivierungen assoziiert. Bei Patienten mit bereits bestehender Immunsuppression, rezidivierenden oder chronischen Infektionen in der Anamnese sowie Grunderkrankungen, die für Infektionen prädisponieren, ist daher besondere Vorsicht geboten. Vor Beginn der Elranatamab-Behandlung kann eine antivirale Prophylaxe zur Prävention einer Herpes-zoster-Virusreaktivierung in Betracht gezogen werden. Im Falle einer Infektion, Reaktivierung oder einer febrilen Neutropenie ist umgehend gemäß den aktuellen Richtlinien zu behandeln. Ein zeitweises Absetzen der Elranatamab-Therapie kann erforderlich sein. Während der Behandlung mit Elranatamab ist eine Überwachung der Immunglobulin-Spiegel angeraten, da mit Hypogammaglobulinämien gerechnet werden muss. Bei Betroffenen sind Infektionsschutzmaßnahmen, eine antibiotische und/oder antivirale Prophylaxe sowie eine Immunglobulin-Ersatztherapie empfohlen. Zur Sicherheit und Wirksamkeit einer gleichzeitigen Immunisierung mit attenuierten und nichtattenuierten Lebendimpfstoffen liegen keine Daten vor. Möglicherweise ist die angestrebte Immunantwort unter Elranatamab beeinträchtigt. Daher wird im Zeitraum von vier Wochen vor und bis zu vier Wochen nach der Antikörpertherapie von einer solchen Impfung abgeraten.

Schwangerschaft und Stillzeit

Schwangerschaft: Die Anwendung von Elranatamab wird bei schwangeren Frauen und nicht verhütenden Patientinnen im gebärfähigen Alter nicht empfohlen. Es liegen keine klinischen und präklinischen Daten vor. Allerdings ist bekannt, dass Immunglobuline nach dem ersten Trimenon die Plazentaschranke überwinden, sodass beim Fötus mit hoher Wahrscheinlichkeit eine Hypogammaglobulinämie ausgelöst wird. Frauen im gebärfähigen Alter müssen daher während und bis zu sechs Monate nach Ende der Elranatamab-Therapie eine zuverlässige Kontrazeptionsmethode anwenden.

Stillzeit: Es ist nicht bekannt, ob Elranatamab in die Muttermilch übergeht oder Auswirkungen auf die Milchproduktion aufweist. Bekanntermaßen sind jedoch IgG-Antikörper vor allem in der ersten Zeit nach der Geburt in der Muttermilch nachweisbar. Daher sollte das Stillen während und bis zu mindestens sechs Monate nach Absetzen der Elranatamab-Behandlung unterbleiben.

Fertilität: Aktuell liegen keine präklinischen und klinischen Erkenntnisse zur Beeinflussung der Fertilität durch Elranatamab vor.

Pharmakokinetik

Resorption: Nach subkutaner Anwendung von Elranatamab werden innerhalb von drei bis sieben Tagen maximale Plasmaspiegel gemessen. Die Bioverfügbarkeit liegt im Bereich von 56 %.

Proteinbindung, Verteilung: Das Verteilungsvolumen wird mit fünf bis acht Litern angegeben. Abgesehen von der Bindung an BCMA und CD3 findet keine Proteinbindung statt.

Metabolismus: Elranatamab unterliegt dem physiologischen Protein-Katabolismus zu kleineren Peptiden und einzelnen Aminosäuren, die in den Nährstoffpool übergehen.

Exkretion: Die mittlere Eliminationshalbwertszeit beträgt 22 Tage.

Zulassungsrelevante Studien

Die (bedingte) Zulassung von Elranatamab durch die Europäische Kommission beruht auf der aktuell weiterlaufenden, offenen Phase-II-Studie MagnetisMM-3 mit 123 Myelom-Patienten [2]. Die Teilnehmer waren stark vorbehandelt und hatten auf mindestens drei Myelom-Therapeutika (Medianwert: fünf), einschließlich einem Proteasom-Inhibitor (z. B. Bortezomib), einem Immunmodulator (Lenalidomid) oder einem monoklonalen CD38-Antikörper (z. B. Daratumumab) nicht (mehr) angesprochen. Etwa 68 % der Patienten hatten zuvor eine autologe und 6 % eine allogene Stammzelltransplantation erhalten. Ein gegen BCMA gerichtetes Therapieschema war bei dieser Kohorte noch nicht zum Einsatz gekommen. Nach Step-up-Dosierung erhielten die Patienten einmal wöchentlich 76 mg Elranatamab. Nach 24 Wochen wurde bei Patienten mit vollständigem oder teilweisem Ansprechen auf die Therapie auf die Gabe von 76 mg alle zwei Wochen umgestellt. Im Verlauf einer medianen Beobachtungszeit von etwa 15 Monaten zeigten 61 % der Teilnehmer (75 von 123) ein Ansprechen auf die Studienmedikation, bei 36 % (44 von 123) wurde sogar eine vollständige Response erreicht. Bei den 75 Respondern lagen die Ansprechraten nach sechs, neun, zwölf und 15 Monaten bei 89, 81, 74 und 71 %. Die Endpunkte mediane Dauer des Ansprechens, progressionsfreie Überlebenszeit und

Gesamtüberlebenszeit konnten zum Analysezeitpunkt noch nicht ermittelt werden. Etwa 58 % der Patienten entwickelten ein Zytokin-Freisetzungs-Syndrom und 49 % eine Neutropenie bzw. Anämie. Bei 70 % der Studienteilnehmer wurden Infektionserkrankungen gemeldet. Schwerwiegende Ereignisse vom Grad drei oder vier traten bei der etwas weniger belastenden Anwendung alle zwei Wochen mit 47 vs. 59 % seltener als unter wöchentlicher Applikation auf.

Wirtschaftliche Aspekte

Die durch Elranatamab entstehenden Behandlungskosten im Bereich von 4000 bis 8000 Euro pro Woche erscheinen auf den ersten Blick im Vergleich zu den etwa 300 000 bis 500 000 Euro, die für ein CAR-T-Zell-Präparat wie Ciltacabtagen Autoleucel anfallen, zunächst niedriger. Allerdings müssen die CAR-T-Zellen möglicherweise nur einmalig angewendet werden und erzielen nach derzeitigem Kenntnisstand bessere Ansprechraten. Das zuerst dagewesene Teclistamab ist mit 5000 bis 10 000 Euro pro Woche geringfügig teurer als das Analogpräparat Elranatamab.

Therapeutische Relevanz

Im Jahr 2020 wurde bei mehr als 50 000 Menschen in Europa ein multiples Myelom diagnostiziert, mehr als 30 000 Todesfälle wurden gemeldet. Aufgrund ihrer extrem schlechten Prognose besteht für Patienten mit rezidiviertem oder refraktärem multiplem Myelom ein dringender Bedarf an wirksamen und dabei akzeptabel verträglichen Behandlungsoptionen. Der neue bispezifische Antikörper Elranatamab bietet für die Betroffenen zwar eine zusätzliche Therapiemöglichkeit, der erreichte therapeutische Fortschritt hält sich jedoch in Grenzen. Weder das Wirkprinzip mit spezifischer Bindung an das für Myelom-Zellen charakteristische B-Zell-Reifungsantigen (BCMA) noch die Bildung einer immunologischen Synapse mit polyklonalen T-Zellen gelten als innovativ. Abgesehen von dem 2023 eingeführten Wirkstoff Teclistamab mit identischem Wirkmechanismus wie Elranatamab ist auch Belantamab-Mafodotin seit 2020 für stark vorbehandelte Myelom-Patienten zugelassen. Hierbei handelt es sich um ein Konjugat aus einem BCMA-Antikörper und einer zytotoxischen Substanz, die gezielt in den malignen Zellen freigesetzt wird. Die Resultate der Zulassungsstudien favorisieren zumindest im indirekten Vergleich Elranatamab und Teclistamab gegenüber Belantamab-Mafodotin. Bei den beiden neueren Wirkstoffen sprachen gleichermaßen fast zwei Drittel der dreifach vorbehandelten Patienten auf die Medikation an, 35 bis 40 % erreichten sogar eine vollständige Response mit vollständigem Verschwinden der Tumorzeichen. Unter Belantamab-Mafodotin zeigte lediglich ein Drittel der Behandelten ein Ansprechen, bei 7 % war die Response vollständig. Leider liegen keine direkt vergleichenden Untersuchungen mit Elranatamab und Teclistamab vor, um einem der Wirkstoffe den Vorzug einzuräumen. Stärkere Elranatamab-Konkurrenten für praktisch austherapierte Myelom-Patienten sind jedoch ohnehin die normalerweise nur einmalig angewandten CAR-T-Zell-Präparate Idecabtagen Vicleucel oder Ciltacabtagen Autoleucel. Diese individuell für jeden Patienten hergestellten, sehr teuren Wirkstoffe besitzen ebenfalls BCMA als Target. Ciltacabtagen Autoleucel erreichte als CAR-T-Zell-Therapeutikum der zweiten Generation in klinischen Studien die besten Erfolge. Eineinhalb Jahre nach Applikation wurde bei 98 % und damit fast allen Behandelten ein gutes Ansprechen festgestellt, bei 80 % der Patienten konnte eine vollständige Response erreicht werden. Ein gewisser Vorteil von Elranatamab und Teclistamab gegenüber Ciltacabtagen Autoleucel liegt in der Tatsache begründet, dass die bispezifischen Antikörper unmittelbar zur Verfügung stehen und nicht wie die CAR-T-Zellen langwierig hergestellt werden müssen. Möglicherweise können Elranatamab oder Teclistamab auch genutzt werden, um die Zeit bis zur Bereitstellung von Ciltacabtagen Autoleucel zu überbrücken.

Literatur

[1] Fachinformation zu Elrexfio®, Stand Dezember 2023

[2] Lesokhin AM, Tomasson MH, Arnulf B, Bahlis NJ et al. Elranatamab in relapsed or refractory multiple myeloma: phase 2 MagnetisMM-3 trial results. Nat Med 29(9): 2259–2267, 2023

[3] Drugdex® System. Truven Health Analytics. Elranatamab-bcmm, Abruf 22. Januar 2024

[4] EPAR summary for the public. Elrexfio® Elranatamab. EMA/554276/2023; European Medicines Agency; https://www.ema.europa.eu

11 Etrasimod

Steckbrief

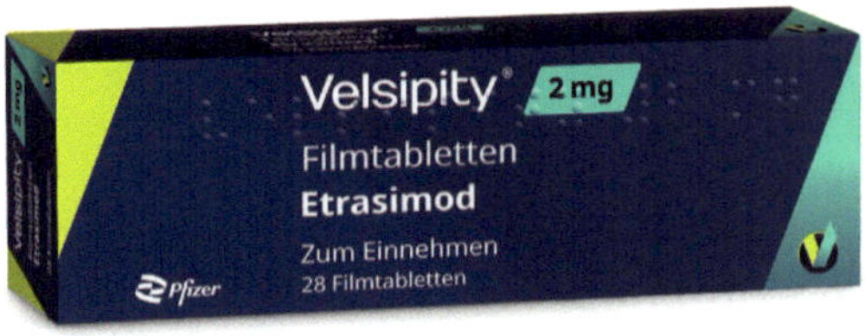

ATC-Code: L04AE05
Name: Etrasimod (Velsipity®)
Indikation: mittelschwere bis schwere aktive Colitis ulcerosa bei Patienten ab 16 Jahren
Wirkmechanismus: Sphingosin-1-Phosphat(S1P)-Rezeptor-Modulation
Stoffklasse: Immunsuppressiva, selektive Immunsuppressiva
Zulassungsinhaber: Pfizer Europe MA EEIG, Boulevard de la Plaine 17, 1050 Brüssel, Belgien
Hersteller/Endfreigabe: Almac Pharma Services (Irland) Limited, Finnabair Industrial Estate, Dundalk, A91 P9KD, Irland
Almac Pharma Services Limited, Seagoe Industrial Estate, Portadown, Craigavon, BT63 5UA, Vereinigtes Königreich
Kontaktadresse in Deutschland: Pfizer Pharma GmbH, Friedrichstr. 110, 10117 Berlin
Darreichungsformen: Filmtabletten
Packungsgrößen, Preis und PZN: 28 Filmtabletten, 1227,28 Euro, PZN 18683347; 98 Filmtabletten, 4183,54 Euro, PZN 18683376
Zusammensetzung: 2 mg Etrasimod, als Etrasimod-Arginin
Sonstige Bestandteile: Magnesiumstearat (E470b), Mannitol (E421), mikrokristalline Cellulose (E460i), Natriumstärkeglykolat (Typ A), Brillantblau-FCF-Aluminiumsalz (E133), Indigocarmin-Aluminiumsalz (E132), Tartrazin-Aluminiumsalz (E102), Macrogol 4000 (E1521), Poly(vinylalkohol) (E1203), Talkum (E553b), Titandioxid (E171)
Zulassungsnummer: EU/1/23/1790/001, EU/1/23/1790/002, EU/1/23/1790/003
Datum der Markteinführung: 15. April 2024
Besondere Lager- und Aufbewahrungshinweise: vor Feuchtigkeit geschützt in der Originalverpackung aufbewahren
Dauer der Haltbarkeit: drei Jahre
Verschreibungsstatus: verschreibungspflichtig
Chemische Struktur:

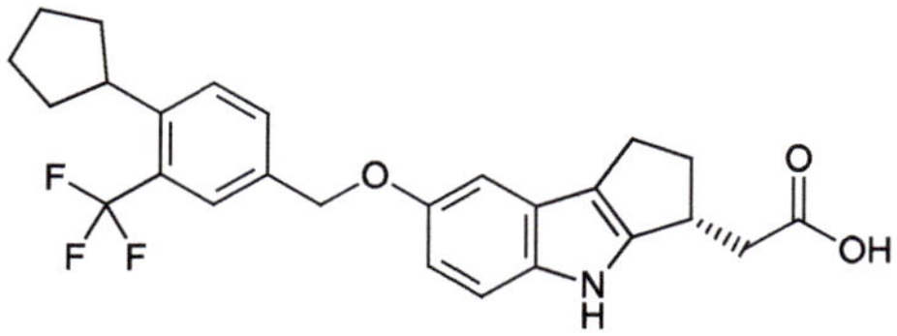

Indikationen

Behandlung von Patienten ab 16 Jahren mit mittelschwerer bis schwerer aktiver Colitis ulcerosa, die auf eine konventionelle Therapie oder ein Biologikum unzureichend oder gar nicht angesprochen haben oder diese nicht vertragen.

Wirkungen und Wirkungsmechanismus

Die Pathogenese der Colitis ulcerosa beruht unter anderem auf einer durch aktivierte T-Lymphozyten vermittelten Entzündungsreaktion der Kolonschleimhaut. Es kommt zur Bildung von Entzündungsmediatoren und damit zur lokalen Gewebeschädigung mit Ulzerationen und Blutungen. Die Rezeptor-Subtypen 1, 4 und 5 ($S1PR_{1/4/5}$) des Signalmoleküls Sphingosin-1-phosphat sind an der Regulierung des Immunsystems beteiligt, indem sie die Ausschüttung und Migration von Immunzellen beeinflussen. Der Wirkstoff Etrasimod bindet als Antagonist an diese drei entzündungsauslösenden S1PR-Subtypen. Die Aktivität an $S1PR_3$ ist dagegen minimal, mit $S1PR_2$ findet keine Interaktion statt. Etrasimod blockiert partiell und reversibel die Austrittsfähigkeit der Lymphozyten aus den lymphatischen Organen. Als Folge wird die Anzahl der Lymphozyten im peripheren Blut und damit die Zahl der aktivierten Lymphozyten im Gewebe reduziert, sodass Entzündungsreaktionen abgemildert werden. Dabei sind die an der Pathogenese der Colitis ulcerosa beteiligten Zellen der adaptiven Immunantwort verstärkt supprimiert, während Etrasimod die angeborene Immunreaktion offenbar weniger beeinträchtigt.

Dosierung, Art und Dauer der Anwendung

Etrasimod wird normalerweise in einer Dosis von einmal täglich 2 mg unabhängig von den Mahlzeiten peroral appliziert. Lediglich zu Therapiebeginn oder nach einer Unter-

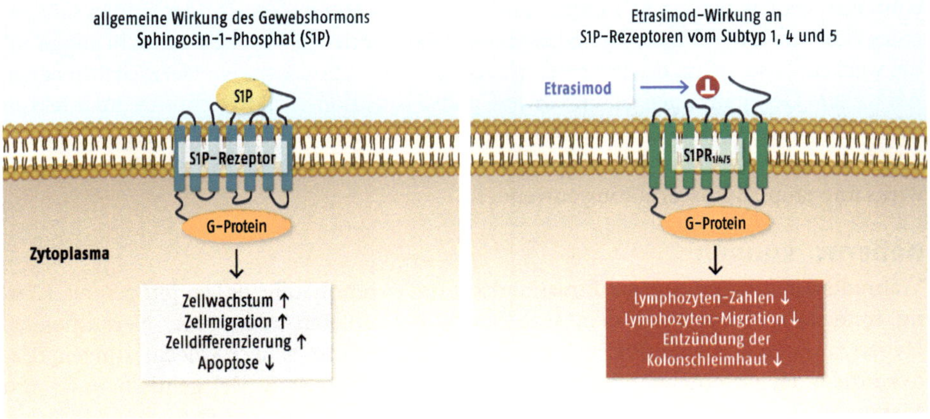

Abb. 11.1 Das Gewebshormon Sphingosin-1-Phosphat (S1P) steigert durch Bindung an die zugehörigen G-Protein-gekoppelten Rezeptoren S1PR Zellwachstum, Zellmigration sowie Zelldifferenzierung und fungiert als Apoptosehemmstoff (**links**). Die Rezeptorsubtypen $S1PR_1$, $S1PR_4$ und $S1PR_5$ sind an der Regulierung des Immunsystems beteiligt. $S1PR_1$ ist auf T-Lymphozyten vorzufinden, $S1PR_4$ wird u. a. im lymphatischen Gewebe exprimiert und spielt eine wesentliche Rolle bei der Lymphozyten-Signalgebung. $S1PR_5$ wird beispielsweise in Zellen der Milz exprimiert, wo er den Austritt natürlicher Killerzellen ins Blut steuert. Als $S1PR_{1/4/5}$-Antagonist verhindert Etrasimod, dass entzündungsfördernde Lymphozyten aus den Lymphknoten austreten und in die Kolonschleimhaut gelangen (**rechts**), wodurch die Symptomatik bei Colitis-ulcerosa-Patienten begrenzt wird.

brechung der Behandlung für sieben oder mehr aufeinanderfolgende Tage sollten die ersten drei Dosen mit Nahrung eingenommen werden. Auf diese Weise ist es möglich, Etrasimod-assoziierte, vorübergehende Bradykardien abzuschwächen. Versäumte Applikationen sollten nicht nachgeholt werden.

Erwachsene: einmal täglich 2 mg Etrasimod

Kinder und Jugendliche: Jugendliche ab 16 Jahren erhalten dieselbe Dosis wie Erwachsene. Dennoch ist wegen begrenzter Daten Vorsicht geboten, insbesondere bei Personen mit einem Körpergewicht unter 40 kg. Sicherheit und Wirksamkeit von Etrasimod bei Kindern und Jugendlichen unter 16 Jahren sind noch nicht erwiesen.

Ältere Patienten: Bei Patienten über 65 Jahren ist keine Dosisanpassung erforderlich. Wegen eines potenziell erhöhten Nebenwirkungs-Risikos ist allerdings Vorsicht geboten.

Patienten mit Leber- oder Niereninsuffizienz: Bei Patienten mit Nieren- oder leichter bis mäßiggradiger Leberinsuffizienz besteht keine Notwendigkeit einer Dosisreduktion. Etrasimod sollte jedoch bei schwerer Einschränkung der Leberfunktion nicht angewendet werden.

DDD: 2 mg peroral

Gegenanzeigen, Kontraindikationen

Bei Überempfindlichkeit gegen Etrasimod, Immunschwäche, Patienten, die in den letzten sechs Monaten einen Myokardinfarkt, eine instabile Angina pectoris, einen Schlaganfall, eine transitorische ischämische Attacke (TIA), eine dekompensierte Herzinsuffizienz mit stationärer Behandlung oder eine Herzinsuffizienz der NYHA-Klasse III/IV erlitten haben, besteht eine Kontraindikation. Auch bei Patienten mit Anamnese oder Vorliegen eines atrioventrikulären (AV) Blocks zweiten Grades Mobitz-Typ II oder dritten Grades, eines Sick-Sinus-Syndroms oder eines sinoatrialen Blocks darf Etrasimod nicht angewendet werden, es sei denn, die Patienten tragen einen funktionierenden Herzschrittmacher. Als weitere Gegenanzeigen gelten schwere aktive Infektionen, aktive chronische Infektionen wie Hepatitis oder Tuberkulose, aktive Malignome, schwere Leberfunktionseinschränkungen sowie eine Schwangerschaft oder Frauen im gebärfähigen Alter, die keine wirksame Empfängnisverhütung anwenden.

Nebenwirkungen

Während der Anwendung von Etrasimod kommt es sehr häufig zu Lymphopenien. Häufig treten Harnwegsinfektionen, Infektionen der unteren Atemwege, Neutropenien, Hypercholesterolämien, Kopfschmerzen, Schwindelgefühle, Sehverschlechterungen, Bradykardien, Hypertonie und erhöhte Leberenzym-Werte auf. Gelegentlich muss mit Makulaödemen oder einem atrioventrikulären Block gerechnet werden.

Wechselwirkungen

Die kombinierte Anwendung mäßiger bis starker Inhibitoren der Biotransformationsenzyme CYP2C8, CYP2C9 und CYP3A4 wie Azol-Antimykotika, Makrolid-Antibiotika oder Grapefruit wird wegen potenziell verstärkter Wirkungen und Toxizität von Etrasimod nicht empfohlen. Besondere Vorsicht ist bei Patienten mit zusätzlich verlangsamter CYP2C9-Metabolisierung geboten. Induktoren von CYP2C8, CYP2C9 und CYP3A4 wie Rifampicin, Carbamazepin oder Johanniskraut-Extrakte führen dagegen zu einer beschleunigten Biotransformation von Etrasimod. Wegen der Gefahr eines Wirkverlusts sollte eine gleichzeitige Anwendung nach Möglichkeit unterbleiben. Zusammen mit Wirkstoffen, die wie β-Adrenozeptor- oder Calciumkanalblocker die Herzfrequenz senken oder die atrioventrikuläre Überleitung verzögern, muss durch Etrasimod verstärkt mit Bradykardien bis hin zu Torsades-de-pointes-Arrhythmien gerechnet werden. Zum gleichzeitigen Einsatz von QT-verlängernden Arzneimitteln wie Klasse-IA- oder -III-Antiarrhythmika sowie Makrolid-Antibiotika liegen keine Erfahrungen vor. Wegen der Gefahr schwerer Bradykardien oder Arrhythmien sollte in diesen Fällen ein Kardiologe hinzugezogen werden. Das immunsuppressiv wirkende Etrasimod darf mit anderen antineoplastischen, immunmodulierenden oder nicht-corticosteroidal-immunsuppressiven Therapien nur unter Überwachung zur Anwendung kommen. Es besteht das Risiko einer additiven Wirkung auf das Immunsystem. Während und bis zu zwei Wochen nach Absetzen von Etrasimod sind Impfungen möglicherweise weniger wirksam. Daher sollten diese vor Einleitung der Therapie entsprechend der aktuellen Empfehlungen aufgefrischt werden. Bei abgeschwächten und nicht-abgeschwächten Lebendimpfstoffen ist ein Abstand von vier Wochen bis zum Behandlungsbeginn einzuhalten, da anderenfalls mit entsprechenden Infektionen gerechnet werden muss.

Warnhinweise und Vorsichtsmaßnahmen

Insbesondere die initiale Etrasimod-Therapie ist mit kardialen Effekten wie Bradyarrhythmien assoziiert. Daher ist vor Behandlungsbeginn die Anfertigung eines EKGs angeraten, um vorbestehende Herzanomalien, soweit noch nicht bekannt, festzustellen. Ggf. ist bei der ersten Dosis eine engmaschige Überwachung angeraten und das kurzfristige Absetzen von ebenfalls Herzfrequenz-senkenden Begleitmedikationen zu erwägen. Besondere Vorsicht ist bei Patienten mit signifikanter QT-Verlängerung, Herzrhythmusstörungen unter Klasse-IA- oder -III-Antiarrhythmika, instabiler ischämischer Herzerkrankung, Herzstillstand in der Vorgeschichte, zerebrovaskulären Erkrankungen oder unbehandelter Hypertonie geboten. Ebenso sind Patienten mit symptomatischer Bradykardie, rezidivierender kardiogener Synkope, Myokardinfarkt, Herzinsuffizienz oder schwerer unbehandelter Schlafapnoe in der Vorgeschichte zu überwachen. Aufgrund der immunsuppressiven Wirkungen kann es unter Etrasimod-Anwendung zu verstärkten (opportunistischen) Infektionen oder malignen Erkrankungen, vor allem der Haut, kommen. Während der Behandlung muss daher ein effektiver Sonnenschutz angewendet werden. Neben einer Überwachung, beispielsweise auf Basalzellkarzinome oder andere dermale Neoplasien, empfiehlt sich eine regelmäßige Kontrolle des großen Blutbilds. Bei einer absoluten Lymphozytenzahl unter 0,2 × 109/l ist die Etrasimod-Behandlung zu unterbrechen, bis sich der Wert auf mindestens 0,5 × 109/l erholt hat. Bei Patienten mit einer aktiven Infektion sollte der Therapiebeginn mit dem S1P-Rezeptor-Modulator aufgeschoben werden, bis die Infektion abgeklungen ist. Die Etrasimod-Behandlung ist in Einzelfällen mit dem Auftreten einer progressiven multifokalen Leukoenzephalopathie verbunden. Hierbei handelt es sich um eine durch das John-Cunningham-Virus hervorgerufene opportunistische Virusinfektion des Gehirns, die zum Tod oder zu schwerer Behinderung führen kann. Erste mögliche Anzeichen sind eine fortschreitende Schwäche einer Körperhälfte, eine Schwerfälligkeit der Gliedmaßen, Störungen des Sehens, der Kognition, des Gedächtnisses und der Orientierung sowie Verwirrtheit und Persönlichkeitsveränderungen. Ggf. muss die Etrasimod-Therapie dauerhaft abgesetzt werden. Während der Einnahme von Etrasimod sollten regelmäßige Kontrollen des Blutdrucks und der Leberfunktion stattfinden. Falls die Alanin-Aminotransaminasen-Werte auf mehr als das Dreifache und die Bilirubin-Werte über das Zweifache des oberen Normalwerts ansteigen, muss die Behandlung bis zur Normalisierung unterbrochen werden. Auf Symptome einer Leberfunktionsstörung wie ungeklärte Übelkeit, Erbrechen, Bauchschmerzen, Ermüdung, Appetitlosigkeit, Ikterus oder dunkel verfärbten Urin ist zu achten. Bei Patienten mit Uveitis, Diabetes mellitus oder einer Retinaerkrankung ist das Risiko für Makulaödeme durch die Etrasimod-Therapie erhöht. Auch in diesen Fällen kann ein zeitweises oder dauerhaftes Absetzen der S1P-Rezeptor-Modulator-Behandlung notwendig sein. Selten wurde in Verbindung mit Etrasimod über das Auftreten eines posterioren reversiblen Enzephalopathie-Syndroms berichtet. Dieses äußert sich zunächst durch plötzliche starke Kopfschmerzen, Verwirrtheit, Krampfanfälle und Sehverlust, kann aber auch zu einem ischämischen Schlaganfall oder einer Hirnblutung führen. Bei Patienten mit schwerer Atemwegserkrankung, Lungenfibrose oder chronisch-obstruktiver Lungenerkrankung sollte Etrasimod nur mit Vorsicht angewendet werden, da sich diese Krankheitsbilder unter dem S1P-Rezeptor-Modulator verschlechtern können.

Schwangerschaft und Stillzeit

Schwangerschaft: Zur Anwendung von Etrasimod während der Schwangerschaft liegen bisher nur sehr begrenzte Erfahrungen vor, die allerdings auf ein erhöhtes Risiko anomaler Schwangerschaftsausgänge hindeuten. Klinische Erfahrungen mit einem anderen Sphingosin-1-Phosphat-Rezeptor-Modulator ergaben ein zweifach höheres Risiko für schwerwiegende angeborene Fehlbildungen. Daher ist Etrasimod bei schwangeren oder nicht effektiv verhütenden, gebärfähigen Frauen kontraindiziert. Vor Beginn der Etrasimod-Behandlung müssen die betroffenen Frauen über das potenzielle Risiko für den Fetus informiert werden und einen negativen Schwangerschaftstest vorweisen. Eine laufende Kontrazeption ist bis zu mindestens zwei Wochen nach der letzten Dosis beizubehalten.

Stillzeit: Es ist nicht bekannt, ob Etrasimod in die Muttermilch ausgeschieden wird. Im Tierexperiment bei Ratten war dies der Fall. Eine Anwendung während der Stillzeit muss daher sicherheitshalber unterbleiben.

Fertilität: In tierexperimentellen Studien wurden keine nachteiligen Auswirkungen durch Etrasimod auf die Fertilität beobachtet. Klinische Daten liegen bislang nicht vor.

Pharmakokinetik

Resorption: Nach peroraler Gabe werden innerhalb von etwa vier Stunden maximale Plasmaspiegel erreicht. Eine gleichzeitige Nahrungsaufnahme verzögert die Resorption von Etrasimod nur leicht. Steady-State-Plasmakonzentrationen werden innerhalb von etwa sieben Tagen gemessen.

Proteinbindung, Verteilung: Das Verteilungsvolumen liegt bei 0,09 l/kg Körpergewicht. Die Plasmaproteinbindung ist mit 97,9 % hoch, sie erfolgt hauptsächlich an Albumin.

Metabolismus: Etrasimod unterliegt einer Biotransformation über CYP2C8, CYP2C9 und CYP3A4, in geringerem Ausmaß auch über CYP2C19 und CYP2J2. Es kommt zur Oxidation, Dehydrierung sowie zur Konjugation mit Glucuronsäure und Sulfat. Dennoch ist die Muttersubstanz die hauptsächlich zirkulierende Komponente im Plasma.

Exkretion: Etrasimod wird mit 82 % überwiegend mit den Fäzes ausgeschieden. Nur 5 % einer Dosis erscheinen im Urin. Die mittlere effektive Eliminationshalbwertszeit beträgt etwa 30 Stunden.

Zulassungsrelevante Studien

Die Zulassung von Etrasimod beruht auf den beiden randomisierten, doppelblinden, placebokontrollierten Phase-III-Studien ELEVATE UC 52 und ELEVATE UC 12 mit insgesamt 732 Teilnehmern ab 16 Jahren [2]. Die Patienten litten unter aktiver, mittelschwerer bis schwerer Colitis ulcerosa, wobei eine Standardtherapie oder andere Behandlungsoptionen nicht ausreichend wirksam waren oder nicht angewendet werden konnten. Die Vorbehandlung war mit oralen Aminosalicylaten, Corticosteroiden, Thiopurinen, Januskinase-Inhibitoren oder Biologika wie TNF-α-Blockern, Integrin-Antagonisten oder Interleukin-12/23-Inhibitoren erfolgt. Im Studienverlauf waren nur orale Aminosalicylate und/oder Corticosteroide als Begleittherapien erlaubt. Primärer Wirksamkeitsendpunkt war die klinische Remission, im Sinne einer Verringerung oder dem Verschwinden von Erkrankungssymptomen. Die entsprechenden Messungen erfolgten anhand des modifizierten Mayo-Scores mit einer Zwölf-Punkte-Skala, wobei höhere Werte ein schwereres Krankheitsbild anzeigen. Die gepoolten Daten der beiden Studien ergaben eine signifikante Überlegenheit von Etrasimod gegenüber der Placebo-Gabe. Nach zwölfwöchiger Behandlung erreichten 26 % (129 von 496) der Patienten aus der Verum-Gruppe eine klinische Remission. In der Placebo-Gruppe waren es 11 % (27 von 247) der Teilnehmer. Die entsprechenden Werte nach 52 Therapiewochen betrugen 32 % (88 von 274) vs. 7 % (9 von 135) der Patienten aus der ELEVATE-UC-52-Studie ($p < 0{,}0001$). Zudem wurde nach zwölf Wochen bei 19 % der gepoolten Teilnehmer unter Etrasimod-Therapie eine Heilung der Schleimhaut festgestellt, es war keine Entzündung des Darms auf Grundlage einer Endoskopie und Beurteilung einer Probe des Darmgewebes mehr nachweisbar. In der Placebo-Gruppe war dies bei 7 % der Patienten der Fall. Die entsprechenden Zahlen nach 52-wöchiger Behandlung lagen bei 27 vs. 8 %, zugunsten der Etrasimod-Therapie. Die Inzidenz von unerwünschten Ereignissen war in den Etrasimod-Armen in einem ähnlichen Bereich wie unter Placebo-Gabe. Es wurden weder Todesfälle noch die Entwicklung von Malignitäten berichtet.

Wirtschaftliche Aspekte

Der monatliche Behandlungspreis liegt mit etwa 1370 Euro für Etrasimod etwas günstiger als für Ozanimod mit 1830 Euro.

Therapeutische Relevanz

Die chronisch-entzündliche Darmerkrankung Colitis ulcerosa betrifft die oberen Wandschichten der Kolonschleimhaut. Es kommt zu einem kontinuierlichen und systematischen Befall von distal nach proximal. Im Gegensatz zum Morbus Crohn sind Manifestationen außerhalb des Kolons selten. In Deutschland liegt die Jahresinzidenz bei drei bis fünf pro 100 000 Einwohnern. Die meisten Erkrankungen treten zwischen dem zehnten und dem 40. Lebensjahr auf. Als Ursachen kommen Autoimmunreaktionen, genetische Dispositionen, die Ernährung, Störungen der Darmflora, psychosomatische Ursachen und infektiöse Prozesse infrage. Die schubförmige Erkrankung geht mit blutig-schleimigen Durchfällen einher, weiterhin mit Fieber, kolikartigen Bauchschmerzen und Gewichtsabnahmen. Schwere Verläufe sind durch mehr als acht Stuhlentleerungen pro Tag, hohes Fieber, Tachykardien, Anämien und einen sehr schlechten Allgemeinzustand gekennzeichnet. Bei akut fulminanten Verläufen kann ein potenziell lebensbedrohliches toxisches Megakolon mit einer Letalität von etwa 30 % auftreten. Die Schubtherapie erfolgt rektal oder systemisch, wobei meist Substanzen wie Mesalazin oder Glucocorticoide gegeben werden. Aminosalicylate kommen auch für die remissionserhaltende Therapie infrage. Für steroidrefraktäre Verläufe oder die remissionserhaltende Behandlung nach erneuten Schüben stehen in erster Linie Thiopurine, der TNF-α-Antikörper Infliximab, der Integrin-Antagonist Vedolizumab, der Januskinasen-Inhibitor Tofacitinib, der Interleukin-12/23-Antikörper Ustekinumab, der Interleukin-23-Antikörper Mirikizumab sowie die Calcineurin-Inhibitoren Ciclosporin A und Tacrolimus zur Verfügung. Bei unkontrollierbar schweren akuten Schüben mit starken Blutungen kann ein chirurgischer Eingriff im Sinn einer Proktokolektomie notwendig werden, wobei der Erhalt der Kontinenz angestrebt wird. Das Sterblichkeitsrisiko ist bei Colitis-ulcerosa-Patienten etwa um den Faktor 1,7 erhöht. Ein Kolonkarzinom tritt nur bei totalem oder subtotalem Befall auf, das Risiko liegt etwa bei 6 %. Mit Etrasimod wurde nun das therapeutische Spektrum für Colitis-ulcerosa-Patienten im April 2024 erweitert. Die peroral verfügbare Substanz mit raschem Ansprechen kann sowohl während eines Schubs als auch in der Remissionsphase zur Anwendung kommen. Etrasimod ist bereits für Patienten ab 16 Jahren und auch für die Therapie der ulzerativen Proktitis mit isolierter Entzündung der Rektumschleimhaut geeignet. In den Zulassungsstudien hat sich der Wirkstoff gegenüber Placebo sowohl kurz- als auch längerfristig über 52 Wochen als signifikant überlegen gezeigt. Der zugrundeliegende Wirkmechanismus mit einer Sphingosin-1-Phosphat-Rezeptor(S1PR)-Modulation ist allerdings nicht neu. So beruht beispielsweise auch die Wirkung des weiteren Colitis-Therapeutikums Ozanimod, einer Substanz, die initial für Patienten mit multipler Sklerose zugelassen wurde, auf einem S1P-Antagonismus. Ozanimod bindet an die Rezeptor-Subtypen $S1PR_1$ und $S1PR_5$, während Etrasimod zusätzlich an den Subtyp 4 andockt. Inwiefern dieser Unterschied von klinischer Relevanz ist, wäre in Head-to-Head-Vergleichen mit beiden Substanzen zu prüfen. Allerdings geht man derzeit davon aus, dass in erster Linie $S1PR_1$ auf der Oberfläche von T-Lymphozyten für die Beeinflussung der Colitis-ulcerosa-Pathogenese von Bedeutung ist. Sowohl Etrasimod als auch Ozanimod sind mit einer erhöhten Arrhythmie-Gefahr assoziiert.

Literatur

[1] Fachinformation zu Velsipity®, Stand Februar 2024

[2] Sandborn WJ, Vermeire S, Peyrin-Biroulet L, Dubinsky MC et al. Etrasimod as induction and maintenance therapy for ulcerative colitis (ELEVATE): two randomised, double-blind, placebo-controlled, phase 3 studies. Lancet 401(10383): 1159–1171, 2023

[3] EPAR summary for the public. Velsipity® Etrasimod. EMA/580725/2023; European Medicines Agency; https://www.ema.europa.eu

12 Fezolinetant

Steckbrief

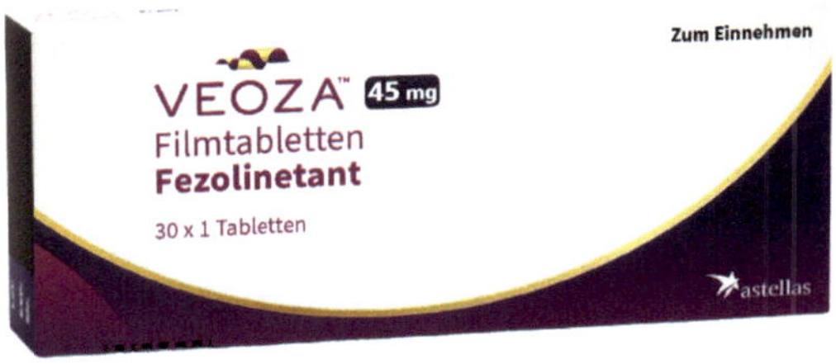

ATC-Code: G02CX06
Name: Fezolinetant (Veoza®)
Indikation: moderate bis schwere vasomotorische Symptome, die mit der Menopause assoziiert sind
Wirkmechanismus: Neurokinin-3(NK3)-Rezeptor-Antagonismus
Stoffklasse: andere Gynäkologika
Zulassungsinhaber: Astellas Pharma Europe B.V., Sylviusweg 62, 2333 BE Leiden, Niederlande
Hersteller/Endfreigabe: Astellas Pharma Europe B.V., Sylviusweg 62, 2333 BE Leiden, Niederlande
Kontaktadresse in Deutschland: Astellas Pharma GmbH, Ridlerstraße 57, 80339 München
Darreichungsformen: Filmtabletten
Packungsgrößen, Preis und PZN: 30 Filmtabletten, 87,18 Euro, PZN 18821803; 100 Filmtabletten, 264,18 Euro, PZN 18821832
Zusammensetzung: 45 mg Fezolinetant
Sonstige Bestandteile: Mannitol (Ph. Eur.) (E 421), Hydroxypropylcellulose (Ph. Eur.) (E 463), niedrig substituierte Hydroxypropylcellulose (E 463a), mikrokristalline Cellulose (E 460), Magnesiumstearat (Ph. Eur.) (E 470b), Hypromellose (E 464), Talkum (E 553b), Macrogol (E 1521), Titandioxid (E 171), Eisen(III)-oxid (E 172)
Zulassungsnummer: EU/1/23/1771/001, EU/1/23/1771/002, EU/1/23/1771/003
Datum der Markteinführung: 1. Februar 2024
Besondere Lager- und Aufbewahrungshinweise: keine besonderen Anforderungen
Dauer der Haltbarkeit: drei Jahre
Verschreibungsstatus: verschreibungspflichtig
Chemische Struktur:

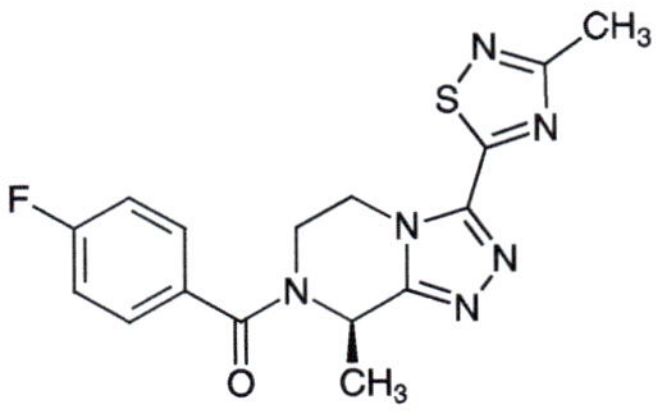

Indikationen

Moderate bis schwere vasomotorische Symptome, die mit der Menopause assoziiert sind.

Wirkungen und Wirkungsmechanismus

Das in den hypothalamischen Nervenzellen gebildete Neuropeptid Neurokinin B ist zusammen mit Estrogenen für die Thermoregulation des Körpers mitverantwortlich. An den zugehörigen Neurokinin-3-Rezeptoren (NK3R) löst es eine gesteigerte Aktivität der Kisspeptin-Neurokinin-B-Dynorphin(KNDy)-Neurone und damit beispielsweise verstärktes Schwitzen aus. Vor der Menopause ist ausreichend Estrogen als inhibitorischer Gegenspieler von Neurokinin B im Organismus vorhanden, sodass die Temperatursteuerung in einem gewissen Rahmen ausgeglichen ist. Wegen der während und nach der Menopause abnehmenden estrogenen Hemmung kommt es zu einer übermäßigen Erweiterung der dermalen Gefäße, die zu der unangenehmen vasomotorischen Symptomatik führt. Der nichthormonelle, selektive Neurokinin-3(NK3)-Rezeptor-Antagonist Fezolinetant blockiert die Bindung von Neurokinin B an die KNDy-Neurone, sodass die aktivierende Wirkung unterbleibt. Bei menopausalen Frauen mit niedrigem Estrogen-Spiegel wird das Gleichgewicht der neuronalen KNDy-Aktivität im thermoregulatorischen Zentrum des Hypothalamus wiederhergestellt.

Dosierung, Art und Dauer der Anwendung

Fezolinetant wird in einer Dosis von einmal täglich 45 mg peroral eingenommen. Die Applikation kann unabhängig von den Mahlzeiten erfolgen und sollte jeweils etwa zur gleichen Tageszeit stattfinden. Ausgelassene Dosen sollten spätestens innerhalb von zwölf

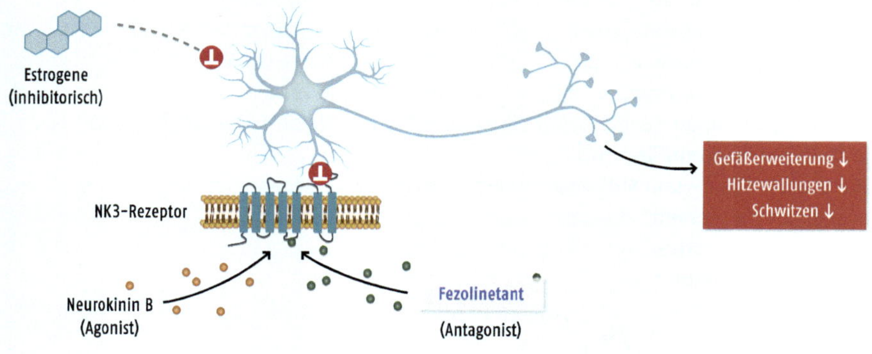

Abb. 12.1 Vor der Menopause befindet sich die Aktivität der für die Thermoregulation mitverantwortlichen Kisspeptin-Neurokinin B- Dynorphin(KNDy)-Neurone im Hypothalamus im Gleichgewicht. Die agonistischen Wirkungen von Neurokinin B und die inhibitorischen Effekte durch Estrogen heben sich im Großen und Ganzen auf. Im Bereich und nach Durchlaufen der Menopause fällt die hemmende Estrogen-Wirkung nach und nach weg, und es kommt verstärkt zu Gefäßerweiterungen mit Schwitzen und Hitzewallungen. Durch den Einsatz des Neurokinin-3(NK3)-Rezeptor-Antagonisten Fezolinetant wird die aktivierende Wirkung von Neurokinin B am NK3-Rezeptor unterbunden und so das Gleichgewicht der KNDy-Aktivität wiederhergestellt. Bei Frauen mit Menopause-assoziierten vasomotorischen Symptomen gehen die belastenden Hitzewallungen zurück.

Stunden nach dem geplanten Zeitpunkt nachgeholt werden. In jedem Fall ist das reguläre Schema am Folgetag wieder aufzunehmen.

Erwachsene: einmal täglich 45 mg Fezolinetant

Kinder und Jugendliche: Im Anwendungsgebiet von Fezolinetant besteht für Kinder und Jugendliche kein relevanter Nutzen.

Ältere Patienten: Für die Behandlung von Frauen über 65 Jahren liegen keine Erfahrungen vor, sodass derzeit für diese Patientinnen keine Dosisempfehlung gegeben werden kann.

Patienten mit Leber- oder Niereninsuffizienz: Der Einsatz von Fezolinetant wird bei Frauen mit schwerer Nieren- oder mäßiggradiger bis schwerer Leberinsuffizienz nicht empfohlen. Insbesondere für die Behandlung von Personen mit schweren Leberfunktionsstörungen oder terminaler Niereninsuffizienz liegen keine Daten vor.

DDD: 45 mg peroral

Gegenanzeigen, Kontraindikationen

Bei Überempfindlichkeit gegen Fezolinetant, gleichzeitiger Anwendung moderater oder starker CYP1A2-Inhibitoren sowie während der Schwangerschaft besteht eine Kontraindikation.

Nebenwirkungen

Während der Anwendung von Fezolinetant kommt es häufig zu Schlaflosigkeit, Diarrhö, Abdominalschmerzen sowie zu erhöhten Alanin- oder Aspartat-Aminotransferase-Werten.

Wechselwirkungen

Die gleichzeitige Anwendung von CYP1A2-Inhibitoren wie Ethinylestradiol, Mexiletin, Enoxacin und Fluvoxamin führt zu einer reduzierten Biotransformation von Fezolinetant und damit zu einer Verstärkung von dessen Wirkungen und Nebenwirkungen. Von einer gemeinsamen Applikation wird daher abgeraten (s. auch Gegenanzeigen). Ein kombinierter Einsatz von schwachen CYP1A2-Inhibitoren erscheint jedoch vertretbar. Zigarettenrauchen bewirkt eine moderate Induktion von CYP1A2. Obwohl die Plasmaspiegel von Fezolinetant aufgrund der beschleunigten Biotransformation etwas reduziert sind, wird für Raucherinnen keine Dosisanpassung empfohlen.

Warnhinweise und Vorsichtsmaßnahmen

Vor Therapiebeginn muss eine sorgfältige Diagnose gestellt und eine vollständige Anamnese – einschließlich Familienanamnese – erhoben werden. Während der Behandlung sind regelmäßige Kontrolluntersuchungen angeraten. So sollte vor allem bei Frauen mit Lebererkrankungen eine Überwachung der Leberfunktion erfolgen, da es unter Fezolinetant-Einnahme häufig zu zwar meist reversiblen und asymptomatischen, aber klinisch relevanten Erhöhungen der Transaminasen-Werte kommt. Gegebenenfalls kann eine zeitweise Unterbrechung der Anwendung erwogen werden. Wegen fehlender Erfahrung wird der Einsatz von Fezolinetant bei Frauen, die sich einer onkologischen Behandlung wie Chemo-, Strahlen- oder Antihormontherapie gegen Estrogen-abhängige Malignome unterziehen, derzeit nicht empfohlen. Falls eine solche Therapie abgeschlossen ist, kann eine Fezolinetant-Behandlung nach strenger Nutzen-Risiko-Abwägung stattfinden, allerdings liegen auch für diesen Fall noch keine Daten vor. Frauen unter systemischen Estrogen-basierten Hormonersatztherapien sowie Patientinnen mit konvulsiven Erkrankungen waren bisher ebenfalls aus den klinischen Studien ausgeschlossen, sodass bei der Anwendung von Fezolinetant bei diesem Personenkreis Vorsicht geboten ist.

Schwangerschaft und Stillzeit

Schwangerschaft: Fezolinetant ist während der Schwangerschaft kontraindiziert. Tierexperimente haben Reproduktionstoxizität gezeigt. Frauen im gebärfähigen Alter müssen eine zuverlässige Verhütungsmethode anwenden, vorzugsweise ein nichthormonelles Kontrazeptivum. Falls während der Anwendung von Fezolinetant eine Schwangerschaft eintritt, ist die Behandlung unverzüglich abzubrechen.

Stillzeit: Auch für die Anwendung von Fezolinetant während der Stillzeit besteht keine Indikation. Es ist nicht bekannt, ob die Substanz oder ihre Metaboliten in die Muttermilch übergehen. Im Tierversuch war dies der Fall. Da ein Risiko für den gestillten Säugling nicht ausgeschlossen werden kann, muss eine Entscheidung darüber getroffen werden, ob auf das Stillen oder die Fezolinetant-Therapie verzichtet werden soll.

Fertilität: In präklinischen Studien mit weiblichen Ratten hatte Fezolinetant keine Auswirkungen auf die Fertilität. Klinische Daten liegen derzeit nicht vor.

Pharmakokinetik

Resorption: Nach peroraler Gabe werden innerhalb von ein bis vier Stunden maximale Plasmaspiegel gemessen. Die Bioverfügbarkeit von Fezolinetant ist offenbar unabhängig von einer gleichzeitigen Nahrungsaufnahme.

Proteinbindung, Verteilung: Die Plasmaproteinbindung beträgt 51 %, das Verteilungsvolumen 2,7 l/kg Körpergewicht.

Metabolismus: Fezolinetant unterliegt in erster Linie einer oxidativen Biotransformation durch CYP1A2. Der Hauptmetabolit ES259564 ist am NK3-Rezeptor etwa um den Faktor 20 weniger potent als die Muttersubstanz.

Exkretion: Etwa 77 % einer peroralen Dosis erscheinen überwiegend in Form von Metaboliten im Urin, 15 % werden in den Fäzes wiedergefunden. Die Eliminationshalbwertszeit liegt im Bereich von 9,6 Stunden.

Zulassungsrelevante Studien

Die Zulassung von Fezolinetant beruht auf den beiden sehr ähnlich konzipierten, randomisierten, doppelblinden, placebokontrollierten Phase-III-Studien Skylight 1 und 2 mit nahezu 700 Frauen [2, 3]. Die Teilnehmerinnen litten durchschnittlich sieben Mal pro Tag unter moderaten bis schweren Menopause-assoziierten Hitzewallungen. Durch die Behandlung mit dem NK3-Rezeptor-Antagonisten konnte im Vergleich zur Placebo-Gabe eine Verringerung der Häufigkeit und Intensität der Symptomatik erreicht werden. Nach vierwöchiger Behandlung wurde die Anzahl der Schwitz-Attacken signifikant um durchschnittlich 51 bzw. 55 % gesenkt. Die entsprechenden Werte in den Placebo-Gruppen betrugen 30 bzw. 34 % ($p < 0{,}001$ für beide Vergleiche von Verum mit Placebo). Nach zwölfwöchiger Therapie war die Anzahl der Hitzewallungen unter Fezolinetant um 61 und 64 % reduziert, unter Placebo-Gabe waren es 35 und 45 %. Auch die Intensität der Symptomatik war bei den Frauen des Verum-Arms bereits ab der ersten Therapiewoche verringert. Für beide Analysenzeitpunkte nach vier und zwölf Wochen ergaben sich für diesen Parameter signifikante Verbesserungen. Die Inzidenz von Nebenwirkungen war in allen Kohorten mit etwas mehr als 40 % ähnlich hoch. Die Beurteilung von Endometrium-Biopsien ergab kein erhöhtes Risiko für Hyperplasien oder Malignome aufgrund der Fezolinetant-Behandlung. Die weitere Phase-III-Studie Skylight 4 bestätigte zudem die Sicherheit des NK3-Antagonisten über einen Zeitraum von 52 Wochen.

Wirtschaftliche Aspekte

Aufgrund einer fehlenden Alternative, insbesondere bei Frauen mit einer Kontraindikation gegen Hormonersatztherapeutika, erscheint der Preis der Medikation angemessen.

Therapeutische Relevanz

Im Klimakterium leiden etwa 75 % der Frauen unter Hitzewallungen und nächtlichen Schweißausbrüchen. Die vasomotorischen Symptome können in der ohnehin häufig als schwierig wahrgenommenen Lebensphase das Wohlbefinden und den Schlaf nachhaltig beeinträchtigen. Etwa 20 % der Betroffenen berichten von einem hohen Leidensdruck. Bei Versagen von Maßnahmen wie Entspannungstechniken oder ausgewogener Ernährung greifen viele Frauen zunächst auf Phytotherapeutika auf Basis von Traubensilberkerze, Rotklee oder Mönchspfeffer zurück. Allerdings wirken diese Präparate nicht immer zuverlässig, sodass von ärztlicher Seite häufig zu Hormonersatz-Therapien mit Estrogenen oder Progesteron geraten wird. Diese Substanzen bewirken normalerweise eine zuverlässige Linderung der quälenden Hitzewallungen, sind jedoch mit einer ganzen Reihe von Risiken und unerwünschten Nebenwirkungen assoziiert. So kann es unter Estrogen-Substitution verstärkt zu Thrombosen, Schlaganfällen und Mammakarzinomen kommen. Diese mitunter lebensbedrohlichen Gefahren führen bei den Frauen zu einer starken Verunsicherung. Insbesondere wenn eine Prädisposition für thromboembolische Ereignisse besteht oder eine Vorgeschichte mit hormonabhängig wachsenden Tumoren vorliegt, sollte nach Möglichkeit ganz auf den Hormoneinsatz verzichtet werden. Für Frauen mit mittleren bis starken vasomotorischen Beschwerden während der Menopause wurde nun der Neurokinin-3-Rezeptor-Antagonist Fezolinetant auf dem Markt eingeführt. Die nichthormonell wirkende Substanz greift mit ihrem völlig innovativen Wirkmechanismus direkt in die Pathogenese der Hitzewallungen ein. Von besonderem Vorteil ist, dass die Substanz bei Frauen mit Kontraindikation gegen eine hormonelle Behandlung verwendet werden kann, beispielsweise auch bei Estrogen-abhängigem Mammakarzinom in der Vorgeschichte. In den zulassungsrelevanten Studien hat sich Fezolinetant gegenüber der Placebo-Gabe als signifikant überlegen erwiesen. Die Anzahl an Hitzewallungen konnte in den Verum-Gruppen um mehr als 60 % gesenkt werden. Zur genaueren Bewertung bleiben allerdings längerfristige Untersuchungen zum Sicherheitsprofil und der Wirkdauer abzuwarten. Vor allem wäre zu klären, wie hoch das Hepatotoxizitätsrisiko ist, da unter Fezolinetant häufig erhöhte Leberenzymwerte auftreten. Auch wären direkt vergleichende Studien mit gängigen Hormonersatztherapeutika wünschenswert, um den zu erwartenden Nutzen bezüglich der vasomotorischen Wirkung besser einordnen zu können.

Literatur

[1] Fachinformation zu Veoza®, Stand Dezember 2023

[2] Lederman S, Ottery FD, Cano A, Santoro N et al. Fezolinetant for treatment of moderate-to-severe vasomotor symptoms associated with menopause (SKYLIGHT 1): a phase 3 randomised controlled study. Lancet 401(10382): 1091–1102, 2023

[3] Johnson KA, Martin N, Nappi RE, Neal-Perry G et al. Efficacy and safety of fezolinetant in moderate to severe vasomotor symptoms associated with menopause: a phase 3 RCT. J Clin Endocrinol Metab 108(8): 1981–1997, 2023

[4] EPAR summary for the public. Veoza® Fezolinetant. EMA/482166/2023; European Medicines Agency; https://www.ema.europa.eu

13 Foslevodopa/Foscarbidopa

Steckbrief

ATC-Code: N04BA07, N04BA17

Name: Foslevodopa/Foscarbidopa (Produodopa®)

Indikation: Behandlung der fortgeschrittenen, auf Levodopa reaktiven Parkinson-Krankheit

Wirkmechanismus: Dopamin-Rezeptor-Agonist mit Decarboxylase-Blocker

Stoffklasse: Antiparkinsonmittel, Foslevodopa und Decarboxylasehemmer

Zulassungsinhaber: AbbVie Deutschland GmbH & Co. KG, Knollstraße, 67061 Ludwigshafen, Deutschland

Hersteller/Endfreigabe: AbbVie Deutschland GmbH & Co. KG, Knollstraße, 67061 Ludwigshafen, Deutschland

Kontaktadresse in Deutschland: AbbVie Deutschland GmbH & Co. KG, Knollstraße, 67061 Ludwigshafen, Deutschland

Darreichungsformen: Infusionslösung

Packungsgrößen, Preis und PZN: sieben Durchstechflaschen à 10 ml, 1170,44 Euro, PZN 17896012

Zusammensetzung: 240 mg/ml Foslevodopa und 12 mg/ml Foscarbidopa

Sonstige Bestandteile: Natriumhydroxid 10N (zur pH-Wert-Einstellung), Salzsäure 36 % (zur pH-Wert-Einstellung), Wasser für Injektionszwecke

Zulassungsnummer: 7005976.00.00

Datum der Markteinführung: 1. Dezember 2023

Besondere Lager- und Aufbewahrungshinweise: im Umkarton kühl bei 2 bis 8 °C lagern und transportieren, nicht einfrieren

Die Durchstechflaschen können über eine einzelne Periode bis zu 28 Tage lang bei Raumtemperatur bis maximal 30 °C gelagert werden. Danach darf das Produkt nicht mehr in den Kühlschrank zurückgelegt werden.

Dauer der Haltbarkeit: 20 Monate

Die Lösung muss innerhalb von 24 Stunden nach dem Aufziehen aus der Durchstechflasche in die Spritze verwendet werden.

Verschreibungsstatus: verschreibungspflichtig

Indikationen

Behandlung der fortgeschrittenen, auf Levodopa reaktiven Parkinson-Krankheit.

Wirkungen und Wirkungsmechanismus

Der insbesondere durch Bewegungsstörungen gekennzeichnete Morbus Parkinson wird auf einen Verlust von Nervenzellen in der Substantia nigra im Hirnstamm und einen damit einhergehenden Dopamin-Mangel zurückgeführt. Daher erfolgt die Primärbehandlung üblicherweise über die Substitution dieses Botenstoffs. Die Aminosäure Dopa wird als Dopamin-Vorstufe zusammen mit einem nicht die Blut-Hirn-Schranke überwindenden Dopa-Decarboxylase-Blocker wie Carbidopa oder Benserazid appliziert. Die neuartige

Prodrug-Kombination aus Levodopa-Monophosphat (Foslevodopa) und Carbidopa-Monophosphat (Foscarbidopa) im Verhältnis 20:1 ist für Patienten mit fortgeschrittener Parkinson-Krankheit indiziert, die nicht mehr ausreichend auf perorales Dopamin und weitere Standardtherapeutika wie COMT-Inhibitoren oder selektive MAO-B-Hemmer ansprechen. Die Prodrugs werden im Körper in die Wirkformen Levodopa und Carbidopa umgewandelt. Mit der kontinuierlichen subkutanen Gabe ist es möglich, die Plasmakonzentrationen von Levodopa innerhalb des individuellen therapeutischen Fensters auf einem gleichmäßigen optimierten Niveau zu halten. Als Folge kommt es zu einer Verlängerung der On-Phasen mit guter Beweglichkeit und zur Unterdrückung von „End-of Dose"-Fluktuationen sowie von Off-Phasen, die mit schmerzhaften Muskelkrämpfen einhergehen.

Dosierung, Art und Dauer der Anwendung

Foslevodopa und Foscarbidopa sind für die Anwendung bei Parkinson-Patienten vorgesehen, die bereits eine stabile perorale Levodopa-Dosis erhalten. Die Substanzen werden mithilfe einer programmierbaren Pumpe als fortlaufende subkutane Infusion über 24 Stunden am Tag verabreicht. Die Anwendung sollte vorzugsweise in den Bauchraum erfolgen, wobei eine Entfernung von fünf Zentimetern vom Bauchnabel eingehalten werden muss und die Infusionsstelle mindestens alle drei Tage zu wechseln ist. Die Patienten müssen in der Lage sein, das Applikationssystem selbst oder mit Unterstützung einer betreuenden Person zu verstehen und anzuwenden, um eine dauerhafte stationäre Versorgung zu vermeiden. Wenn die Foslevodopa/Foscarbidopa-Therapie in einer Off-Phase begonnen wird, empfiehlt sich unmittelbar vor Beginn der Dauerinfusion die Verabreichung einer Startdosis, um eine schnellere symptomatische Kontrolle zu erreichen. Die Startinfusionsrate wird anhand der bislang eingesetzten peroralen Levodopa/Carbidopa-Dosis ermittelt und im weiteren Verlauf entsprechend dem klinischen Ansprechen angepasst. Dabei sind auch die Schlaf- und Wachphasen des Patienten durch Variation der programmierten Infusionsraten zu berücksichtigen. Die Tagesmaximaldosis beträgt 6000 mg Foslevodopa, entsprechend 4260 mg Levodopa. Erforderlichenfalls können Foslevodopa und Foscarbidopa zusätzlich als Bolusgaben in Off-Phasen, Levodopa als Notfallmedikation und andere geeignete Begleitmedikationen für die lang- oder kurzfristige Behandlung der Parkinson-Krankheit in Kombination zum Einsatz kommen. Die subkutane Foslevodopa/Foscarbidopa-Anwendung darf z. B. beim Duschen ohne weitere Maßnahmen für kurze Zeit unterbrochen werden. Bei Pausen von mehr als einer Stunde ist ein neues Infusionsset zu verwenden und die Infusionsstelle zu wechseln.

Erwachsene: initiale Dosierung in Anlehnung an die bislang eingesetzte perorale Levodopa/Carbidopa-Dosis; Titration der Erhaltungsdosis entsprechend dem klinischen Ansprechen auf täglich bis zu 6000 mg Foslevodopa mit 300 mg Foscarbidopa

Kinder und Jugendliche: nicht relevant

Ältere Patienten: Studien mit Levodopa deuten auf eine leichte Verringerung der Levodopa-Clearance mit zunehmendem Alter hin.

Patienten mit Leber- oder Niereninsuffizienz: Die Pharmakokinetik von Foslevodopa und Foscarbidopa wurde bei Patienten mit eingeschränkter Nieren- und/oder Leberfunktion nicht untersucht.

DDD: 3 g parenteral

Gegenanzeigen, Kontraindikationen

Bei Überempfindlichkeit gegen Foslevodopa und Foscarbidopa besteht eine Kontraindikation, ebenso bei Patienten mit Winkelblockglaukom, schwerer Herzinsuffizienz, akutem Schlaganfall, schwerer Arrhythmie, Erkrankungen wie Phäochromozytom, Schilddrüsenüberfunktion und Cushing-Syndrom, bei denen Adrenergika nicht angewendet werden dürfen, sowie bei Patienten mit verdächtigen, nicht diagnostizierten Hautveränderungen oder Melanomen in der Anamnese, da Levodopa möglicherweise maligne Melanome aktivieren kann. Für die gleichzeitige Applikation nicht selektiver MAO-Hemmer und selektiver MAO-A-Hemmer besteht ebenfalls eine Gegenanzeige. Diese Wirkstoffe müssen mindestens zwei Wochen vor Therapiebeginn mit Foslevodopa/Foscarbidopa abgesetzt werden. Die kombinierte Anwendung von selektiven MAO-B-Hemmern wie Selegilin oder Rasagilin zur Parkinson-Therapie ist dagegen möglich.

Nebenwirkungen

Während und nach der Anwendung von Foslevodopa und Foscarbidopa kommt es zu verschiedensten Reaktionen an der Infusionsstelle, Überempfindlichkeitsreaktionen, Fatigue, Harnwegsinfektion, Blutbildveränderungen, unregelmäßigem Herzschlag, Blutdruckschwankungen, Sehstörungen bis hin zum Winkelblockglaukom, Hautreaktionen, gastrointestinalen Beschwerden, Krämpfen, Beeinträchtigungen der Atmung, Harninkontinenz, vermehrter Sturzneigung sowie zu psychiatrischen Erkrankungen, insbesondere zu Angstzuständen, Depressionen, suizidalem Verhalten, Impulskontrollstörungen, Paranoia oder Halluzinationen.

Wechselwirkungen

Zum Kombinationspräparat Foslevodopa/Foscarbidopa wurden keine Wechselwirkungsstudien durchgeführt. Aufgrund der Erkenntnisse nach direkter Anwendung der eigentlichen Wirkstoffe Levodopa und Carbidopa ist davon auszugehen, dass auch mit Foslevodopa/Foscarbidopa kombiniert eingesetzte Antihypertensiva und Substanzen wie Selegilin verstärkt zu symptomatischen orthostatischen Hypotonien führen können. Gegebenenfalls ist eine Dosisanpassung der Begleitmedikationen notwendig. Bei der gleichzeitigen Applikation von Antidepressiva wie Imipramin oder Trimipramin muss mit verstärkten Levodopa-Nebenwirkungen wie Hypertonie und Dyskinesie gerechnet werden. Kombiniert angewandte Inhibitoren der Catechol-*O*-Methyltransferase (COMT-Hemmer) wie Tolcapon, Entacapon oder Opicapon bewirken eine Erhöhung der Bioverfügbarkeit von Levodopa, sodass zu einer Reduktion der Foslevodopa/Foscarbidopa-Dosis geraten wird. Dopaminrezeptor-Antagonisten wie Phenothiazine, Butyrophenone und Risperidon, Antiemetika wie Metoclopramid, Benzodiazepine, Isoniazid, Phenytoin und Papaverin verringern die Levodopa-Wirkung. Eine engmaschige Überwachung der betroffenen Patienten ist daher empfohlen. Amantadin wirkt mit Levodopa synergistisch und führt daher zu einer Verstärkung von dessen Wirkungen und Nebenwirkungen. Sympathomimetika wie Salbutamol, Phenylephrin, Isoproterenol oder Dobutamin sind in Kombination mit Levodopa mit vermehrten kardiovaskulären unerwünschten Wirkungen assoziiert. Zumindest in vitro zeigte sich Foscarbidopa als Induktor von CYP1A2. Wegen der Gefahr eines Wirkverlusts ist bei gemeinsam angewendeten entsprechenden Substraten wie Fluvoxamin, Clozapin, Coffein, Theophyllin, Duloxetin und Melatonin besondere Vorsicht geboten.

Warnhinweise und Vorsichtsmaßnahmen

Foslevodopa mit Foscarbidopa darf bei Patienten mit schweren Herz-Kreislauf- oder Lungen-Erkrankungen, Asthma bronchiale, Nieren-, Leber- oder endokrinen Erkrankungen sowie bei Patienten mit peptischen Ulzera oder Krampfanfällen nur unter engmaschiger Kontrolle eingesetzt werden. Während der Behandlung ist eine sorgfältige Überwachung im Hinblick auf psychische bzw. psychiatrische Veränderungen, insbesondere Depressionen mit Suizidneigung, Impulskontrollstörungen, Psychosen und Halluzinationen angeraten. Auch auf mögliche Polyneuropathien ist zu achten. Bei Patienten mit Weitwinkelglaukom muss unter Foslevodopa/Foscarbidopa eine regelmäßige Prüfung des Augeninnendrucks stattfinden. Beim Bedienen von Maschinen und bei dem Führen von Fahrzeugen ist besondere Vorsicht geboten, da Levodopa bei Parkinson-Patienten mit orthostatischen Hypotonien, Somnolenz und mit Episoden plötzlich eintretender Schlafanfälle assoziiert ist. Ein abruptes Absetzen von Foslevodopa/Foscarbidopa ist zu vermeiden, da mit einem dem malignen neuroleptischen Syndrom ähnelnden Symptomenkomplex mit Muskelsteifheit bis hin zur Rhabdomyolyse, erhöhter Körpertemperatur, Agitiertheit, Verwirrtheit und Koma gerechnet werden muss. Bei einer längeren Therapie mit Foslevodopa/Foscarbidopa wird die regelmäßige Kontrolle der Leberenzym-Werte sowie der hämatopoetischen, Herz-Kreislauf- und Nierenfunktion empfohlen. Hydrazin, ein Abbauprodukt von Foscarbidopa, wirkt genotoxisch und potenziell karzinogen. Die klinische Relevanz dieses Befundes ist bislang unbekannt.

Schwangerschaft und Stillzeit

Schwangerschaft: Aufgrund bislang fehlender Erfahrungen sollte die Anwendung von Foslevodopa mit Foscarbidopa während der Schwangerschaft und bei nicht verhütenden gebärfähigen Frauen vermieden werden. Tierversuche mit Levodopa und Carbidopa haben Reproduktionstoxizität gezeigt.

Stillzeit: Levodopa und möglicherweise auch seine Metaboliten gehen in die Muttermilch über. Zudem ist von einer Substanz-assoziierten Unterdrückung der Milchbildung auszugehen. Tierexperimente zeigten weiterhin einen Übergang von Carbidopa in die Milch. Von einer Anwendung der Prodrugs Foslevodopa und Foscarbidopa während der Stillzeit wird daher abgeraten.

Fertilität: Reproduktionsstudien bei Ratten ergaben keine Hinweise auf negative Auswirkungen durch die Wirksubstanzen Levodopa und Carbidopa. Fertilitätsstudien am Menschen wurden bislang nicht durchgeführt.

Pharmakokinetik

Resorption: Nach subkutaner Infusion der Prodrugs Foslevodopa und Foscarbidopa sind die pharmakologisch aktiven Substanzen Levodopa und Carbidopa innerhalb von 30 Minuten im Plasma nachweisbar. Steady-State-Konzentrationen werden im Rahmen des üblichen Therapieregimes nach etwa zwei Stunden erreicht. Die Bioverfügbarkeit ist unabhängig vom Applikationsort, wobei insbesondere Bauch, Arm oder Oberschenkel infrage kommen.

Proteinbindung, Verteilung: Die Plasmaproteinbindung von Foslevodopa und Foscarbidopa beträgt etwa 24 bis 26 %. Freies Levodopa wird schlecht in die Gewebe verteilt und mit weniger als 10 % nur geringgradig an Plasmaproteine gebunden. Die Substanz wird durch den Transporter für große neutrale Aminosäuren ins Gehirn übergeführt. Die Plasmaproteinbindung von Carbidopa wird mit 36 % angegeben. Der Decarboxylasehemmer überwindet die Blut-Hirn-Schranke nicht.

Metabolismus: Foslevodopa und Foscarbidopa werden durch alkalische Phosphatasen rasch in Levodopa und Carbidopa umgewandelt. Levodopa wird über den physiologischen Abbau von aromatischen Aminosäuren zu Dopamin decarboxyliert oder mittels COMT-Enzyme zu 3-*O*-Methyldopa biotransformiert. In geringerem Ausmaß kommt es zur Transaminierung und Oxidation. In Gegenwart von Decarboxylaseblockern wie Carbidopa wird der enzymatische Hauptweg über die Decarboxylase aromatischer Aminosäuren (AAAD) größtenteils unterbunden. Aus Carbidopa entstehen die beiden Hauptmetaboliten α-Methyl-3-Methoxy-4-Hydroxyphenylpropionsäure und α-Methyl-3,4-Dihydroxyphenylpropionsäure.

Exkretion: Bei Verabreichung mit Carbidopa liegt die Eliminationshalbwertszeit von Levodopa bei etwa 1,5 Stunden. Die Hauptmetaboliten von Carbidopa werden in unveränderter Form oder als Glucuronid-Konjugate im Urin wiedergefunden. Die Eliminationshalbwertszeit von Carbidopa beträgt etwa zwei Stunden.

Zulassungsrelevante Studien

Der Nutzen von Foslevodopa und Foscarbidopa wurde im Rahmen einer randomisierten, doppelblinden, aktiv kontrollierten Phase-III-Studie mit 141 Patienten mit fortgeschrittener Parkinson-Krankheit geprüft [2]. Die Teilnehmer litten unter einer Levodopa-responsiven Erkrankung, deren motorische Schwankungen durch ihre aktuellen Medikamente unzureichend kontrolliert wurden und bei denen eine Off-Zeit von mindestens 2,5 Stunden pro Tag vorlag. Über einen Zeitraum von zwölf Wochen erfolgte entweder eine kontinuierliche 24-stündige subkutane Verabreichung von Foslevodopa mit Foscarbidopa und dazu die perorale Einnahme einer Placebo-Kapsel (n = 74). Alternativ fand eine kontinuierliche subkutane Placebo-Infusion in Kombination mit der peroralen Einnahme einer Carbidopa-Levodopa-Kapsel statt (n = 67). In der Verum-Gruppe zeigte sich gegenüber der Vergleichs-Gruppe mit aktiver peroraler Zubereitung mit 2,72 vs. 0,97 Stunden eine signifikante Zunahme der On-Zeit ohne störende Dyskinesien (p = 0,0083). Die entsprechende Abnahme der Off-Zeit-Werte lag bei 2,75 vs. 0,96 Stunden und war damit ebenfalls signifikant (p = 0,0054). Hinsichtlich der sekundären Endpunkte wie der Motorik, der morgendlichen Akinesie, der Schlafqualität und Indikatoren für Lebensqualität konnte dagegen kein signifikanter Vorteil für die subkutane Prodrug-Zubereitung ermittelt werden. Der Anteil an Studienabbrechern lag in der Verum-Gruppe mit 35,1 % deutlich über dem der Vergleichs-Gruppe mit 7,5 %. In der Foslevodopa/Foscarbidopa-Gruppe wurden Nebenwirkungen als häufigster Grund für einen Therapieabbruch angegeben.

Die Prodrug-Kombination aus Foslevodopa und Foscarbidopa zur kontinuierlichen subkutanen Infusion führt zu ähnlichen Levodopa-Plasmaspiegelverläufen wie ein intestinal verabreichtes Gel mit Levodopa und Carbidopa, was auf ein vergleichbares Wirksamkeitsprofil hindeutet. Daher wurden auch Resultate aus älteren Studien mit intestinalen Gelzubereitungen zur Beurteilung der Sicherheit von subkutanem Foslevodopa/Foscarbidopa berücksichtigt.

Wirtschaftliche Aspekte

Die durch Foslevodopa/Foscarbidopa (Produodopa®) entstehenden Therapiekosten entsprechen etwa denen für das intestinale Levodopa/Carbidopa-Gel-Präparat (Duodopa®).

Therapeutische Relevanz

Trotz der Substitutionsbehandlung mit Levodopa und Decarboxylase-Blockern sowie ergänzenden Therapien mit Catechol-*O*-Methyltransferase-Inhibitoren wie Entacapon, Opicapon oder Tolcapon, den selektiven Monoaminoxidase-B-Hemmern Selegilin oder Rasagilin sowie verschiedenen Dopaminagonisten leiden Patienten mit progredienter Parkinson-Krankheit unter immer stärker werdenden Einschränkungen der Beweglichkeit mit Hyper- und Dyskinesien sowie einem Rückgang der funktionellen Unabhängigkeit und der Lebensqualität. Die Tatsache, dass die gastrointestinale Resorption von peroral zugeführten Parkinson-Medikationen bei den schwer Erkrankten erheblichen Schwankungen unterliegt, trägt zur weiteren Verschlechterung von motorischen Komplikationen bei. Seit Dezember 2023 sind nun mit Foslevodopa und Foscarbidopa zwei Prodrugs von Levodopa und Carbidopa auf dem Markt verfügbar. Viele der als austherapiert geltenden Patienten profitieren von diesen neuen Wirkstoffen, die mittels subkutaner Dauerinfusion appliziert werden. Zum einen ist es möglich, die unzuverlässige gastrointestinale Resorption zu umgehen. Zum anderen können die Levodopa-Blutspiegel durch die kontinuierliche Applikation mit einer programmierbaren, tragbaren Pumpe optimiert und an den individuellen Bedarf bei Tag und Nacht angepasst werden. Als Folge wird eine effektive Verbesserung von motorischen Komplikationen erreicht. In klinischen Studien hat sich die subkutane Foslevodopa/Foscarbidopa-Zubereitung der peroralen Applikation von Levodopa mit Carbidopa als signifikant überlegen gezeigt. Zur besseren Einschätzung des therapeutischen Nutzens bleiben jedoch direkt vergleichende Untersuchungen mit ebenfalls sehr effektiven Gels zur intestinalen Anwendung mittels einer Sonde abzuwarten. Diese enthalten Levodopa und Carbidopa allein (Duodopa®) oder zusätzlich Entacapon (Lecigon®). Auch diese Präparate sind für austherapierte Parkinson-Patienten mit schweren motorischen Fluktuationen und Hyper- bzw. Dyskinesie vorgesehen.

Literatur

[1] Fachinformation zu Produodopa®, Stand November 2023

[2] Soileau MJ, Aldred J, Budur K, Fisseha N et al. Safety and efficacy of continuous subcutaneous foslevodopa-foscarbidopa in patients with advanced Parkinson's disease: a randomised, double-blind, active-controlled, phase 3 trial. Lancet Neurol 21(12):1099–1109, 2022

[3] Antonini A, D'Onofrio V, Guerra A. Current and novel infusion therapies for patients with Parkinson's disease. J Neural Transm (Vienna) 130(11): 1349–1358, 2023

14 Fruquintinib

Steckbrief

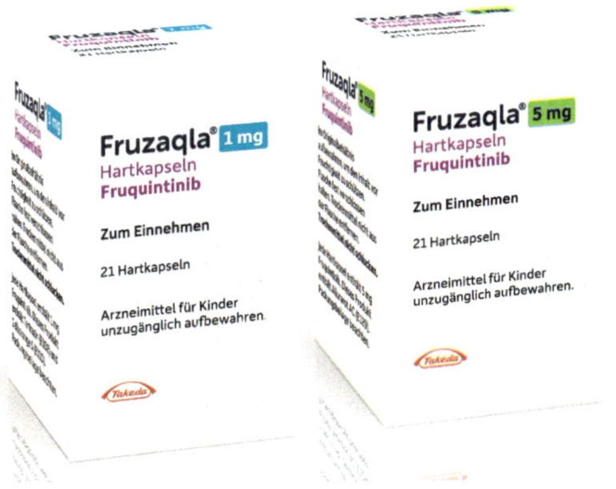

ATC-Code: L01EK04
Name: Fruquintinib (Fruzaqla®)
Indikation: metastasierendes kolorektales Karzinom
Wirkmechanismus: Inhibitor der vaskulären endothelialen Wachstumsfaktorrezeptoren VEGFR 1, 2 und 3
Stoffklasse: antineoplastische Mittel, vaskulärer endothelialer Wachstumsfaktor-Rezeptor (VEGFR)-Tyrosinkinase-Inhibitor
Zulassungsinhaber: Takeda Pharmaceuticals International AG, Ireland Branch, Block 2 Miesian Plaza, 50–58 Baggot Street Lower, Dublin 2, D02 HW68, Irland
Hersteller/Endfreigabe: Takeda Ireland Limited, Bray Business Park, Kilruddery, Co. Wicklow, A98 CD36, Irland
Millmount Healthcare Limited, Block 7, City North Business Campus, Stamullen, K32 YD60, Irland
Kontaktadresse in Deutschland: Takeda GmbH, Byk-Gulden-Str. 2, 78467 Konstanz
Darreichungsformen: Hartkapseln
Packungsgrößen, Preis und PZN: 21 Hartkapseln à 1 mg, 1798,33 Euro, PZN 19346043; 21 Hartkapseln à 5 mg, 7020,37 Euro, PZN 19346066
Zusammensetzung: 1 mg bzw. 5 mg Fruquintinib
Sonstige Bestandteile: Maisstärke, mikrokristalline Zellulose (E 460), Talkum (E 553b), Gelatine, Titandioxid (E 171), Tartrazin (E 102, nur 1-mg-Kapsel), Gelborange S (E 110, nur 1-mg-Kapsel), Allurarot AC (E 129, nur 5-mg-Kapsel), Brillantblau FCF (E 133, nur 5-mg-Kapsel), Schellack (E 904), Propylenglykol (E1520), Kaliumhydroxid, Eisen(II, III)-oxid (E 172)
Zulassungsnummer: EU/1/24/1827/001, EU/1/24/1827/002
Datum der Markteinführung: 15. Juli 2024
Besondere Lager- und Aufbewahrungshinweise: vor Feuchtigkeit geschützt aufbewahren
Dauer der Haltbarkeit: zwei Jahre
Verschreibungsstatus: verschreibungspflichtig
Chemische Struktur:

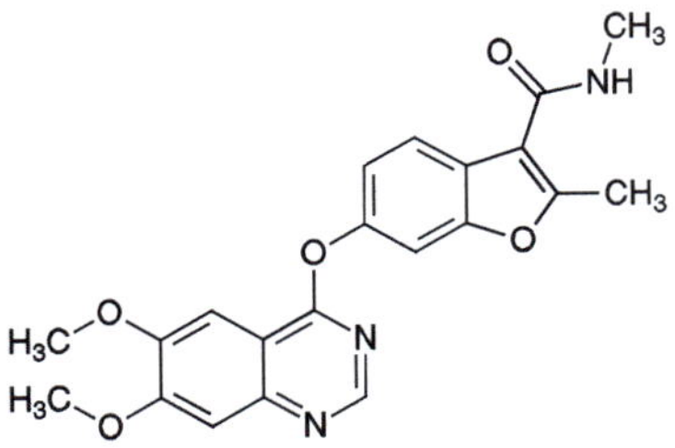

Indikationen

Monotherapeutikum zur Behandlung von erwachsenen Patienten mit metastasierendem kolorektalem Karzinom (mCRC), die bereits früher mit verfügbaren Standardtherapien, einschließlich Fluoropyrimidin-, Oxaliplatin- und Irinotecan-basierten Chemotherapien, Anti-VEGF-Arzneimitteln und Anti-EGFR-Arzneimitteln, behandelt wurden und bei denen die Erkrankung nach der Behandlung mit Trifluridin/Tipiracil oder Regorafenib fortgeschritten ist, oder die diese Behandlung nicht vertragen haben.

Wirkungen und Wirkungsmechanismus

Vaskuläre endotheliale Wachstumsfaktoren (Vascular Endothelial Growth Factor, VEGF) sind eine Familie von insgesamt sechs Mediatoren (A bis F). Durch Stimulation der zugehörigen Rezeptor-Tyrosinkinasen (Vascular Endothelial Growth Factor Receptor, VEGFR) induzieren sie die Angiogenese, verstärken die Gefäßpermeabilität sowie die Zellmigration und hemmen die Immunantwort durch Makrophagen und Monozyten. Vaskuläre endotheliale Wachstumsfaktoren sind in allen vaskulären Geweben präsent und werden in Phasen einer notwendigen Angioneogenese wie zum Beispiel im Rahmen der Wundheilung hochreguliert. Allerdings exprimieren auch einige maligne Tumoren wie das Kolorektalkarzinom verstärkt VEGF und die entsprechenden Rezeptoren, die dann eine wichtige Rolle bei der Pathogenese, dem Fortschreiten und der Metastasierung der Tumore spielen. Fruquintinib ist ein peroral verfügbarer Inhibitor von allen drei VEGF-Rezeptor-Subtypen. Die Substanz hemmt nachweislich durch verschiedene VEGF-Liganden induzierte biochemische und biologische Reaktionen, einschließlich der Rezeptor-Phosphorylierung sowie der Proliferation humaner Endothelzellen. Als Folge wird insbesondere die Angiogenese unterdrückt und damit die Versorgung und das Wachstum von Tumoren reduziert.

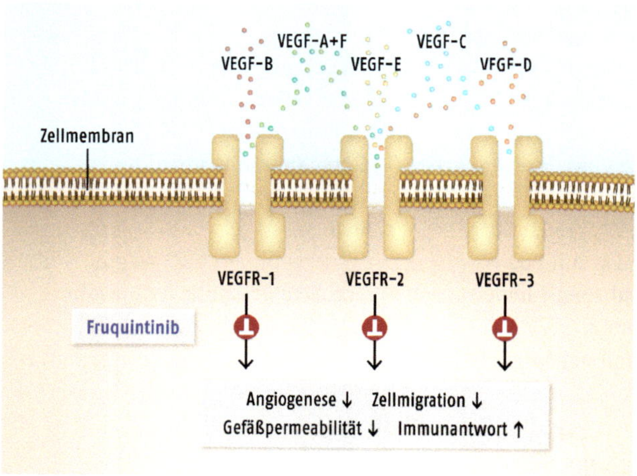

Abb. 14.1 Die vaskulären endothelialen Wachstumsfaktoren (Vascular Endothelial Growth Factor, VEGF) A bis F stimulieren die zugehörigen Rezeptor-Tyrosinkinasen (Vascular Endothelial Growth Factor Receptor, VEGFR) und induzieren so die Angiogenese, verstärken die Gefäßpermeabilität sowie Zellmigration und hemmen die Immunantwort durch Makrophagen und Monozyten. Fruquintinib ist ein Inhibitor aller drei VEGF-Rezeptor-Subtypen. Als Folge werden insbesondere die Blutversorgung und somit die Proliferation und die Metastasierung von malignen Tumoren wie dem Kolorektalkarzinom unterbunden.

Dosierung, Art und Dauer der Anwendung

Fruquintinib wird normalerweise einmal täglich in einer Dosis von 5 mg peroral appliziert. Die Anwendung kann unabhängig von den Mahlzeiten erfolgen und sollte jeweils ungefähr zur selben Tageszeit stattfinden. Nach 21 Einnahmetagen folgt eine siebentägige Pause. Versäumte Dosen können innerhalb von zwölf Stunden nachgeholt werden, anderenfalls ist die Applikation auszulassen und am Folgetag planmäßig fortzufahren. Erbrochene Dosen sollten nicht nachgeholt werden. Beim Auftreten von schweren Nebenwirkungen wie beispielsweise Hypertonie, Blutungen, Proteinurie, Hepatotoxizität oder Hand-Fuß-Syndrom ist eine Dosisreduktion auf bis zu 3 mg oder eine Unterbrechung der Therapie angeraten. Die Fruquintinib-Behandlung sollte bis zur Krankheitsprogression oder zum Auftreten inakzeptabler Toxizität fortgesetzt werden.

Erwachsene: 21 Tage einmal täglich 5 mg Fruquintinib, danach sieben Tage Pause

Kinder und Jugendliche: Für Kinder und Jugendliche stellt das metastasierende kolorektale Karzinom keine klinisch relevante Indikation dar.

Ältere Patienten: Bei älteren Patienten ab 65 Jahren muss keine Dosisanpassung erfolgen.

Patienten mit Leber- oder Niereninsuffizienz: Bei Patienten mit Nieren- oder leichter bis mäßiger Leberinsuffizienz ist keine Dosisreduktion erforderlich. Die Behandlung von Personen mit schwerer Leberfunktionsstörung wird wegen fehlender Daten derzeit nicht empfohlen.

DDD: 3,75 mg peroral

Gegenanzeigen, Kontraindikationen

Bei Überempfindlichkeit gegen Fruquintinib besteht eine Kontraindikation. Zudem wird empfohlen, die Einleitung der Behandlung bei Patienten mit thromboembolischen Ereignissen innerhalb der letzten sechs Monate oder mit Schlaganfällen und/oder transitorischen ischämischen Attacken innerhalb der letzten zwölf Monate zu vermeiden.

Nebenwirkungen

Während der Anwendung von Fruquintinib kommt es sehr häufig zu Thrombozytopenie, Hypothyreose, Anorexie, Hypertonie, Dysphonie, Diarrhö, Stomatitis, palmar-plantarem Erythrodysästhesie-Syndrom, muskuloskelettalen Beschwerden, Arthralgien, Asthenien, Ermüdung, Proteinurien sowie zu erhöhten Transaminase- und Bilirubin-Werten. Häufig wird über Pneumonien, Infektionen der oberen Atemwege, bakterielle Infektionen, Leukopenie, Neutropenie, Hypokaliämie, Epistaxis, Halsschmerzen, gastrointestinale Blutungen oder Perforationen, erhöhte Pankreasenzym-Werte, Mundschmerzen, Hautausschläge und Schleimhautentzündungen berichtet. Gelegentlich muss mit einem posterioren reversiblen Enzephalopathie-Syndrom, Pankreatitis, Cholezystitis und einer eingeschränkten Wundheilung gerechnet werden. Aortendissektionen sind ebenfalls möglich.

Wechselwirkungen

CYP3A-Induktoren wie Carbamazepin, Phenytoin, Rifampicin oder Johanniskraut bewirken eine Beschleunigung der Biotransformation von Fruquintinib. Daher ist die kombinierte Anwendung wegen der Gefahr eines Wirkverlusts zu vermeiden. Eine gleichzeitige Gabe von CYP3A-Hemmern, Inhibitoren der Transporter P-Glykoprotein (P-gp) und Breast Cancer Resistance Protein (BCRP) oder Magensäureblockern ist dagegen ohne Dosisanpassung möglich.

Warnhinweise und Vorsichtsmaßnahmen

Während der Behandlung mit Fruquintinib besteht die Gefahr von schweren, anhaltenden Hypertonien bis hin zu hypertensiven Krisen. Aus diesem Grund ist eine regelmäßige Kontrolle des Blutdrucks erforderlich. Falls durch die Gabe von Antihypertensiva keine adäquate Besserung eintritt oder es sogar zu Folgeerkrankungen wie einem posterioren reversiblen Enzephalopathie-Syndrom (PRES) kommt, kann eine Dosisreduktion von Fruquintinib oder in schweren Fällen ein Absetzen der Therapie erwogen werden. Das PRES ist eine neurologische Erkrankung, die mit Kopfschmerzen, Krampfanfällen, Lethargie, Verwirrtheit, veränderter mentaler Funktion, Blindheit und anderen visuellen und neurologischen Störungen einhergeht. Die Anwendung des VEGFR-Inhibitors ist weiterhin mit dem Auftreten von palmar-plantaren Erythrodysästhesie-Syndromen (PPES, Hand-Fuß-Syndromen), Proteinurien, teilweise tödlich verlaufenden Blutungen und gastrointestinalen Perforationen assoziiert. Die Behandelten müssen hinsichtlich dieser Erkrankungen oder Ereignisse engmaschig überwacht werden, vor allem, wenn ohnehin ein individuell erhöhtes Risiko vorliegt. Auch hier können ggf. Dosisreduktionen oder eine Beendigung der Fruquintinib-Therapie erforderlich sein. In klinischen Studien wurde unter dem Antitumorwirkstoff über eine eingeschränkte Wundheilung berichtet. Daher sollte Fruquintinib nach Möglichkeit im Zeitraum von mindestens zwei Wochen vor und nach einer Operation ausgesetzt werden. Fruzaqla®-5-mg-Kapseln enthalten als Farbstoff Allurarot AC (E 129), das allergische Reaktionen hervorrufen kann. Dies ist bei Patienten mit entsprechender Prädisposition zu bedenken.

Schwangerschaft und Stillzeit

Schwangerschaft: Fruquintinib darf wegen einer möglichen Schädigung des Ungeborenen allenfalls bei zwingendem Erfordernis während der Schwangerschaft angewendet werden. Tierexperimente ergaben Reproduktionstoxizität einschließlich fetaler Fehlbildungen. Alle gebärfähigen Patientinnen müssen daher während und bis zwei Wochen nach Beendigung der Therapie äußerst zuverlässige Verhütungsmethoden einsetzen.

Stillzeit: Es ist nicht bekannt, ob Fruquintinib oder seine Metaboliten in die Muttermilch übergehen. Da ein Risiko für den gestillten Säugling derzeit nicht ausgeschlossen werden kann, sollte das Stillen während und bis zu zwei Wochen nach der letzten Dosis unterbleiben.

Fertilität: Ergebnisse aus tierexperimentellen Studien deuten auf eine mögliche Beeinträchtigung der männlichen und weiblichen Fertilität durch Fruquintinib hin. Klinische Fertilitätsdaten liegen noch nicht vor.

Pharmakokinetik

Resorption: Nach peroraler Verabreichung werden innerhalb von etwa zwei Stunden maximale Plasmaspiegel gemessen, wobei nach 24 Stunden eine zweite Resorptionsspitze beobachtet wird. Eine gleichzeitige Nahrungsaufnahme hat keine klinisch bedeutsamen Auswirkungen auf die Pharmakokinetik von Fruquintinib.

Proteinbindung, Verteilung: Der Antitumorwirkstoff wird zu etwa 95 % an Plasmaproteine gebunden, überwiegend an Albumin. Das scheinbare Verteilungsvolumen beträgt ungefähr 0,7 l/kg.

Metabolismus: Fruquintinib wird durch verschiedene CYP450-Isoenzyme, in erster Linie über CYP3A, in geringerem Ausmaß über CYP2C8, CYP2C9 und CYP2C19 biotransformiert. Unter anderem kommt es zur Oxidation, Demethylierung und zur Amid-Hydrolyse sowie zur Glucuronsäure- und Schwefelsäure-Konjugation. Dennoch macht die Muttersubstanz mit etwa 72 % den größten Anteil der zirkulierenden Wirkstoffmenge aus.

Exkretion: Etwa 60 % einer Dosis werden im Urin wiedergefunden, überwiegend in Form von Metaboliten, 30 % erscheinen im Stuhl. Die mittlere Eliminationshalbwertszeit von Fruquintinib beträgt ungefähr 42 Stunden.

Zulassungsrelevante Studien

Die Zulassung von Fruquintinib beruht auf der 2:1-randomisierten, doppelblinden placebokontrollierten Phase-III-Studie FRESCO-2 mit 691 Erwachsenen, die unter einem metastasierenden kolorektalen Adenokarzinom litten [2]. Ihre Erkrankung hatte nicht mehr auf verfügbare Standardtherapien und/oder eine Behandlung mit Trifluridin plus Tipiracil und/oder Regorafenib angesprochen, oder die Patienten hatten diese Arzneimittel nicht (mehr) vertragen. Die Teilnehmer der Verum-Gruppe mit Fruquintinib als Monotherapeutikum erreichten eine mediane Gesamtüberlebenszeit von 7,4 Monaten. In der Placebo-Gruppe mit bestmöglicher unterstützender Behandlung lag dieser Wert bei 4,8 Monaten, entsprechend einer hochsignifikanten Überlegenheit des VEGFR-Inhibitors ($p < 0{,}001$). Die Werte für die mediane Überlebenszeit ohne Erkrankungsprogression betrugen 3,7 bzw. 1,8 Monate, zugunsten von Fruquintinib ($p < 0{,}001$). Unter dem VEGFR-Inhibitor wurden bei 63 % der Behandelten schwere Nebenwirkungen vom Grad 3 oder mehr berichtet, in der Placebo-Gruppe waren es 50 %. Im Fruquintinib-Arm traten als häufigste schwerwiegende unerwünschte Effekte Hypertonie, Asthenie und Hand-Fuß-Syndrom auf. In jedem Therapiearm kam es zu einem behandlungsassoziierten Todesfall, in der Verum-Gruppe wurde eine tödliche intestinale Perforation berichtet, unter Placebo war ein Herzstillstand die Ursache.

Wirtschaftliche Aspekte

Aufgrund einer fehlenden Alternative bei den ansonsten austherapierten Patienten erscheint der Preis der Medikation angemessen.

Therapeutische Relevanz

Das Kolorektalkarzinom ist in Europa die zweithäufigste Ursache für krebsbedingte Todesfälle. Etwa ein Viertel der Patienten hat bei der Erstdiagnose bereits Metastasen, nahezu die Hälfte der Patienten entwickelt im Laufe der Erkrankung Fernmetastasen. Die Fünf-Jahres-Überlebensrate von Patienten mit metastasiertem Kolorektalkarzinom Stadium IV liegt bei nur etwa 11 %. Daher besteht insbesondere für diese Patienten noch immer ein hoher ungedeckter therapeutischer Bedarf. Dies gilt insbesondere dann, wenn alle verfügbaren Standard-Chemotherapeutika wie Fluoropyrimidin, Oxaliplatin und Irinotecan oder gezielter eingreifende Wirkstoffe wie das Nukleosid-Analogon

Trifluridin in Kombination mit dem Thymin-Analogon Tipiracil oder der Multikinasen-Hemmer Regorafenib keine Wirkung mehr zeigen. Bislang konnten diese therapierefraktären Patienten nur noch supportiv behandelt werden. Der nun im Juli 2024 neu auf dem deutschen Markt eingeführte Angiogenese-Hemmer Fruquintinib ist durchaus als gewisser therapeutischer Fortschritt anzusehen. In der Zulassungsstudie konnten die Behandelten durch die peroral verfügbare und akzeptabel verträgliche Substanz zumindest einige Monate an Lebenszeit hinzugewinnen, das Mortalitätsrisiko wurde um etwa ein Drittel reduziert. Der Wirkmechanismus ist allerdings nicht innovativ. Genau wie Fruquintinib ist auch Tivozanib (Fotivda®) ein Inhibitor der drei vaskulären endothelialen Wachstumsfaktorrezeptoren VEGFR-1, -2 und -3. Anders als Fruquintinib ist dieser Wirkstoff als Erstlinien-Therapeutikum für Patienten mit fortgeschrittenem Nierenzellkarzinom zugelassen. In weiteren Studien wird derzeit der Einsatz von Fruquintinib bei einer ganzen Reihe von anderen Tumorerkrankungen getestet. Teilweise kommt die Substanz bereits in früheren Erkrankungsstadien zur Anwendung, beispielsweise als Erstlinien-Therapeutikum bei Magenkrebs.

Literatur

[1] Fachinformation zu Fruzaqla®, Stand Juni 2024

[2] Dasari A, Lonardi S, Garcia-Carbonero R, Elez E et al. Fruquintinib versus placebo in patients with refractory metastatic colorectal cancer (FRESCO-2): an international, multicentre, randomised, double-blind, phase 3 study. Lancet 402(10395): 41–53, 2023

[3] EPAR summary for the public. Fruzaqla® Fruquintinib. EMA/216955/2024; European Medicines Agency; https://www.ema.europa.eu

15 Futibatinib

Steckbrief

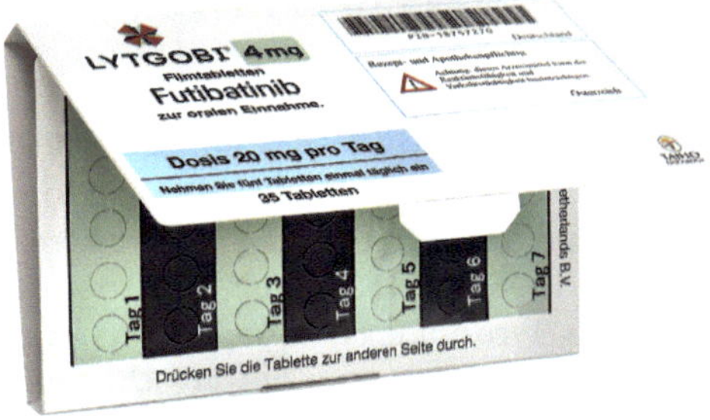

ATC-Code: L01EN04
Name: Futibatinib (Lytgobi®)
Indikation: lokal fortgeschrittenes oder metastasiertes Cholangiokarzinom und FGFR2-Fusion oder -Rearrangement
Wirkmechanismus: Hemmung der Fibroblasten-Wachstumsfaktor-Rezeptoren (Fibroblast Growth Factor Receptors) FGFR 1, 2, 3 und 4
Stoffklasse: antineoplastische Mittel, Proteinkinase-Inhibitoren
Zulassungsinhaber: Taiho Pharma Netherlands B.V., Barbara Strozzilaan 201, 1083HN Amsterdam, Niederlande
Hersteller/Endfreigabe: PCI Pharma Services (Millmount Healthcare Limited), Block 7, City North Business Campus, Stamullen, Co. Meath, K32 YD60, Irland
Kontaktadresse in Deutschland: keine
Darreichungsformen: Filmtabletten
Packungsgrößen, Preis und PZN: 21 Filmtabletten, 2971,72 Euro, PZN 18757258; 28 Filmtabletten, 2971,72 Euro, PZN 18757264; 35 Filmtabletten, 2971,72 Euro, PZN 18757270
Zusammensetzung: 4 mg Futibatinib
Sonstige Bestandteile: Mannitol (E 421), Maisstärke, Lactose-Monohydrat, Natriumlaurylsulfat, mikrokristalline Cellulose, Crospovidon, Hydroxypropylcellulose (E 463), Magnesiumstearat, Hypromellose (E 464), Macrogol, Titandioxid (E 171)
Zulassungsnummer: EU/1/23/1741/001, EU/1/23/1741/002, EU/1/23/1741/003
Datum der Markteinführung: 1. Juni 2024
Besondere Lager- und Aufbewahrungshinweise: keine besonderen Anforderungen
Dauer der Haltbarkeit: vier Jahre
Verschreibungsstatus: verschreibungspflichtig
Chemische Struktur:

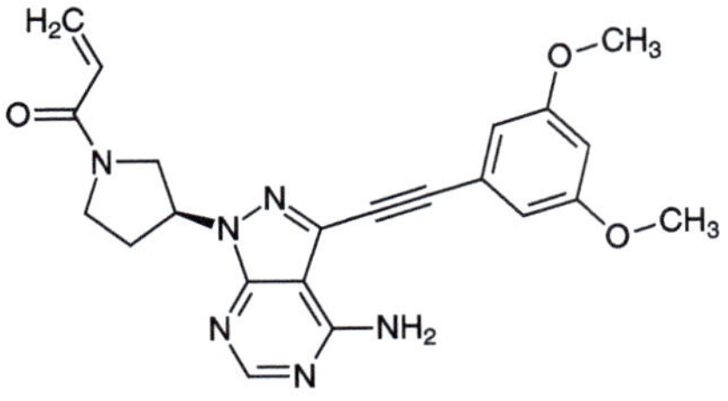

Indikationen

Monotherapeutikum zur Behandlung von erwachsenen Patienten mit lokal fortgeschrittenem oder metastasiertem Cholangiokarzinom mit einer Fibroblasten-Wachstumsfaktor-Rezeptor-2(Fibroblast Growth Factor Receptor 2, FGFR2)-Fusion oder einem FGFR2-Rearrangement, das nach mindestens einer vorherigen systemischen Therapielinie fortgeschritten ist.

Wirkungen und Wirkungsmechanismus

Punktmutationen, Fusionen oder chromosomale Neuanordnungen (Rearrangements) von für Tyrosinkinase-Rezeptoren codierenden Genen können als onkogene Treiber zu einer verstärkten Proliferation von Tumorzellen führen. Häufigste tumorbegünstigende Varianten des Tyrosinkinase-Rezeptors FGFR sind Fusionen und Rearrangements der Subgruppe FGFR2. Sie treten fast ausschließlich bei 10 bis 16 % der intrahepatischen Cholangiokarzinome auf. Futibatinib ist ein hochselektiver und irreversibler Inhibitor der FGFR-Subgruppen 1 bis 4. Im Gegensatz zu reversiblen ATP-Hemmern bildet es ein kovalentes Addukt mit einem konservierten Cystein-Rest in der P-Schleife von FGFR. Die irreversible Bindung und die abweichende Bindungsstelle sollen Futibatinib weniger anfällig für On-Target-Resistenz-Mutationen als reversibel agierende Substanzen wie Pemigatinib und Infigratinib machen. In präklinischen Studien zeigte Futibatinib eine stärkere Aktivität gegen ein breiteres Spektrum von FGFR2-Kinase-Domänenmutationen als reversible FGFR-Hemmer.

Dosierung, Art und Dauer der Anwendung

Futibatinib wird einmal täglich in einer Dosis von 20 mg unabhängig von den Mahlzeiten eingenommen. Falls eine Anwendung um mehr als zwölf Stunden versäumt wird oder Erbrechen nach der Applikation auftritt, sollte die Behandlung erst mit der nächsten geplanten Dosis wieder aufgenommen werden. Beim Auftreten von Nebenwirkungen wie schweren Hyperphosphatämien, serösen Netzhautablösungen oder hämatologischen Toxizitäten sind Dosisreduktionen auf einmal täglich 16 mg bzw. 12 mg oder die zeitweise

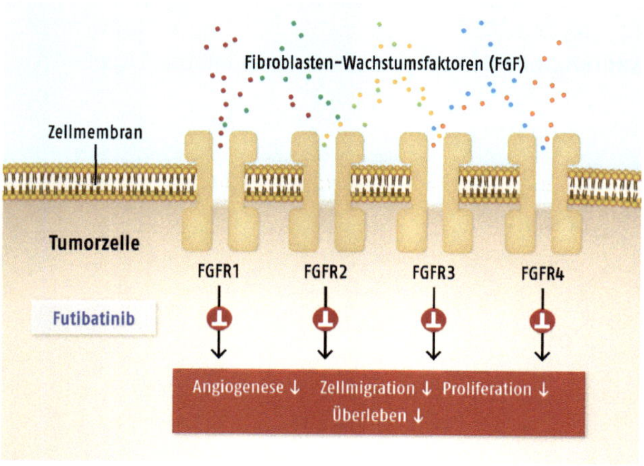

○ Abb. 15.1 Die in Makrophagen gebildeten Fibroblasten-Wachstumsfaktoren (Fibroblast Growth Factor, FGF) stimulieren die zugehörigen Rezeptor-Tyrosinkinasen FGFR und induzieren so Proliferation, Überleben, Migration und Angiogenese von Tumorzellen. Futibatinib ist ein irreversibler Inhibitor der FGF-Rezeptor-Subtypen 1, 2, 3 und 4. Bei mehr als 40 % der Patienten mit Cholangiokarzinom und bestimmten genetischen Veränderungen des Subtyps FGFR2 kann laut Zulassungsstudie ein zumindest zeitweises Schrumpfen des Tumors erreicht werden.

Unterbrechung der Futibatinib-Therapie angeraten. Wenn einmal täglich 12 mg nicht vertragen werden, muss die Behandlung dauerhaft abgebrochen werden, ebenso beim Fortschreiten der Erkrankung.

Erwachsene: einmal täglich 20 mg Futibatinib

Kinder und Jugendliche: Sicherheit und Wirksamkeit für die Behandlung von Kindern und Jugendlichen unter 18 Jahren mit Futibatinib sind bislang nicht erwiesen.

Ältere Patienten: Bei älteren Patienten ab 65 Jahren ist keine Dosisanpassung notwendig.

Patienten mit Leber- oder Niereninsuffizienz: Patienten mit Leber- oder leichter bis mäßiggradiger Niereninsuffizienz benötigen keine Dosisreduktion. Für den Einsatz von Futibatinib bei Patienten mit schwerer oder terminaler Nierenfunktionsbeeinträchtigung liegen keine Daten vor, sodass für diese Fälle keine Dosisempfehlung gegeben werden kann.

DDD: 20 mg peroral

Gegenanzeigen, Kontraindikationen

Bei Überempfindlichkeit gegen Futibatinib besteht eine Kontraindikation.

Nebenwirkungen

Während der Anwendung von Futibatinib kommt es sehr häufig zu Hyper- und Hypophosphatämien, vermindertem Appetit, Hyponatriämien, Dysgeusie, trockenem Auge, Stomatitis, Diarrhö, Übelkeit, Obstipation, Mundtrockenheit, Erbrechen, Abdominalschmerzen, palmar-plantarem Erythrodysästhesie-Syndrom, Erkrankungen der Nägel, trockener Haut, Alopezie, Myalgien, Arthralgien, Ermüdung sowie zu erhöhten Transaminase-Werten. Häufig wird über Migräne, seröse Netzhautablösungen und Darmobstruktionen berichtet.

Wechselwirkungen

Inhibitoren des Biotransformationsenzyms CYP3A und/oder des Transporters P-Glykoprotein (P-gp) wie Azol-Antimykotika, Makrolid-Antibiotika oder Grapefruit führen zu einer verlangsamten Clearance von Futibatinib und damit zu möglicherweise verstärkter Toxizität. Beim erforderlichen kombinierten Einsatz starker CYP3A/P-gp-Inhibitoren sollte daher eine Reduktion der Futibatinib-Dosis auf einmal täglich 16 mg erfolgen. Die gleichzeitige Anwendung von starken CYP3A/P-gp-Induktoren wie Carbamazepin, Phenytoin oder Rifampicin ist wegen der Gefahr eines Wirkverlusts zu vermeiden. Falls dies nicht möglich ist, kann unter sorgfältiger Überwachung der Verträglichkeit eine Erhöhung der Futibatinib-Dosis erwogen werden. In vitro hemmt Futibatinib die Efflux-Transporter P-gp und BCRP (Breast Cancer Resistance Protein). Bis zum Vorliegen klinischer Daten ist beim kombinierten Einsatz von entsprechenden Substraten wie Digoxin, Dabigatran, Colchicin oder Rosuvastatin Vorsicht geboten, da die Gefahr von verstärkten Nebenwirkungen dieser Begleitmedikationen besteht. Zudem wurde in vitro eine Induktion von CYP1A2 durch Futibatinib festgestellt. Beim gleichzeitigen Einsatz von CYP1A2-Substraten wie Olanzapin oder Theophyllin sollte bis zur Klärung der klinischen Relevanz der In-vitro-Befunde eine engmaschige Überwachung erfolgen, da die Wirkung dieser Kombinationspartner möglicherweise reduziert wird.

Warnhinweise und Vorsichtsmaßnahmen

Vor Beginn der Futibatinib-Therapie muss das Vorhandensein von FGFR2-Genfusionen oder -Rearrangements durch einen geeigneten diagnostischen Test bestätigt werden. Unter Futibatinib ist bei allen Patienten eine phosphatarme Diät erforderlich, da der Wirkstoff infolge der FGFR-Hemmung zu erhöhten Serumphosphatspiegeln führt. Bei Spiegeln ab 5,5 mg/dl sind zusätzliche phosphatsenkende Therapien angeraten, was bei mehr als 80 % der Behandelten der Fall ist. Bei Serumphosphatspiegeln über 7 mg/dl wird eine Dosisanpassung des FGFR-Inhibitors empfohlen. Bei anhaltender Hyperphosphatämie besteht die Gefahr einer Mineralisierung des Weichgewebes mit Symptomen wie kutaner, vaskulärer und myokardialer Calcifizierung, Anämie, Hyperparathyreoidismus und Hypocalcämien. In schweren Fällen sind Verwirrtheit, Krampfanfälle, Verlängerungen des QT-Intervalls mit Arrhythmien, Herzversagen, Ateminsuffizienz, Rhabdomyolysen und hämolytische Anämien möglich. Vor Beginn und während einer Futibatinib-Therapie sollten augenärztliche Untersuchungen durchgeführt werden, da die Behandlung häufig mit serösen Netzhautablösungen verbunden ist. Auf Symptome wie verschwommenes Sehen, Glaskörperflocken (Mouches volantes) oder Photopsie ist zu achten. Patienten mit klinisch bedeutsamen Augenerkrankungen wie diabetischen und zentralen serösen Retinopathien, Makula- bzw. Netzhautdegenerationen oder früheren Netzhautablösungen sollten nur nach sorgfältiger Abwägung mit Futibatinib behandelt werden. Unter dem FGFR-Inhibitor sehr häufig auftretenden trockenen Augen kann durch die Applikation von okulären Demulzenzien begegnet werden. Falls es während der Anwendung von Futibatinib zu Symptomen wie Sehstörungen oder Ermüdung kommt, ist beim Führen von Fahrzeugen oder Bedienen von Maschinen Vorsicht geboten.

Schwangerschaft und Stillzeit

Schwangerschaft: Wegen bislang fehlender klinischer Daten darf die Anwendung von Futibatinib bei schwangeren Frauen nur bei zwingendem Erfordernis erfolgen. Tierexperimente ergaben embryofetale Toxizität. Vor Behandlungsbeginn sollte ein Test durchgeführt werden, um eine Schwangerschaft auszuschließen. Frauen im gebärfähigen Alter und Männer mit Partnerinnen im gebärfähigen Alter müssen während und bis zu mindestens einer Woche nach Beendigung der Therapie eine effektive Verhütungsmethode anwenden. Da die Wirkung systemischer Kontrazeptiva unter Futibatinib-Therapie bislang nicht geprüft wurde, empfiehlt sich der zusätzliche Einsatz einer Barrieremethode.

Stillzeit: Es ist nicht bekannt, ob Futibatinib oder seine Metaboliten in die Muttermilch übergehen. Da ein Risiko für den Säugling derzeit nicht ausgeschlossen werden kann, sollte das Stillen während und bis zu einer Woche nach Abschluss der Behandlung unterbleiben.

Fertilität: Aufgrund der pharmakologischen Eigenschaften von Futibatinib kann eine Beeinträchtigung der männlichen und weiblichen Fertilität derzeit nicht ausgeschlossen werden. Allerdings liegen bislang weder präklinische noch klinische Fertilitäts-Daten vor.

Pharmakokinetik

Resorption: Nach peroraler Gabe werden innerhalb von etwa zwei Stunden maximale Plasmaspiegel gemessen. Die Einnahme zusammen mit einer fett- und kalorienreichen Mahlzeit hat offenbar keinen klinisch relevanten Einfluss auf die Bioverfügbarkeit von Futibatinib.

Proteinbindung, Verteilung: Die Plasmaproteinbindung wird mit 95 % angegeben, sie erfolgt in erster Linie an Albumin und saures α1-Glykoprotein. Das Verteilungsvolumen beträgt 0,95 l/kg Körpergewicht.

Metabolismus: Futibatinib wird nach Erkenntnissen aus In-vitro-Untersuchungen vorwiegend über CYP3A und Glutathion-Konjugation biotransformiert. Dennoch ist die Muttersubstanz mit 60 % der wichtigste im Plasma zirkulierende Anteil, gefolgt von einem pharmakologisch inaktiven Cysteinylglycin-Konjugat mit weniger als 10 % der Dosis.

Exkretion: Die Ausscheidung von Futibatinib erfolgt zu 64 % mit den Fäzes und zu 6 % renal, überwiegend in unveränderter Form. Die Eliminationshalbwertszeit wird mit etwa drei Stunden angegeben.

Zulassungsrelevante Studien

Die Zulassung von Futibatinib beruht auf einer einarmigen, offenen Phase-II-Studie mit 103 erwachsenen Cholangiokarzinom-Patienten [3]. Die Teilnehmer hatten zuvor mindestens eine systemische Behandlung, meist auf Basis von Gemcitabin und Cisplatin, erhalten. Die Erkrankung war inoperabel und lokal fortgeschritten oder metastasiert. Bei allen Patienten waren Fusionen oder Rearrangements im FGFR2-Gen nachweisbar. Eine Vorbehandlung mit anderen FGFR-Inhibitoren hatte nicht stattgefunden. Im Studienverlauf zeigten 42 % der Patienten ein partielles Ansprechen auf die Behandlung mit Futibatinib, im Sinne einer Verkleinerung des Tumors. Die Beurteilung erfolgte durch eine unabhängige Prüfkommission. Die mediane Responsedauer betrug 9,7 Monate. Im Rahmen der etwa 17-monatigen Beobachtungszeit wurde eine mediane progressionsfreie Überlebenszeit von 9,0 Monaten ermittelt. Der entsprechende Wert für die Gesamtüberlebensdauer betrug 21,7 Monate. Häufig auftretende, behandlungsassoziierte Nebenwirkungen vom Grad 3 bis 4 waren Hyperphosphatämien (30 % der Patienten), erhöhte Aspartat-Aminotransferase-Spiegel (7 %), Stomatitis (6 %) und Fatigue (6 %). Etwa 2 % der Teilnehmer brachen die Therapie aufgrund von Nebenwirkungen ab. Die Lebensqualität konnte unter Futibatinib normalerweise aufrechterhalten werden, Todesfälle aufgrund der Medikation wurden nicht berichtet.

Wirtschaftliche Aspekte

Die monatlichen Therapiekosten für den irreversiblen FGFR-Inhibitor Futibatinib liegen etwas höher als die des Konkurrenzpräparats mit reversibel wirkendem Pemigatinib.

Therapeutische Relevanz

In Deutschland werden derzeit pro Jahr etwa 5000 Fälle eines Cholangiokarzinoms registriert. Meist handelt es sich um intrahepatische Tumoren, nur in Einzelfällen tritt die maligne Erkrankung am Gallengang außerhalb der Leber auf. Die Fünf-Jahres-Überlebensrate bei einem neu diagnostizierten intrahepatischen Karzinom liegt bei weniger als 10 %. Die Behandlung der schwer diagnostizierbaren Erkrankung besteht in erster Linie in einer Operation. Bei nicht operablen, nicht metastasierten Tumoren sind auch Lebertransplantationen möglich. Dennoch muss bei bis zu 70 % der Betroffenen mit einem Rezidiv gerechnet werden. Die palliative Therapie erfolgt bislang durch relativ unspezifische Gemcitabin- bzw. Cisplatin-basierte Chemotherapien und endoskopische Entlastungen der Gallenwege. In den letzten Jahren haben sich Fibroblasten-Wachstumsfaktor-Rezeptoren (FGFR) für Patienten mit lokal fortgeschrittenem oder metastasiertem Cholangiokarzinom und bestimmten Veränderungen des Rezeptorsubtyps FGFR2 als vielversprechende Targets herausgestellt. Im Jahr 2021 wurde mit Pemigatinib ein reversibler Inhibitor der Tyrosinkinase-Rezeptoren FGFR 1, 2 und 3 auf dem Markt eingeführt. In einer Phase-II-Studie profitierte etwa ein Drittel der mit Gemcitabin und Cisplatin vorbehandelten Teilnehmer von der Pemigatinib-Therapie und gewann so einige Lebensmonate. Der in Deutschland nun als Zweitlinien-Therapeutikum neu zugelassene Wirkstoff Futibatinib unterscheidet sich von Pemigatinib insofern, als er nicht reversibel, sondern kovalent an die FGF-Rezeptoren bindet und die Signale von vier der sechs Rezeptorsubtypen etwa gleichermaßen inhibiert. In der Zulassungsstudie war bei etwas mehr als 40 % der Teilnehmer ein Ansprechen feststellbar, wobei die mediane Responsedauer knapp zehn Monate betrug. Direkt vergleichende Untersuchungen mit Futibatinib und Pemigatinib liegen nicht vor. Derzeit wird untersucht, ob das irreversibel wirkende Futibatinib bei Resistenz gegen reversible FGFR-Hemmer eingesetzt werden könnte. Ergebnisse aus In-vitro-Studien und einer Phase-I-Studie deuten auf eine solche Möglichkeit hin [2]. Zudem wird Futibatinib aktuell als Erstlinientherapeutikum für Cholangiokarzinome und für den Einsatz bei einer ganzen Reihe weiterer solider Tumoren geprüft.

Literatur

[1] Fachinformation zu Lytgobi®, Stand Juni 2024
[2] Bahleda R, Meric-Bernstam F, Goyal L, Tran B et al. Phase I, first-in-human study of futibatinib, a highly selective, irreversible FGFR1–4 inhibitor in patients with advanced solid tumors. Ann Oncol 31(10): 1405–1412, 2020
[3] Goyal L, Meric-Bernstam F, Hollebecque A, Valle JW et al. Futibatinib for FGFR2-rearranged intrahepatic cholangiocarcinoma. N Engl J Med 388(3): 228–239, 2023
[4] EPAR summary for the public. Lytgobi® Futibatinib. EMA/214050/2023; European Medicines Agency; https://www.ema.europa.eu

16 Gadopiclenol

Steckbrief

ATC-Code: V08CA12

Name: Gadopiclenol (Elucirem®)

Indikation: Diagnostikum für Erwachsene und Kinder ab zwei Jahren für die kontrastverstärkte Magnetresonanztomografie (MRT), um Pathologien mit einer Störung der Blut-Hirn-Schranke und/oder Anomalien der Gefäße besser erkennbar und sichtbar zu machen.

Wirkmechanismus: Verstärkung der Signalintensität durch Erhöhung der Relaxationsgeschwindigkeiten von Wasserprotonen

Stoffklasse: paramagnetische Kontrastmittel

Zulassungsinhaber: Guerbet, 15 Rue des Vanesses, 93420 Villepinte, Frankreich

Hersteller/Endfreigabe: Guerbet, 16–24 Rue Jean Chaptal, 93600 Aulnay-sous-Bois, Frankreich

Kontaktadresse in Deutschland: Guerbet GmbH, Otto-Volger-Straße 11, 65843 Sulzbach (Taunus)

Darreichungsformen: Durchstechflasche oder Fertigspritze mit Injektionslösung

Packungsgrößen, Preis und PZN: eine Fertigspritze mit 7,5 ml, 171,30 Euro, PZN 18424781; eine Fertigspritze mit 10 ml, 224,92 Euro, PZN 18424798; eine Durchstechflasche mit 7,5 ml, 144,64 Euro, PZN 18424806; eine Durchstechflasche mit 10 ml, 189,38 Euro, PZN 18424835; eine Durchstechflasche mit 50 ml, 905,19 Euro, PZN 18424841

Zusammensetzung: 485,1 mg Gadopiclenol pro ml Lösung

Sonstige Bestandteile: 2,2',2'',2'''-(1,4,7,10-Tetraazacyclododecan-1,4,7,10-tetrayl) tetraessigsäure, Trometamol, Salzsäure (zur pH-Einstellung), Natriumhydroxid (zur pH-Einstellung), Wasser für Injektionszwecke

Zulassungsnummer: EU/1/23/1772/001–025

Datum der Markteinführung: 1. April 2024

Besondere Lager- und Aufbewahrungshinweise: Die Fertigspritzen dürfen nicht eingefroren werden.

Dauer der Haltbarkeit: drei Jahre

Wenn das Arzneimittel nicht sofort verwendet wird, liegen die Aufbewahrungsdauer und -bedingungen vor der Anwendung in der Verantwortung des Anwenders und sollten normalerweise nicht länger als 24 Stunden bei 2 bis 8 °C betragen, es sei denn, die Öffnung erfolgte unter kontrollierten und validierten aseptischen Bedingungen.

Verschreibungsstatus: verschreibungspflichtig

Chemische Struktur:

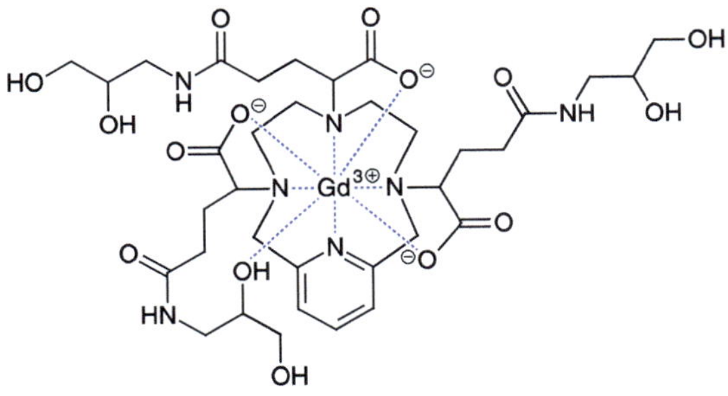

16

Indikationen

Diagnostikum für Erwachsene und Kinder ab zwei Jahren für die kontrastverstärkte Magnetresonanztomografie (MRT), um Pathologien mit einer Störung der Blut-Hirn-Schranke und/oder Anomalien der Gefäße besser erkennbar und sichtbar zu machen.

Wirkungen und Wirkungsmechanismus

Gadopiclenol ist ein paramagnetisches Kontrastmittel mit einem makrozyklischen nichtionischen Gadolinium-Komplex. Die Substanz wird hauptsächlich zur Magnetresonanztomografie (MRT) und -angiografie (MRA) eingesetzt. Sie ist für Untersuchungen pathologischer Strukturen im gesamten Körper geeignet, um eine Differenzierung zwischen gesundem und pathologischem Gewebe zu erleichtern. Der kontrastfördernde Effekt von Gadopiclenol wird durch das enthaltene Gadolinium vermittelt. Im Rahmen einer MRT entsteht nach Anregung der Kernspins durch einen Hochfrequenzimpuls eine transversale Magnetisierung. Nach Abschalten des Pulses kommt es zur sogenannten Relaxation, wobei das Spinsystem in den Gleichgewichtszustand zurückkehrt. Man unterscheidet die longitudinale Relaxation (T1), welche den Aufbau der Längsmagnetisierung bewirkt, und die transversale Relaxation (T2), die den Zerfall der Transversalmagnetisierung beschreibt. Bei Platzierung des Gadolinium-haltigen Kontrastmittels Gadopiclenol im Zielgewebe wird eine Verkürzung der Relaxationszeiten T1 und T2 erreicht, was zu einer Verstärkung der Signalintensität bzw. Helligkeit dieser Gewebe führt. Im Vergleich zu anderen Kontrastmitteln auf Basis von Gadolinium weist Gadopiclenol in Wasser eine besonders hohe Relaxivität auf. Die Substanz kann zwei mit Gadolinium verbundene Wassermoleküle austauschen, um die Koordinationszahl zusätzlich zu den vier Stickstoff- und den drei Sauerstoffatomen der Carboxylat-Funktionen im Gadopiclenol-Chelat zu vervollständigen. Als Folge ist die Kontrastverstärkung doppelt so hoch wie bei anderen Gadolinium-haltigen Kontrastmitteln, sodass mit Gadopiclenol nur die halbe molare Dosis an Gadolinium eingesetzt werden muss. Hierdurch wird eine Entlastung der untersuchten Personen erreicht.

Dosierung, Art und Dauer der Anwendung

Das Kontrastmittel wird normalerweise in einer Dosis von 0,1 ml/kg Körpergewicht (0,05 mmol/kg Körpergewicht) als Bolusinjektion intravenös verabreicht. Erwachsene und Kinder ab zwei Jahren erhalten jeweils die gleiche Menge. Bei Kindern sollte allerdings während einer Aufnahme nicht mehr als eine Dosis angewendet werden. Die Injektion erfolgt bevorzugt am liegenden Patienten. Eine optimale Signalverstärkung wird während der arteriellen Phase und innerhalb von etwa 15 Minuten nach der Applikation erreicht. Um auf eine potenziell auftretende Überempfindlichkeitsreaktion reagieren zu können, empfiehlt sich eine Nachbeobachtung von mindestens einer halben Stunde. Im Falle einer Paravasation muss die Gadopiclenol-Injektion sofort abgebrochen werden.

Erwachsene: 0,1 ml/kg bzw. 0,05 mmol/kg Körpergewicht

Kinder und Jugendliche: 0,1 ml/kg bzw. 0,05 mmol/kg Körpergewicht
Sicherheit und Wirksamkeit von Gadopiclenol sind für den Einsatz bei Kindern unter zwei Jahren noch nicht erwiesen.

Ältere Patienten: Bei älteren Menschen wird keine Dosisanpassung für notwendig gehalten, dennoch ist bei diesem Personenkreis Vorsicht geboten.

Patienten mit Leber- oder Niereninsuffizienz: Bei Leber- oder Nierenfunktionsstörungen jeglichen Schweregrads ist keine Dosisreduktion erforderlich. Bei Patienten mit schwerer Niereninsuffizienz oder in der perioperativen Phase einer Lebertransplantation ist vor Applikation von Gadopiclenol eine sorgfältige Nutzen-Risiko-Abwägung angeraten. Von der Anwendung mehrerer Dosen in Folge wird wegen fehlender Erfahrungen abgeraten, es sei denn, der Injektionsabstand beträgt mindestens sieben Tage.

DDD: noch nicht bekannt

Gegenanzeigen, Kontraindikationen

Bei Überempfindlichkeit gegen Gadopiclenol besteht eine Kontraindikation. Das Kontrastmittel sollte nur dann angewendet werden, wenn die diagnostische Information notwendig ist und ohne kontrastverstärkte MRT nicht erhoben werden kann.

Nebenwirkungen

Während und nach der Anwendung von Gadopiclenol kommt es häufig zu Kopfschmerzen und zu Reaktionen an der Injektionsstelle. Gelegentlich wird über Überempfindlichkeit, Dysgeusie, Durchfall, Übelkeit, Bauchschmerzen, Erbrechen, Müdigkeit und Hitzegefühl berichtet.

Wechselwirkungen

β-Adrenozeptorblocker wie Metoprolol, vasoaktive Substanzen wie Nitrate, ACE-Inhibitoren wie Ramipril und Angiotensin-II-Rezeptor-Antagonisten wie Candesartan verringern bei Blutdruckstörungen die Wirksamkeit der Mechanismen der körpereigenen kardiovaskulären Kompensation. Bei der kombinierten Anwendung von Gadopiclenol ist daher Vorsicht geboten.

Warnhinweise und Vorsichtsmaßnahmen

Während und nach der Applikation von Gadopiclenol muss mit teilweise lebensbedrohlichen Überempfindlichkeitsreaktionen bis hin zum anaphylaktischen Schock gerechnet werden. Es sind sowohl spontane Reaktionen innerhalb von einer Stunde nach der Anwendung als auch verzögerte Überempfindlichkeiten bis zu sieben Tag nach der Injektion möglich. Neben der Bereithaltung eines Beatmungsgeräts ist das Legen eines venösen Zugangs angeraten, um im Notfall unverzüglich Gegenmaßnahmen wie die Gabe von Epinephrin und Antihistaminika einleiten zu können. Besonders gefährdet sind Patienten mit Asthma bronchiale, Allergieneigung oder vorangegangener Reaktion auf Gadolinium-haltige Kontrastmittel. Auch zur Beherrschung von potenziell unter Gadopiclenol auftretenden Krampfanfällen ist eine geeignete Notfallausrüstung bereitzuhalten. Wegen der Gefahr einer nephrogenen systemischen Fibrose sollten Patienten mit schwerer akuter oder chronischer Nierenfunktionsstörung nur mit besonderer Vorsicht behandelt werden. Ein erhöhtes Risiko für ein akutes Nierenversagen besteht insbesondere bei Patienten nach Lebertransplantation. Bei diesen Personen kann eine Hämodialyse kurz nach der Anwendung von Gadopiclenol erwogen werden, um das Kontrastmittel möglichst rasch aus dem Körper zu entfernen. Bislang liegen keine oder nur begrenzte Daten hinsichtlich der Leistung von Gadopiclenol im Rahmen einer ZNS-Bildgebung bei Patienten mit entzündlichen, infektiösen, Autoimmun- oder demyelinisierenden Erkrankungen (z. B. multipler Sklerose), mit akutem oder chronischem Infarkt oder intramedullären

Läsionen der Wirbelsäule vor. Das Gleiche gilt für die Bildgebung bei Patienten mit entzündlichen, infektiösen und Autoimmunerkrankungen wie Pankreatitis, entzündlichen Darmerkrankungen, Entzündungen des Kopf- und Halsbereichs und mit Endometriose. Zum Einsatz von Gadopiclenol bei Patienten mit schwerer Herz-Kreislauf-Erkrankung sind ebenfalls keine Erfahrungen verfügbar, sodass das Kontrastmittel hier nur nach sorgfältiger Nutzen-Risiko-Abwägung angewendet werden darf. Patienten mit Herzschrittmachern, ferromagnetischen Gefäßclips, Infusionspumpen, Nervenstimulatoren, Cochleaimplantaten oder metallischen Fremdkörpern im Körper, insbesondere im Auge, sollten unabhängig vom verwendeten Kontrastmittel keine MRT-Untersuchungen erhalten.

Schwangerschaft und Stillzeit

Schwangerschaft: Aufgrund bislang fehlender klinischer Daten darf die Anwendung von Gadopiclenol bei Schwangeren allenfalls bei dringendem Erfordernis erfolgen. Tierexperimentelle Studien zeigten einen geringen Plazentatransfer, ergaben allerdings keine Hinweise auf Reproduktionstoxizität.

Stillzeit: Gadolinium-haltige Kontrastmittel werden in sehr geringen Mengen in die Muttermilch ausgeschieden. Auswirkungen auf den gestillten Säugling sind daher unwahrscheinlich, zumal die Resorption aus dem Darmtrakt ebenfalls schwach ist. Zur Sicherheit kann eine 24-stündige Stillpause erwogen werden.

Fertilität: Tierexperimentelle Untersuchungen ergaben keine Hinweise auf eine Beeinträchtigung der Fertilität durch Gadopiclenol. Klinische Fertilitätsstudien liegen nicht vor.

Pharmakokinetik

Resorption: Gadopiclenol wird ausschließlich intravenös verabreicht, sodass die Bioverfügbarkeit definitionsgemäß 100 % beträgt.

Proteinbindung, Verteilung: Die Substanz verteilt sich rasch in die extrazelluläre Flüssigkeit. Das Verteilungsvolumen wird mit etwa 1,8 l/kg angegeben. Die Bindung an Plasmaproteine ist vernachlässigbar gering, was zu einer raschen Clearance von Gadopiclenol führt.

Metabolismus: Das Kontrastmittel wird offenbar nicht biotransformiert.

Exkretion: Gadopiclenol wird in erster Linie mittels glomerulärer Filtration renal ausgeschieden. Innerhalb von 48 Stunden erscheinen 98 % der Dosis im Urin. Bei normaler Nierenfunktion liegt die Eliminationshalbwertszeit im Bereich von 1,5 bis 1,7 Stunden.

Zulassungsrelevante Studien

Die Zulassung von Gadopiclenol beruht auf zwei randomisierten, doppelblinden, aktiv und placebokontrollierten Phase-III-Studien mit insgesamt 560 Teilnehmern.

In die Studie PICTURE wurden 256 Erwachsene aufgenommen, bei denen aufgrund einer vorangegangenen bildgebenden Untersuchung, beispielsweise einer MRT oder CT, ein Verdacht auf einen Tumor im Gehirn oder Rückenmark bestand [2]. Bei den Teilnehmern wurden im Abstand von zwei bis 14 Tagen zwei MRT-Aufnahmen durchgeführt, einmal mit 0,05 mmol/kg Gadopiclenol und das zweite Mal mit 0,1 mmol/kg Gadobutrol oder in umgekehrter Reihenfolge. Als primäre Endpunkte wurden die drei Parameter

Abgrenzung, interne Morphologie und Grad der Kontrastverstärkung festgelegt. Die Beurteilung erfolgte durch drei unabhängige verblindete Auswerter.

An der zweiten Studie PROMISE nahmen 304 Erwachsene teil [3]. Aufgrund einer vorangegangenen bildgebenden Untersuchung wie MRT oder CT bestand bei ihnen der Verdacht auf einen Tumor oder ein anderes krankhaft verändertes Gewebe im Kopf- und Halsbereich, im Thorax, im Abdomen, im Becken und im Muskel-Skelett-System. Am häufigsten handelte es sich um Brust- (23 %) und Lebertumore (21 %). Studienaufbau, Medikation und die Auswertung waren sehr ähnlich wie in der oben beschriebenen PICTURE-Studie.

In beiden Untersuchungen konnte für alle drei Parameter eine signifikante Nichtunterlegenheit von Gadopiclenol gegenüber dem Standardkontrastmittel Gadobutrol in doppelter molarer Dosis gezeigt werden. Ebenso war eine hochsignifikante Überlegenheit von Gadopiclenol gegenüber MRT-Aufnahmen ohne Kontrastmittel feststellbar. Unter Gadopiclenol und Gadobutrol lag die Inzidenz von Nebenwirkungen mit 14,6 vs. 17,6 % in einem ähnlichen Bereich.

Wirtschaftliche Aspekte

Der Preis für eine Kontrastaufnahme mit Gadopiclenol liegt etwa im Bereich von dem für eine Aufnahme mit dem Standardkontrastmittel Gadobutrol.

Therapeutische Relevanz

Kontrastmittel werden in der modernen bildgebenden Diagnostik eingesetzt und ermöglichen es, mit aussagekräftigen Bildern präzise Diagnosen zu stellen. Beim Röntgen oder der Computertomografie (CT) verwendet man eher Zubereitungen auf Basis von Iod oder Barium. Bei der Magnetresonanztomografie (MRT) enthält das Kontrastmittel meist Ionen des Metalls Gadolinium, mit denen das Signal aufgrund der speziellen magnetischen Eigenschaften verstärkt werden kann. Somit ist es möglich, durch signifikante Helligkeitsunterschiede zwischen gesunden und krankhaft veränderten Weichteilgeweben zu differenzieren und Strukturen von Gefäßen, Entzündungen oder Tumoren besser einzuschätzen. Klassische Einsatzgebiete der Kontrastmittel-gestützten MRT sind Aufnahmen des Gehirns, des Rückenmarks, der Gelenke und der Blutgefäße sowie die Darstellung von Tumoren. Wegen der assoziierten Risiken, wie beispielsweise Überempfindlichkeitsreaktionen, sollten Kontrastmittel nur eingesetzt werden, wenn es für die Diagnose und Therapie eindeutig erforderlich ist. Jedoch treten bei Gadolinium-haltigen im Vergleich zu Iod-haltigen Kontrastmitteln seltener schwere Reaktionen auf. Ein gewisses Risiko entsteht durch die Tatsache, dass sich Gadolinium in geringer Menge im Gehirn und in anderen Geweben ablagern kann. Dies wurde insbesondere bei der Gabe von linearen Gadolinium-Verbindungen beobachtet, sodass deren Zulassung auf Empfehlung der EMA seit 2018 ruht. Konkrete Hinweise auf mögliche Schädigungen und die Folgen liegen allerdings nicht vor, sodass die potenziell assoziierten Gefahren derzeit kaum eingeschätzt werden können. Bei den aktuell eingesetzten makrozyklischen Gadolinium-haltigen Kontrastmitteln sind die Ablagerungen geringer. Mit der Entwicklung des ebenfalls makrozyklischen neuen Wirkstoffs Gadopiclenol wurde in diesem Punkt ein zusätzlicher Fortschritt erreicht. Aufgrund seiner Struktur und der damit verbundenen starken Relaxivität ist beispielsweise im Vergleich zur ionischen Standardsubstanz Gadobutrol eine nur halb so große Menge an Gadolinium erforderlich, um genauso aussagekräftige MRT-Aufnahmen zu erhalten. In den beiden Zulassungsstudien konnte eine signifikante Nichtunterlegenheit von 0,05 mmol/kg Gadopiclenol gegenüber 0,1 mmol/kg Gadobutrol gezeigt werden.

Generell sollte zeitnah untersucht werden, welche Gefahren im Einzelnen von im Körper eingelagerten Gadolinium-Ionen ausgehen.

Literatur

[1] Fachinformation zu Elucirem®, Stand Dezember 2023

[2] Loevner LA, Kolumban B, Hutóczki G, Dziadziuszko K et al. Efficacy and safety of gadopiclenol for contrast-enhanced MRI of the central nervous system: the PICTURE randomized clinical trial. Invest Radiol 58(5): 307–313, 2023

[3] Kuhl C, Csőszi T, Piskorski W, Miszalski T et al. Efficacy and safety of half-dose gadopiclenol versus full-dose gadobutrol for contrast-enhanced body MRI. Radiology 308(1): e222612, 2023

[4] EPAR summary for the public. Elucirem® Gadopiclenol. EMA/471814/2023; European Medicines Agency; https://www.ema.europa.eu

17 Insulin icodec

Steckbrief

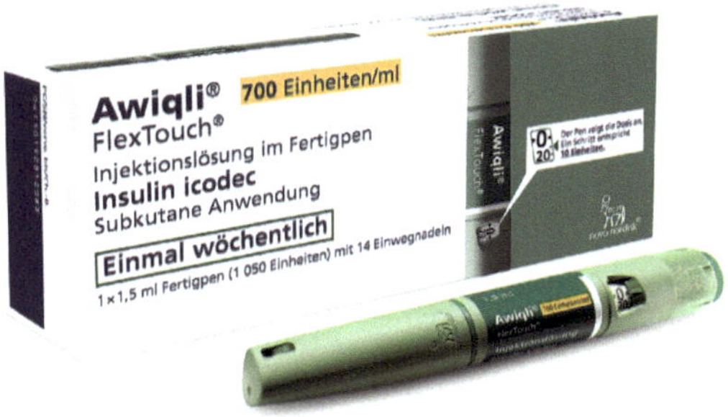

ATC-Code: A10AE07
Name: Insulin icodec (Awiqli®)
Indikation: Diabetes mellitus vom Typ 1 und 2
Wirkmechanismus: Insulin-rezeptor-Agonist
Stoffklasse: Antidiabetika, Insuline und Analoga zur Injektion, lang wirkend
Zulassungsinhaber: Novo Nordisk A/S, Novo Alle 1, DK-2880 Bagsvaerd, Dänemark
Hersteller/Endfreigabe: Novo Nordisk A/S, Novo Alle 1, DK-2880 Bagsvaerd, Dänemark
Kontaktadresse in Deutschland: Novo Nordisk Pharma GmbH, Isaac-Fulda-Allee 24, 55124 Mainz
Darreichungsformen: Injektionslösung im Fertigpen
Packungsgrößen, Preis und PZN: ein Fertigpen mit 1,5 ml, 73,68 Euro, PZN 19281208
Zusammensetzung: 700 Einheiten entsprechend 26,8 mg Insulin icodec pro ml
Sonstige Bestandteile: Glycerol, Metacresol, Phenol, Zinkacetat, Natriumchlorid, Salzsäure (zur Einstellung des pH-Werts), Natriumhydroxid (zur Einstellung des pH-Werts), Wasser für Injektionszwecke
Zulassungsnummer: EU/1/24/1815/001-014
Datum der Markteinführung: 1. September 2024
Besondere Lager- und Aufbewahrungshinweise: mit aufgesetzter Kappe im Kühlschrank bei 2 bis 8 °C lagern, nicht einfrieren und vom Kühlaggregat fernhalten
Dauer der Haltbarkeit: 30 Monate
Nach Anbruch darf das Arzneimittel über bis zu zwölf Wochen bei maximal 30 °C vor Licht geschützt gelagert werden.
Verschreibungsstatus: verschreibungspflichtig

Indikationen

Behandlung des Diabetes mellitus bei Erwachsenen.

Wirkungen und Wirkungsmechanismus

Wie andere Insuline fungiert das Basalinsulin icodec als Regulator des Glucose-Stoffwechsels. Über eine Bindung an spezifische Insulinrezeptoren wird die Glucose-Aufnahme aus dem Blut in die Gewebe stimuliert und die Glucose-Produktion in der Leber inhibiert. Als Folge kommt es insgesamt zu einer Reduktion des Blutzuckerspiegels. Insuline hemmen zudem die Lipolyse und Proteolyse und verstärken die Proteinbiosynthese. Anders als bei klassischen Insulinen wurde das Insulinmolekül von Insulin icodec mit einer C20-Fettsäure gekoppelt. Hierdurch kommt es zu einer starken, reversiblen Bin-

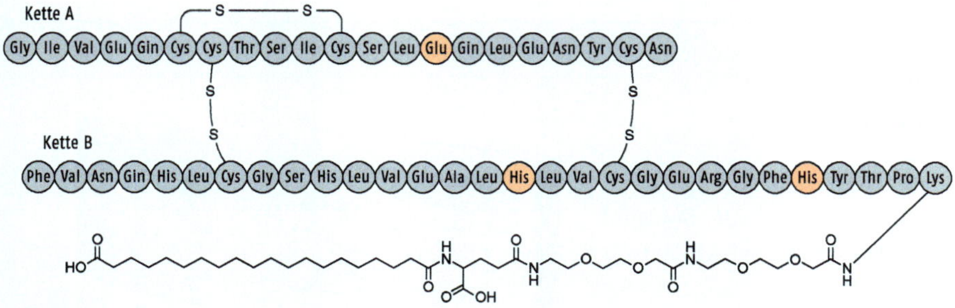

○ Abb. 17.1 Anders als genuines Humaninsulin trägt Insulin icodec am letzten Lysin der B-Kette eine über einen Linker verbundene C20-Difettsäure. Diese bindet reversibel an Albumin im Plasma und führt so zu einer deutlich verlängerten Eliminationshalbwertszeit von etwa acht Tagen. Dies ermöglicht eine stabile Einstellung des Blutzuckerwerts bei nur einmal wöchentlicher Applikation. Zudem wurden in der A- und B-Kette drei Aminosäuren substituiert und Threonin an Position 30 der B-Kette entfernt. Diese Maßnahmen bewirken eine Veränderung der molekularen Stabilität und damit eine reduzierte Insulinrezeptor-Bindung und -Clearance.

dung an in der Blutbahn und im interstitiellen Kompartiment befindliches Albumin, woraus Insulin icodec langsam und kontinuierlich freigesetzt wird. Zusätzlich wird die molekulare Stabilität der Substanz durch Substitution von drei Aminosäuren erhöht und damit die Insulinrezeptor-Bindung und -Clearance reduziert. Somit kann durch Insulin icodec eine stark verlangsamt eintretende und über eine Woche anhaltende blutzuckersenkende Wirkung erreicht werden, die sich qualitativ praktisch nicht von der anderer Basalinsuline unterscheidet.

Dosierung, Art und Dauer der Anwendung

Insulin icodec wird einmal wöchentlich jeweils am gleichen Wochentag mithilfe eines Fertigpens subkutan appliziert. Zur Vermeidung von Lipodystrophien oder kutanen Amyloidosen sollte die Injektion an stets wechselnden Stellen in den Oberschenkel, den Oberarm oder die Bauchdecke erfolgen. Bei Patienten mit neu diagnostiziertem Diabetes mellitus Typ 2 beträgt die empfohlene wöchentliche Anfangsdosis 70 Einheiten. Im Rahmen der Umstellung von einem täglich verabreichten Basalinsulin entspricht die initial empfohlene wöchentliche Insulin-icodec-Dosis dem Siebenfachen der bereits etablierten Basalinsulin-Tagesdosis. Lediglich bei der allerersten Wochendosis, die normalerweise einen Tag nach der letzten Basalinsulin-Gabe appliziert wird, empfiehlt sich eine zusätzliche einmalige Aufsättigungsdosis von 50 %, um ein schnelleres Erreichen der Blutzuckerkontrolle zu gewährleisten (siehe Fachinformation Awiqli®). Im weiteren Verlauf muss bei allen Diabetestypen die Optimierung der Dosis anhand der Nüchternplasmaglucose-Werte erfolgen. Aufgrund der langen Eliminationshalbwertszeit von Insulin icodec wird während einer akuten Erkrankung oder bei kurzfristigen Veränderungen der körperlichen Aktivität oder der üblichen Ernährung der Patienten von einer Dosisanpassung abgeraten. Bei Patienten mit Diabetes mellitus Typ 1 muss Insulin icodec mit einem Bolusinsulin kombiniert werden, um den zusätzlichen Insulin-Bedarf zu den Mahlzeiten zu decken. Bei Typ-2-Diabetes kann Insulin icodec sowohl allein als auch in Kombination mit oralen Antidiabetika, GLP-1-Rezeptoragonisten und Bolusinsulinen angewendet werden. Wegen der erhöhten Gefahr einer Hypoglykämie sollte eine bestehende Sulfonylharnstoff-Therapie nach Möglichkeit unter Insulin icodec beendet oder zumindest eine Reduktion der Sulfonylharnstoff-Dosis erwogen werden.

Erwachsene: Umstellung von täglich verabreichtem Basalinsulin: Die wöchentliche Insulin-icodec-Dosis entspricht initial dem Siebenfachen der vorherigen Basalinsulin-Tagesdosis; nur die erste Wochengabe ist um 50 % erhöht (Aufsättigungsdosis).
Neu diagnostizierter Diabetes mellitus Typ 2: Die wöchentliche Anfangsdosis beträgt 70 Einheiten.
Im weiteren Verlauf erfolgt die Dosisoptimierung anhand der Nüchternplasmaglucose-Werte.

Kinder und Jugendliche: Sicherheit und Wirksamkeit für den Einsatz von Insulin icodec bei Kindern und Jugendlichen unter 18 Jahren sind noch nicht erwiesen.

Ältere Patienten: Bei älteren Patienten ist keine Dosisanpassung erforderlich.

Patienten mit Leber- oder Niereninsuffizienz: Für Patienten mit Leber- oder Nierenfunktionsstörungen ist eine häufigere Überwachung des Blutzuckerspiegels angeraten.

DDD: 40 E parenteral

Gegenanzeigen, Kontraindikationen

Bei Überempfindlichkeit gegen Insulin icodec besteht eine Kontraindikation.

Nebenwirkungen

Aufgrund der Anwendung von Insulin icodec kommt es sehr häufig zu Hypoglykämien. Häufig muss mit Reaktionen an der Injektionsstelle und peripheren Ödemen gerechnet werden. Gelegentlich werden Überempfindlichkeiten berichtet. Selten können Lipodystrophien vorkommen.

Wechselwirkungen

Substanzen wie Antidiabetika, GLP-1-Rezeptoragonisten, Sulfonylharnstoffe, Monoaminoxidase(MAO)-Hemmer, β-Adrenozeptorblocker, Angiotensin-Converting-Enzyme(ACE)-Hemmer, Salicylate, anabole Steroide und Sulfonamide können den Insulinbedarf senken. Zusammen mit dem langwirksamen Insulin icodec besteht daher die Gefahr von Hypoglykämien. Besondere Vorsicht ist bei β-Adrenozeptorblockern geboten, da diese zusätzlich die Symptome einer Hypoglykämie verschleiern. Zudem erhöhen Wirkstoffe wie orale Kontrazeptiva, Thiazide, Glucocorticoide, Schilddrüsenhormone, Sympathomimetika, Wachstumshormone und Danazol tendenziell den Insulinbedarf. Bei kombinierter Anwendung mit Insulin icodec ist daher unter Umständen eine zusätzliche Gabe eines weiteren Antidiabetikums notwendig. Auch unter Substanzen wie Octreotid und Lanreotid oder bei Alkoholkonsum muss der Blutzuckerspiegel besonders engmaschig überwacht werden, da hier der Insulin-Bedarf sowohl erhöht als auch reduziert sein kann. Bei Patienten, die ein Insulin in Kombination mit Pioglitazon erhalten, kann es möglicherweise zur Entwicklung einer Herzinsuffizienz kommen. Insbesondere Patienten mit erhöhtem Risiko für eine Herzschwäche sollten daher unter Insulin icodec hinsichtlich entsprechender Symptome wie Gewichtszunahmen und Ödemen beobachtet werden. Gegebenenfalls ist ein Absetzen von Pioglitazon angeraten.

Warnhinweise und Vorsichtsmaßnahmen

Wenn eine Umstellung von täglichem Basalinsulin auf wöchentliches Insulin icodec erfolgt, ist besondere Vorsicht geboten, um Überdosierungen oder andere Dosierungsfehler zu vermeiden. Vor allem ist auf die Applikation der empfohlenen einmaligen Aufsättigungsdosis zu achten. Eine mehr als einmal wöchentliche Applikation des Langzeitinsulins ist unbedingt zu vermeiden. Wie bei allen Insulinen besteht nach Verabreichung einer zu großen Menge von Insulin icodec die Gefahr einer mitunter lebensbedrohlichen Hypoglykämie. Insbesondere neu diagnostizierte, unerfahrene Diabetespatienten sind vor Therapiebeginn bezüglich der Symptomatik sowie zu geeigneten Vermeidungs- und Gegenmaßnahmen zu informieren. Besondere Vorsicht ist im Zusammenhang mit der Anwendung weiterer Antidiabetika, körperlicher Anstrengung oder bei Abweichungen von der gewohnten Nahrungszufuhr geboten. Insulin icodec ist aufgrund seiner langsamen Anflutung nicht zur Behandlung akuter schwerer Hyperglykämien geeignet. In diesen Fällen ist auf schnell wirkende Insuline zurückzugreifen. Auch diesbezüglich sind unerfahrene Diabetiker auf entsprechende Symptome hinzuweisen, da bei sehr hohen Blutzuckerwerten die Gefahr einer mitunter tödlich verlaufenden Ketoazidose besteht. Bei Applikation von Insulin icodec in Körperregionen mit Lipodystrophien, kutanen Amyloidosen oder Narbengewebe muss mit einer verzögerten Insulinresorption und als Folge mit Hyperglykämien gerechnet werden. Zur Vermeidung von Blutzuckerspiegel-Schwankungen sollte die Injektion daher nach Möglichkeit stets in gesunde Hautregionen erfolgen. Im Rahmen einer rasch eintretenden Verbesserung der Blutzuckereinstellung nach Behandlungsbeginn mit Insulin icodec kann es zu einer vorübergehenden Verschlechterung einer diabetischen Retinopathie kommen. Langfristig ist das Risiko für ein Fortschreiten dieser okulären Erkrankung unter optimierter Blutzuckerkontrolle jedoch reduziert. Falls unter Insulin icodec Insulinantikörper gebildet werden, kann eine Anpassung der Insulin-Dosis zur Korrektur der Blutzuckerspiegel erforderlich sein.

Schwangerschaft und Stillzeit

Schwangerschaft: Aufgrund bislang fehlender klinischer Erfahrungen sollte die Anwendung von Insulin icodec während der Schwangerschaft unterbleiben. Tierexperimentelle Studien haben allerdings keine Hinweise auf Embryotoxizität oder Teratogenität gezeigt.

Stillzeit: Es ist nicht bekannt, ob Insulin icodec in die Muttermilch übergeht. Im Tierversuch an Ratten war dies der Fall. Daher sollte eine Entscheidung getroffen werden, ob auf das Stillen oder die Behandlung mit dem Insulin verzichtet wird.

Fertilität: Präklinische Reproduktionsstudien haben keine negativen Auswirkungen auf die Fertilität durch Insulin icodec ergeben. Klinische Fertilitätsdaten sind bislang nicht verfügbar.

Pharmakokinetik

Resorption: Nach subkutaner Injektion von Insulin icodec wird der klinische Steady State bei Einleitung der Therapie mit einmalig erhöhter Aufsättigungsdosis nach zwei bis drei Wochen erreicht, ohne diese 50%ige Zusatzdosis nach zwei bis vier Wochen.

Proteinbindung, Verteilung: Insulin icodec bindet zu mehr als 99 % an Plasmaproteine, in erster Linie an Serumalbumin. Im weiteren Verlauf kommt es zu einer langsamen Freisetzung aus dieser reversiblen Bindung.

Metabolismus: Wie Humaninsulin unterliegt Insulin icodec dem physiologischen Protein-Katabolismus zu kleineren Peptiden und einzelnen Aminosäuren, die in den Nährstoffpool übergehen. Die konjugierte Fettsäure wird einer β-Oxidation zugeführt.

Exkretion: Die Eliminationshalbwertszeit von Insulin icodec liegt bei etwa acht Tagen.

Zulassungsrelevante Studien

Die Zulassung von Insulin icodec beruht auf sechs randomisierten, teilweise verblindeten, vergleichenden Phase-III-Studien des ONWARDS-Programms. In fünf Studien wurde das Langzeitinsulin an etwa 3500 Erwachsenen mit Typ-2-Diabetes und nicht optimaler Blutzuckerkontrolle untersucht [2–6]. In die sechste Studie waren nahezu 600 Typ-1-Diabetiker einbezogen [7]. Als primärer Wirksamkeitsendpunkt wurde die Veränderung der Konzentration des Glykohämoglobins (HbA_{1c}-Spiegel) festgelegt.

An den Studien zu Diabetes Typ 2 nahmen Personen teil, die entweder nie mit Insulin behandelt worden waren (ONWARDS 1, 3 und 5) oder die zuvor ein anderes lang wirkendes Insulin allein (ONWARDS 2) oder sowohl ein lang wirkendes als auch ein kurz wirkendes Insulin erhalten hatten (ONWARDS 4). Die Teilnehmer durften die nicht Insulin enthaltende antidiabetische Begleittherapie mit Ausnahme von Gliniden oder Sulfonylharnstoffen in derselben Dosis beibehalten. Zur Reduktion des Hypoglykämie-Risikos musste die Behandlung mit Gliniden oder Sulfonylharnstoffen je nach Studie abgebrochen oder die jeweilige Dosis um etwa 50 % reduziert werden. Die Typ-2-Patienten wurden einmal wöchentlich mit dem neuen Insulin icodec oder alternativ täglich mit Insulin degludec oder Insulin glargin behandelt. Nach 26-wöchiger Therapie lag die Reduktion der HbA_{1c}-Spiegel unter dem neuen Langzeitinsulin im selben Bereich wie unter den herkömmlichen Basalinsulinen. Es konnte eine signifikante Nichtunterlegenheit von Insulin icodec nachgewiesen werden. Die Hypoglykämie-Ereignisrate und -Dauer war in den jeweiligen Behandlungsarmen ebenfalls ähnlich.

In der ONWARDS-6-Studie erhielten die 582 Typ-1-Diabetiker einmal wöchentlich Insulin icodec oder täglich das Standardinsulin degludec, jeweils zusätzlich zu einem kurz wirkenden Insulin. Nach 26 Wochen sanken die HbA_{1c}-Spiegel in der Verum-Gruppe um durchschnittlich 0,47 Prozentpunkte, verglichen mit 0,51 Prozentpunkten in der Vergleichs-Gruppe, was die Nichtunterlegenheit von Insulin icodec anzeigte ($p < 0,0065$). Nach 52 Wochen betrugen die entsprechenden Werte 0,37 und 0,54 Prozentpunkte. Allerdings traten unter dem neuen Langzeitinsulin mit 19,9 vs. 10,4 Ereignissen pro Patientenjahr signifikant häufiger Hypoglykämien auf.

Wirtschaftliche Aspekte

Die Behandlungskosten von Insulin icodec sind etwa doppelt so hoch wie die mit einem täglich zu verabreichenden Basalinsulin.

Therapeutische Relevanz

Die Stoffwechselerkrankung Diabetes mellitus beruht auf einer Insulin-Resistenz bzw. einem Insulin-Mangel und ist durch einen chronisch erhöhten Blutzuckerspiegel gekennzeichnet. Nach Angaben der WHO ist die Anzahl erwachsener Diabetiker in Europa von 33 Millionen im Jahr 1980 auf 64 Millionen im Jahr 2014 angestiegen. Der überwiegende Anteil der Betroffenen leidet unter Typ-2-Diabetes, in Deutschland sind es etwa 10 % der Bevölkerung. Dies ist von großer gesundheitspolitischer Relevanz, da die Erkrankung mit einem erhöhten Risiko für schwere Begleit- und Folgeerkrankungen assoziiert ist und der Diabetes mellitus hierzulande auf Platz zehn der häufigsten Todesursachen liegt. Nur mit einer dauerhaften und effektiven Behandlung ist es möglich, Folgen wie beispielsweise Herz-Kreislauf-Erkrankungen, Nephro- bzw. Neuropathien, Retinopathien oder auch bestimmte Krebserkrankungen zu vermeiden. Insbesondere insulinpflichtige Diabetespatienten sind jedoch stark durch die mehrfach täglichen Injektionen belastet. Zudem besteht wegen gelegentlich versäumter Applikationen die Gefahr von nicht optimal eingestellten Blutzuckerwerten. Das neue Langzeitinsulin Insulin icodec stellt daher für viele Betroffene einen relevanten therapeutischen Fortschritt dar. Die Substanz ist das erste auf dem Markt verfügbare Insulin, das nicht täglich, sondern nur einmal wöchentlich subkutan injiziert wird. Aufgrund der starken Bindung an Albumin und der hieraus resultierenden, extrem langsamen Freisetzung und Elimination aus dem überwiegend im Blut zirkulierenden Depot führt Insulin icodec zu stabilen Blutzuckerspiegeln. In klinischen Studien konnte die Nichtunterlegenheit gegenüber herkömmlichen Basalinsulinen gezeigt werden. Insulin icodec ist insbesondere für insulinpflichtige Typ-2-Diabetiker geeignet. Hier führte die wöchentliche Applikation trotz der langen Halbwertszeit im Vergleich zu den täglich applizierten Basalinsulinen nicht zu einer Häufung und auch nicht zu einer verlängerten Dauer von Hypoglykämien. Für Patienten mit Typ-1-Erkrankung besteht dagegen unter Insulin icodec offenbar ein höheres Hypoglykämie-Risiko als unter täglich zu verabreichenden Basalinsulinen. Typ-1-Diabetiker sollten daher nur mit dem Langzeitinsulin behandelt werden, wenn ein eindeutiger Nutzen von einer einmal wöchentlichen Dosierung erwartet wird. Von Interesse wäre es, inwiefern auch Kinder und Jugendliche von dem nur einmal wöchentlich zu verabreichenden Insulin icodec profitieren könnten, zumal dieser Personenkreis tendenziell stärker durch die täglichen Injektionen beeinträchtigt wird. Entsprechende klinische Studien sind aktuell bereits im Gange.

Literatur

[1] Fachinformation zu Awiqli®, Stand Mai 2024

[2] Rosenstock J, Bain SC, Gowda A, Jódar E et al. Weekly icodec versus daily glargine U100 in type 2 diabetes without previous insulin. N Engl J Med 389(4): 297–308, 2023

[3] Philis-Tsimikas A, Asong M, Franek E, Jia T, Rosenstock J et al. Switching to once-weekly insulin icodec versus once-daily insulin degludec in individuals with basal insulin-treated type 2 diabetes (ONWARDS 2): a phase 3a, randomised, open label, multicentre, treat-to-target trial. Lancet Diabetes Endocrinol 11(6): 414–425, 2023

[4] Lingvay I, Asong M, Desouza C, Gourdy P et al. Once-weekly insulin icodec vs once-daily insulin degludec in adults with insulin-naive type 2 diabetes: the ONWARDS 3 randomized clinical trial. JAMA 330(3): 228–237, 2023

[5] Mathieu C, Ásbjörnsdóttir B, Bajaj HS, Lane W et al. Switching to once-weekly insulin icodec versus once-daily insulin glargine U100 in individuals with basal-bolus insulin-treated type 2 diabetes (ONWARDS 4): a phase 3a, randomised, open-label, multicentre, treat-to-target, non-inferiority trial. Lancet 401(10392): 1929–1940, 2023
[6] Bajaj HS, Aberle J, Davies M, Donatsky AM et al. Once-weekly insulin icodec with dosing guide app versus once-daily basal insulin analogues in insulin-naive type 2 diabetes (ONWARDS 5): a randomized trial. Ann Intern Med 176(11): 1476–1485, 2023
[7] Russell-Jones D, Babazono T, Cailleteau R, Engberg S et al. Once-weekly insulin icodec versus once-daily insulin degludec as part of a basal-bolus regimen in individuals with type 1 diabetes (ONWARDS 6): a phase 3a, randomised, open-label, treat-to-target trial. Lancet 2023;402(10413): 1636–1647, 2023
[8] EPAR summary for the public. Awiqli® Insulin icodec. EMA/137080/2024; European Medicines Agency; https://www.ema.europa.eu

18 Iptacopan

Steckbrief

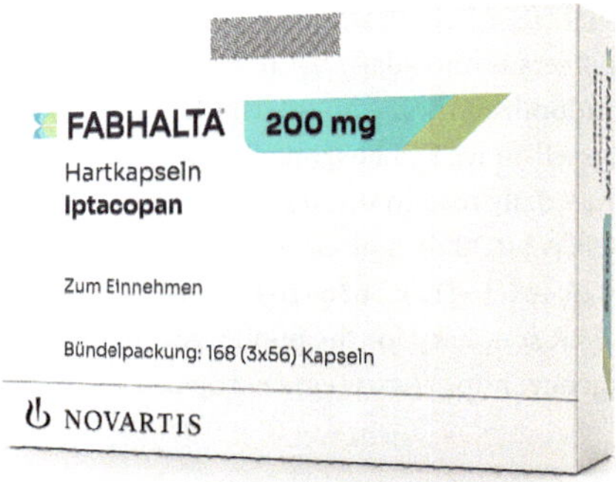

ATC-Code: L04AJ08
Name: Iptacopan (Fabhalta®)
Indikation: paroxysmale nächtliche Hämoglobinurie (PNH)
Wirkmechanismus: Faktor-B-Inhibitor
Stoffklasse: Immunsuppressiva, Komplementinhibitoren
Zulassungsinhaber: Novartis Europharm Limited, Vista Building, Elm Park, Merrion Road, Dublin 4, Irland
Hersteller/Endfreigabe: Novartis Pharmaceutical Manufacturing LLC, Verovškova Ulica 57, 1000 Ljubljana, Slowenien
Novartis Pharma GmbH, Roonstraße 25, 90429 Nürnberg, Deutschland
Novartis Farmacéutica S. A., Gran Via De Les Corts Catalanes 764, 08013 Barcelona, Spanien
Kontaktadresse in Deutschland: Novartis Pharma GmbH, Roonstraße 25, 90429 Nürnberg, Deutschland
Darreichungsformen: Hartkapseln
Packungsgrößen, Preis und PZN: 56 Hartkapseln, 37 473,94 Euro, PZN 19176380; 3 × 56 Hartkapseln, 112 400,99 Euro, PZN 19176397
Zusammensetzung: 200 mg Iptacopan als Iptacopanhydrochlorid-Monohydrat
Sonstige Bestandteile: Gelatine, Eisen(III)-oxid (E172), Titandioxid (E171), Eisen(III)-hydroxid-oxid × H_2O (E172), Eisen(II,III)-oxid (E172), konzentrierte Ammoniak-Lösung (E527), Kaliumhydroxid (E525), Propylenglykol (E1520), Schellack (E904)
Zulassungsnummer: EU/1/24/1802/001–003
Datum der Markteinführung: 1. Juli 2024
Besondere Lager- und Aufbewahrungshinweise: keine besonderen Anforderungen
Dauer der Haltbarkeit: zwei Jahre
Verschreibungsstatus: verschreibungspflichtig
Chemische Struktur:

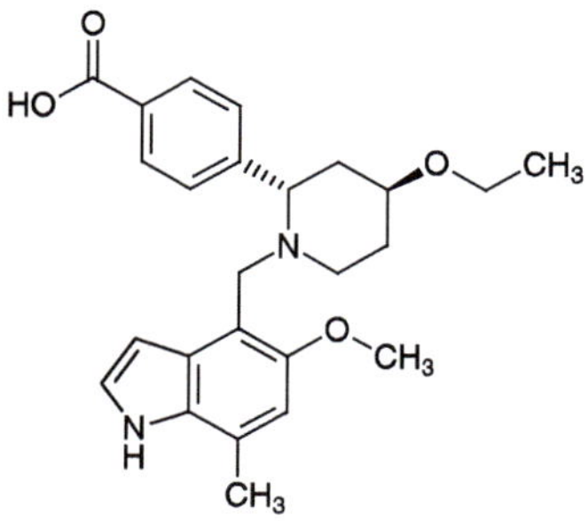

Indikationen

Monotherapeutikum zur Behandlung erwachsener Patienten mit paroxysmaler nächtlicher Hämoglobinurie (PNH), die eine hämolytische Anämie aufweisen.

Wirkungen und Wirkungsmechanismus

Die mehr als 30 verschiedenen Proteine des zum Immunsystem gehörenden körpereigenen Komplementsystems sind im Blutplasma gelöst oder zellgebunden und dienen der Abwehr von Mikroorganismen wie Bakterien, Pilzen oder Parasiten. Die Eiweiße bedecken die Oberfläche von Krankheitserregern, um diese für die Zerstörung durch Phagozyten besser kenntlich zu machen, und lösen Entzündungen aus. Auf Erythrozyten befinden sich normalerweise bestimmte weitere Proteine, die diese Blutzellen vor einem frühzeitigen Abbau durch das Komplementsystem schützen. Bei der lebensbedrohlichen Erkrankung „paroxysmale nächtliche Hämoglobinurie" fehlen die schützenden Proteine aufgrund von erworbenen somatischen Mutationen. Als Folge kommt es zu einer unkontrollierten Komplementaktivierung und damit zur Zerstörung von Erythrozyten durch intravasale und extravasale Hämolyse. PNH-Patienten weisen einen anhaltend niedrigen Hämoglobinwert auf und benötigen häufig Bluttransfusionen. Freigesetztes Hämoglobin bindet zudem Stickstoffmonoxid (NO), sodass im Erkrankungsverlauf Vasokonstriktionen und Thrombozyten-Aggregationen ausgelöst werden. Bei mehr als der Hälfte der PNH-Patienten muss daher mit Thrombosen gerechnet werden, die die Haupttodesursache der Erkrankung darstellen. Bei PNH ebenfalls häufig auftretende moderate bis starke Schmerzen werden auf Mikrothromben im Zuge der erhöhten Blutgerinnungsneigung

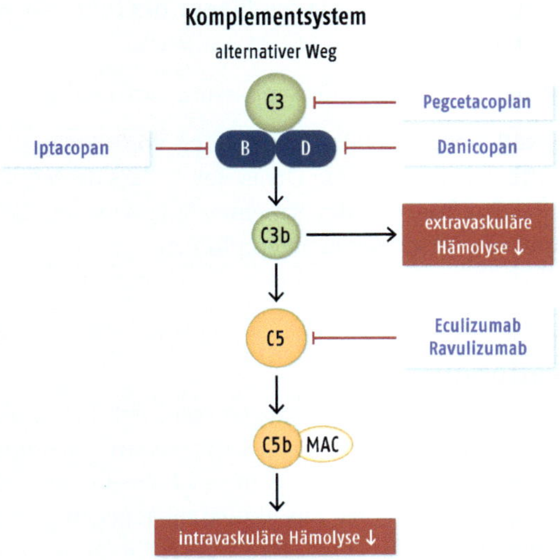

Abb. 18.1 Das körpereigene Komplementsystem bewirkt die Zerstörung von Krankheitserregern und löst Entzündungsreaktionen aus. Bei Patienten mit paroxysmaler nächtlicher Hämoglobinurie (PNH) ist das System überaktiv. Durch Interaktion des Komplementfaktors C3 mit den Faktoren B und D des alternativen Aktivierungsweg entsteht das C3-Aktivierungsfragment C3b. Dieses löst über die Zerstörung von Erythrozyten in Leber und Milz eine verstärkte extravasale Hämolyse aus. Durch den nachgeschalteten Faktor C5 bzw. den C5b-assoziierten Membranangriffskomplex (MAC) findet zudem eine übermäßige intravasale Hämolyse statt. Die antianämische Wirkung der PNH-Therapeutika Eculizumab und Ravulizumab beruht auf einer Hemmung des Komplementfaktors C5 und damit der intravaskulären Hämolyse. Der Faktor-D-Inhibitor Danicopan, der C3-Inhibitor Pegcetacoplan und der Faktor-B-Inhibitor Iptacopan greifen früher in die Kaskade ein und unterbinden zusätzlich die extravaskuläre Hämolyse.

zurückgeführt. Bei schweren Krankheitsbildern, bei denen alle Blutzellreihen von den Angriffen des Komplementsystems betroffen sind, entwickeln sich insbesondere mit einer Immunsuppression einhergehende Panzytopenien. Der Wirkstoff Iptacopan ist ein proximaler Komplementinhibitor, der auf den Faktor B abzielt und damit selektiv den alternativen Weg des Komplementsystems hemmt. Dies führt dazu, dass die nachgelagerten Schritte der Signalkaskade wie die Aktivierung von C3-Konvertase und die nachfolgende Bildung von C5-Konvertase unterbleiben. Bei PNH-Patienten wird die Bildung des C3-Fragments C3b und dessen Ablagerung auf Erythrozyten und somit die extravaskuläre Hämolyse unterbunden. Zudem wird durch Iptacopan aber auch die terminale komplementvermittelte intravaskuläre Hämolyse kontrolliert.

Dosierung, Art und Dauer der Anwendung

Iptacopan wird normalerweise in einer Dosis von zweimal täglich 200 mg, unabhängig von den Mahlzeiten, eingenommen. Zur Minimierung des Hämolyse-Risikos ist auf die genaue Einhaltung des Dosierungsschemas zu achten. Ausgelassene Applikationen sollen so schnell wie möglich nachgeholt werden, auch wenn die nächste geplante Einnahme unmittelbar bevorsteht. Iptacopan gilt als Langzeittherapeutikum, ein Absetzen wird lediglich bei entsprechender klinischer Indikation empfohlen. Bei Patienten, die von dem C5-Inhibitor Eculizumab umgestellt werden, sollte die Behandlung mit Iptacopan nicht später als eine Woche nach der letzten Eculizumab-Dosis eingeleitet werden. Der entsprechende Höchstabstand nach Behandlung mit dem C5-Inhibitor Ravulizumab liegt bei sechs Wochen.

Erwachsene: zweimal täglich 200 mg Iptacopan

Kinder und Jugendliche: Sicherheit und Wirksamkeit für den Einsatz des Faktor-B-Inhibitors bei Kindern und Jugendlichen unter 18 Jahren sind nicht erwiesen.

Ältere Patienten: Bei Patienten ab 65 Jahren ist keine Dosisanpassung notwendig.

Patienten mit Leber- oder Niereninsuffizienz: Für die Behandlung von Patienten mit schwerer oder terminaler Niereninsuffizienz liegen keine Daten vor, sodass derzeit keine Dosierungsempfehlungen gegeben werden können. Bei Patienten mit schwerer Leberfunktionsstörung wird die Anwendung von Iptacopan nicht empfohlen.

DDD: 0,4 g peroral

Gegenanzeigen, Kontraindikationen

Bei Überempfindlichkeit gegen Iptacopan sowie beim Vorliegen von Infektionen durch bekapselte Bakterien, einschließlich *Neisseria meningitidis*, *Streptococcus pneumoniae* oder *Haemophilus influenzae* Typ b, die bei Behandlungsbeginn nicht abgeklungen sind, besteht eine Kontraindikation. Ebenso dürfen Patienten, die aktuell nicht gegen *Neisseria meningitidis* und *Streptococcus pneumoniae* geimpft sind, nicht mit Iptacopan behandelt werden, es sei denn, das Risiko einer Verzögerung der Therapie überwiegt das Risiko einer Infektion durch diese bekapselten Bakterien.

Nebenwirkungen

Während der Anwendung von Iptacopan kommt es sehr häufig zu Infektionen der oberen Atemwege, Kopfschmerzen und Diarrhö. Häufig wird über Harnwegsinfektionen, Bronchitis, Thrombopenien, Schwindel, Bauchschmerzen, Übelkeit und Arthralgien berichtet. Gelegentlich muss mit bakteriellen Pneumonien und Urtikaria gerechnet werden.

Wechselwirkungen

Gleichzeitig mit Iptacopan applizierte Induktoren der Biotransformationsenzyme CYP2C8 oder UGT1A1 sowie der Transporter P-Glykoprotein (P-gp), Breast Cancer Resistance Protein (BCRP) oder OATP1B1/3 (z. B. Rifampicin, Dabigatran, Digoxin, Edoxaban, Fexofenadin, Tacrolimus, Rosuvastatin oder Sulfasalazin) bewirken möglicherweise eine Beschleunigung der Clearance des Komplementinhibitors. Wegen der Gefahr eines Wirkverlusts von Iptacopan sollte eine kombinierte Anwendung bis zur Klärung der klinischen Relevanz dieser Interaktionen unterbleiben. Falls kein alternatives Begleitarzneimittel gefunden werden kann, ist eine Überwachung auf Anzeichen einer Hämolyse angeraten. In-vitro-Daten weisen auf eine mögliche Induktion des Enzyms CYP3A4 durch Iptacopan hin. Bei der gleichzeitigen Anwendung von entsprechenden Substraten mit geringer therapeutischer Breite wie Carbamazepin, Ciclosporin, Fentanyl, Sildenafil oder Tacrolimus ist wegen einer möglicherweise eingeschränkten Wirkung dieser Substanzen Vorsicht geboten. Im Rahmen von In-vitro-Studien wurde zudem eine Inhibition von CYP2C8 durch Iptacopan festgestellt. Als Folge könnte die Bioverfügbarkeit empfindlicher Substrate wie Repaglinid, Dasabuvir oder Paclitaxel erhöht sein. Es besteht die Gefahr einer verstärkten Toxizität dieser Substanzen.

Warnhinweise und Vorsichtsmaßnahmen

Aufgrund der Blockade der Komplementaktivierung besteht unter Iptacopan eine erhöhte Anfälligkeit für schwere bis hin zu lebensbedrohlichen oder tödlich verlaufenden Infektionen durch bekapselte Bakterien. Vor Therapiebeginn ist daher eine Immunisierung gegen entsprechende Erreger, einschließlich *Neisseria meningitidis* und *Streptococcus pneumoniae* notwendig. Zudem wird empfohlen, gegen *Haemophilus influenzae* Typ b zu impfen. Die (Auffrisch-)Impfungen sollten mindestens zwei Wochen vor Beginn der Iptacopan-Therapie erfolgt sein. Falls eine sofortige Behandlung mit dem Komplementinhibitor angezeigt ist, sind die Impfstoffe so bald wie möglich zu verabreichen. Die Zeit bis zum Wirkungseintritt der Immunisierungen nach etwa zwei Wochen ist mit geeigneten Antibiotika zu überbrücken. Die Patienten müssen angewiesen werden, bei ersten Anzeichen einer möglichen Infektion sofort ärztlichen Rat einzuholen. Während der Anwendung von Iptacopan sollte zudem eine regelmäßige Überwachung auf Symptome einer Hämolyse erfolgen. Unter anderem ist auf Anzeichen wie Müdigkeit, Hämoglobinurie, Bauchschmerzen, Dyspnoe, Dysphagie, erektile Dysfunktion oder schwere unerwünschte vaskuläre Ereignisse, z. B. venöse oder arterielle Thrombosen, zu achten. Labordiagnostisch können erhöhte Lactatdehydrogenase-Spiegel, eine plötzliche Abnahme der Hämoglobin-Werte oder die Vergrößerung des PNH-Klons auf eine erhöhte Hämolysegefahr hinweisen. Nach dem Absetzen von Iptacopan sollte die Überwachung über mindestens zwei Wochen fortgesetzt werden. Gegebenenfalls ist eine Wiederaufnahme der Behandlung in Betracht zu ziehen, erforderlichenfalls auch mit einem alternativen PNH-Therapeutikum.

Schwangerschaft und Stillzeit

Schwangerschaft: Aufgrund bislang sehr begrenzter Erfahrungen darf die Anwendung von Iptacopan bei schwangeren Frauen oder Frauen, die eine Schwangerschaft planen, nur nach sorgfältiger Nutzen-Risiko-Abwägung erfolgen. Tierexperimente haben allerdings keine Hinweise auf Reproduktionstoxizität gezeigt. Weiterhin ist zu beachten, dass auch die Grunderkrankung PNH in der Schwangerschaft mit negativen Auswirkungen für die Mutter, beispielsweise mit verstärkten Zytopenien, thrombotischen Ereignissen, Infektionen, Blutungen, Fehlgeburten und erhöhter mütterlicher Sterblichkeit, assoziiert ist. Zudem besteht die Gefahr einer Frühgeburt und einer mitunter lebensbedrohlichen Schädigung des Fetus.

Stillzeit: Es ist nicht bekannt, ob Iptacopan in die Muttermilch übergeht oder Auswirkungen auf die Milchbildung zeigt. Da ein Risiko für den gestillten Säugling derzeit nicht ausgeschlossen werden kann, muss eine Entscheidung getroffen werden, ob das Stillen oder die Behandlung mit dem Komplementinhibitor unterbleiben soll.

Fertilität: Tierexperimentelle Studien deuten nicht auf eine Beeinträchtigung der Fertilität von Iptacopan hin. Daten zu den Auswirkungen auf die Fertilität beim Menschen sind aktuell nicht verfügbar.

Pharmakokinetik

Resorption: Nach peroraler Gabe werden innerhalb von etwa zwei Stunden maximale Plasmaspiegel erreicht. Die Einnahme mit einer fett- und kalorienreichen Mahlzeit hat keinen Einfluss auf die Bioverfügbarkeit von Iptacopan.

Proteinbindung, Verteilung: Die Plasmaproteinbindung wird mit 75 bis 93 % angegeben, das Verteilungsvolumen mit 3,8 l/kg Körpergewicht.

Metabolismus: Etwa 50 % der Iptacopan-Dosis unterliegen einer oxidativen Metabolisierung. Es kommt zur *N*-Dealkylierung, *O*-Demethylierung, Oxidation und Dehydrogenierung, hauptsächlich durch CYP2C8, in geringerem Ausmaß auch durch CYP2D6. Eine direkte Glucuronidierung findet ebenfalls statt. Dennoch ist die Muttersubstanz mit 83 % AUC-Anteil die hauptsächlich zirkulierende Komponente.

Exkretion: Nahezu 72 % einer Dosis erscheinen in den Fäzes, 25 % werden im Urin wiedergefunden. Die Eliminationshalbwertszeit beträgt etwa 25 Stunden.

Zulassungsrelevante Studien

Die Zulassung von Iptacopan beruht auf der randomisierten Phase-III-Studie APPLY-PNH mit 97 PNH-Patienten [2]. Die Teilnehmer hatten zuvor über mindestens sechs Monate eine stabile Behandlung mit Ravulizumab oder Eculizumab erhalten, wobei die Anämie mit Hämoglobin-Werten unter 10 g/dl jedoch fortbestand. Im Studienverlauf nahmen die Patienten Iptacopan ein oder setzten ihre Behandlung mit einem der beiden C5-Inhibitoren fort. Der Faktor-B-Hemmer zeigte sich der Standardbehandlung hochsignifikant überlegen. In der Verum-Gruppe war bei 51 von 60 auswertbaren Patienten ohne Erfordernis einer Bluttransfusion innerhalb von 24 Wochen ein Anstieg der Hämoglobinwerte von mindestens 2 g/dl feststellbar (Ansprechrate 82 %). In der Vergleichs-Gruppe unter Ravulizumab- oder Eculizumab-Therapie wurde der Endpunkt bei keinem der 35 Teilnehmer erreicht (geschätzte Ansprechrate 2 %). Im Iptacopan-Arm waren bei 42 der

Patienten ohne Bluttransfusionen normale Hämoglobin-Werte von mindestens 12 g/dl erzielbar (Ansprechrate 69 %). Im Vergleichs-Arm war dies bei keinem der Teilnehmer der Fall (geschätzte Ansprechrate 2 %). Insgesamt 95 % der Personen unter Iptacopan und 26 % der Teilnehmer unter den C5-Inhibitoren benötigten im Beobachtungszeitraum keine Erythrozyten-Transfusion.

In der Verlängerungsphase von APPLY-PNH erhielten insgesamt 95 Patienten der beiden Kohorten nun Iptacopan. Während die Verbesserungen bei Patienten des ursprünglichen Verum-Arms auch noch nach 48 Wochen anhielten, kam es bei den Teilnehmern, die zuvor mit den C5-Inhibitoren behandelt worden waren, zu einer raschen Angleichung.

Die Daten der einarmigen Phase-III-Studie APPOINT-PNH mit 40 nicht vorbehandelten, anämischen PNH-Patienten bestätigen die gute Wirksamkeit des B-Faktor-Inhibitors. Die Teilnehmer wiesen anfänglich Hämoglobin-Werte unter 10 g/dl und Lactatdehydrogenase-Spiegel über dem 1,5-Fachen des oberen Normwerts auf. Auch in dieser Studie erfolgte eine 24-wöchige Therapie mit Iptacopan, wobei wiederum ein Hämoglobin-Anstieg von mindestens 2 g/dl ohne erforderliche Bluttransfusion als primärer Endpunkt festgelegt worden war. Etwa 92 % der Teilnehmer erreichten dieses Kriterium. Bei keinem der Teilnehmer war unter Iptacopan eine Erythrozyten-Zufuhr notwendig. Neben einer Erhöhung der Hämoglobin-Werte wurden eine Abnahme der Fatigue und verbesserte Retikulozyten-, Lactatdehydrogenase- und Bilirubin-Spiegel festgestellt.

Als häufigste Nebenwirkungen kam es unter Iptacopan zu Atemwegsinfekten, Kopfschmerzen und Diarrhö.

Wirtschaftliche Aspekte

Der Preis für die Behandlung mit Iptacopan liegt deutlich höher als der für den ebenfalls peroral verfügbaren Faktor-D-Inhibitor Danicopan.

Therapeutische Relevanz

Die paroxysmale (plötzliche) nächtliche Hämoglobinurie ist eine sehr seltene, mit einer Inzidenz von 1:100 000 bis 1:500 000 auftretende, lebensbedrohliche Erkrankung. Aufgrund einer Mutation werden Erythrozyten mit veränderten Oberflächeneigenschaften gebildet und vom körpereigenen Komplementsystem angegriffen. Die Patienten leiden unter Symptomen wie Müdigkeit, Atemnot, Bauchschmerzen, Anämien und einer zeitweisen dunklen bis rötlichen Färbung des Urins. Bis zur Diagnosestellung der in jüngerem Lebensalter erworbenen Erkrankung vergehen meist mehrere Jahre. Als Folge der mit der paroxysmalen nächtlichen Hämoglobinurie assoziierten Hämolyse kommt es häufig im ganzen Körper zu schmerzhaften Thrombosen, die zu schweren Organschädigungen und im weiteren Verlauf zum Tod führen können. Trotz der Behandlung mit Eisen-Präparaten, Vitamin B_{12}, Erythrozyten-Transfusionen und Antikoagulanzien versterben 20 bis 35 % der Patienten innerhalb von fünf bis zehn Jahren nach Diagnosestellung. Die einzige potenziell kurative Therapie ist die allogene Stammzelltransplantation. Seit einigen Jahren stehen mit Eculizumab (Bekemv®) und Ravulizumab (Ultomiris®) zwei intravenös zu applizierende C5-Inhibitoren zur Verfügung. In den letzten Monaten sind mit dem C3-Inhibitor Pegcetacoplan (Aspaveli®) und dem Faktor-D-Hemmer Danicopan (Voydeya®) zwei weitere Wirkstoffe mit zielgerichteter Hemmung des Komplementsystems zugelassen worden. Da sie an früherer Stelle in die Komplementkaskade eingreifen, unterbinden sie nicht nur die intravaskuläre, sondern auch die extravaskuläre Hämolyse. Sie sind selbst dann effektiv, wenn die älteren C5-Hemmer keine ausreichende Besserung herbeiführen können. Ob die aktuell neu eingeführte Substanz Iptacopan als weiterer therapeutischer Fortschritt eingeordnet werden kann, ist derzeit noch offen. Der Wirkmechanismus mit Angriff am Faktor B der Komplementkaskade ist allerdings innovativ. In den Zulassungsstudien war eine hochsignifikante Überlegenheit von Iptacopan gegenüber Eculizumab oder Ravulizumab feststellbar. Während Iptacopan als Monotherapeutikum unabhängig von einer Vorbehandlung mit C5-Inhibitoren eingesetzt wird, muss der Faktor-D-Inhibitor Danicopan derzeit stets zusammen mit Eculizumab oder Ravulizumab appliziert werden. Direkt vergleichende Untersuchungen von Iptacopan mit Pegcetacoplan oder Danicopan wären wünschenswert. Ein gewisser Vorteil von Iptacopan und Danicopan liegt in der Tatsache begründet, dass die beiden Substanzen peroral appliziert werden, während Pegcetacoplan zweimal wöchentlich als subkutane Infusion gegeben werden muss. Iptacopan wird zweimal täglich eingenommen, Danicopan dreimal pro Tag.

Literatur

[1] Fachinformation zu Fabhalta®, Stand Mai 2024

[2] Peffault de Latour R, Röth A, Kulasekararaj AG, Han B et al. Oral iptacopan monotherapy in paroxysmal nocturnal hemoglobinuria. N Engl J Med 390(11): 994–1008, 2024

[3] EPAR summary for the public. Fabhalta® Iptacopan. EMA/140900/2024; European Medicines Agency; https://www.ema.europa.eu

19 Lebrikizumab

Steckbrief

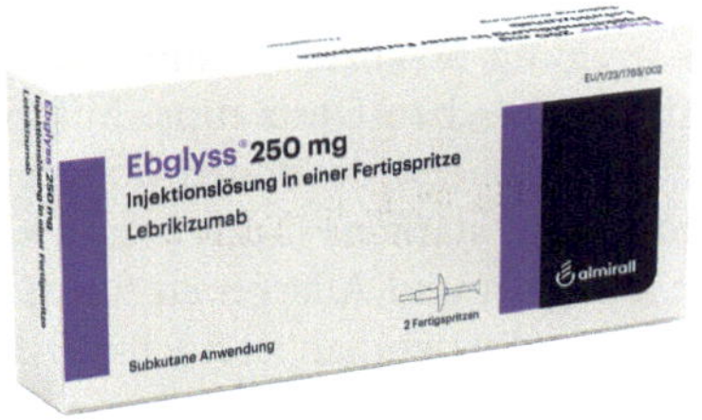

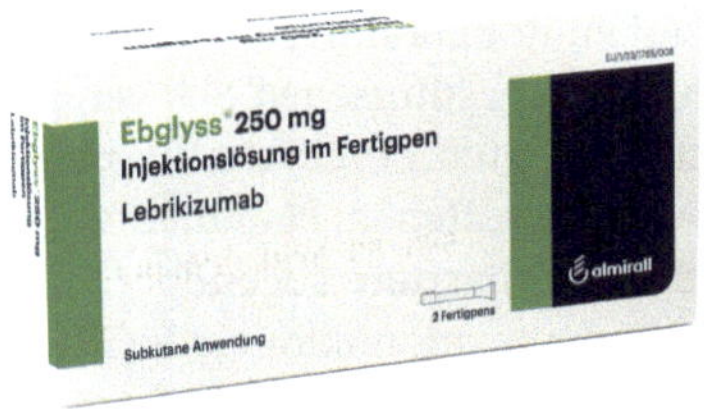

ATC-Code: D11AH10
Name: Lebrikizumab (Ebglyss®)
Indikation: mittelschwere bis schwere atopische Dermatitis
Wirkmechanismus: Interleukin-13(IL-13)-Antikörper
Stoffklasse: andere Dermatika, Mittel zur Behandlung der Dermatitis, exkl. Corticosteroide
Zulassungsinhaber: Almirall, S. A., Ronda General Mitre, 151, 08022 Barcelona, Spanien
Hersteller/Endfreigabe: Industrias Farmacéuticas Almirall, S. A., Ctra. Martorell 41–61, 08740 Sant Andreu de la Barca, Barcelona, Spanien
Kontaktadresse in Deutschland: Almirall Hermal GmbH, Scholtzstraße 3, D-21465 Reinbek
Darreichungsformen: Injektionslösung in einem Fertigpen bzw. einer Fertigspritze
Packungsgrößen, Preis und PZN: zwei Fertigpens, 2227,14 Euro, PZN 18070691; drei Fertigpens, 3311,89 Euro, PZN 18762874; zwei Fertigspritzen, 2227,14 Euro, PZN 18070716; drei Fertigspritzen, 3311,89 Euro, PZN 18762880
Zusammensetzung: 250 mg Lebrikizumab in 2 ml Lösung
Sonstige Bestandteile: Histidin, Essigsäure 99 %, Saccharose, Polysorbat 20, Wasser für Injektionszwecke
Zulassungsnummer: EU/1/23/1765/001 bis 012
Datum der Markteinführung: 15. Dezember 2023
Besondere Lager- und Aufbewahrungshinweise: in der Originalverpackung im Kühlschrank lagern (2 bis 8 °C), nicht einfrieren
Nach der Entnahme aus dem Kühlschrank muss die Zubereitung bei Lagerung bei bis zu 30 °C innerhalb von sieben Tagen verwendet oder verworfen werden.
Dauer der Haltbarkeit: Fertigpen: zwei Jahre, Fertigspritze: drei Jahre
Verschreibungsstatus: verschreibungspflichtig

Indikationen

Mittelschwere bis schwere atopische Dermatitis bei Erwachsenen und Jugendlichen ab zwölf Jahren mit einem Körpergewicht von mindestens 40 kg, die für eine systemische Therapie in Betracht kommen.

Wirkungen und Wirkungsmechanismus

Das proinflammatorische Zytokin Interleukin 13 (IL-13) wird von T-Helferzellen ausgeschüttet und löst über eine Bindung an Typ-II-Rezeptoren auf Zellen des angeborenen und erworbenen Immunsystems wie B- oder T-Zellen eine Immunantwort aus. Unter anderem induziert IL-13 die Ausschüttung von IgE aus B-Zellen. Die Pathogenese von Erkrankungen wie atopischer Dermatitis oder auch allergischem Asthma beruht zumindest teilweise auf einer überaktiven IL-13-Signalübertragung. So korreliert die kutane IL-13-Expression mit dem klinischen Schweregrad einer atopischen Dermatitis. Aufgrund einer genetisch bedingten Bereitschaft kommt es zu einer überschießenden Immunantwort, die bei den betroffenen Patienten zu Hautrötungen, starkem Juckreiz und einer Schwächung der Hautbarriere gegenüber Infektionserregern und Allergenen führt. Der rekombinante, humane, monoklonale IgG4-Antikörper Lebrikizumab ist hochspezifisch gegen das Schlüsselzytokin IL-13 gerichtet und unterbindet dessen Interaktion mit seinem Rezeptor IL-13Rα. Als Folge unterbleibt die Bildung eines heterodimeren Rezeptorkomplexes mit dem Rezeptor IL-4Rα, der über Interleukin 4 aktiviert wird, sodass die nachgeschaltete Signalübertragung und damit die Freisetzung von Entzündungsmediatoren unterbleibt. Bei Patienten mit atopischer Dermatitis kann eine deutliche Verbesserung der Symptome und der Lebensqualität erreicht werden, bei manchen kommt es sogar zum völligen Verschwinden der Hautsymptome.

Dosierung, Art und Dauer der Anwendung

Lebrikizumab wird zunächst in den Wochen 0 und 2 in einer Initialdosis von jeweils 500 mg subkutan appliziert. Die Injektion erfolgt in den Oberschenkel oder das Abdomen, allerdings nicht in einem Umkreis von 5 cm um den Bauchnabel. Im weiteren Therapieverlauf werden alle zwei Wochen jeweils 250 mg appliziert. Bei jeder Verabreichung sollte eine andere Injektionsstelle gewählt werden. Regionen mit empfindlicher, verletzter oder vernarbter Haut sowie mit Hämatomen sind zu vermeiden. Die Injektion kann nach entsprechender Unterweisung auch durch den Patienten selbst stattfinden. Falls die Applikation einer Dosis versäumt wurde, ist diese so schnell wie möglich nachzuholen. Danach ist die Therapie zum regulären planmäßigen Zeitpunkt wiederaufzunehmen.

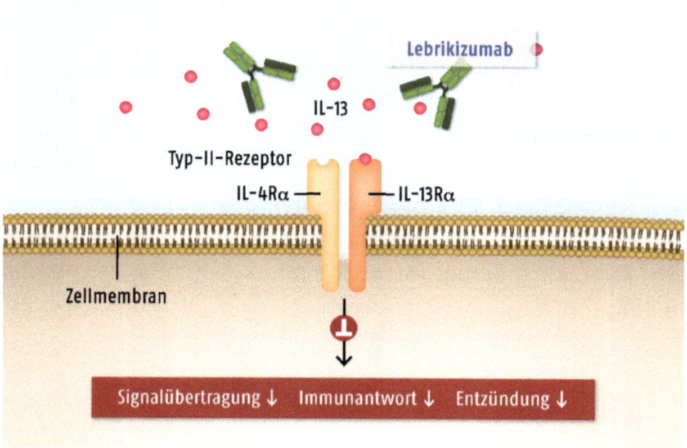

Abb. 19.1 Das Zytokin Interleukin 13 (IL-13) ist ein wesentlicher Mediator bei der Entwicklung entzündlicher Erkrankungen. Der Antikörper Lebrikizumab blockiert die Wechselwirkung von IL-13 mit dem zugehörigen Rezeptor IL-13Rα auf Zellen des Immunsystems und verhindert dadurch die Bildung eines heterodimeren Komplexes mit dem Interleukin-4-Rezeptor α (IL-4Rα). Über die resultierende Hemmung des IL-13-Signalwegs kommt es bei Patienten mit atopischer Dermatitis zu einer verminderten Ausschüttung von Entzündungsmediatoren und damit zu einer klinisch relevanten Verbesserung der Erkrankungssymptomatik.

Patienten, die nach 16 Wochen eine erscheinungsfreie oder fast erscheinungsfreie Haut erreicht haben, können auf eine vierwöchige Anwendung von 250 mg Lebrikizumab umgestellt werden. Bei Patienten mit nicht ausreichendem Ansprechen ist der zusätzliche Einsatz von topischen Corticosteroiden oder Calcineurin-Inhibitoren angeraten. Letztere sollten aber lediglich auf Problemzonen wie Gesicht, Hals, intertriginöse Bereiche und den Genitalbereich aufgebracht werden. Bei Patienten, die nach 16 Therapiewochen kein klinisches Ansprechen gezeigt haben, sollte ein Abbruch der Behandlung in Betracht gezogen werden. Bei einem anfänglich partiellen Ansprechen kann sich der Zustand durch eine fortgesetzte Behandlung alle zwei Wochen bis zu Woche 24 weiter verbessern.

Erwachsene: alle zwei oder vier Wochen 250 mg Lebrikizumab als subkutane Injektion

Kinder und Jugendliche: Jugendliche im Alter von zwölf bis 17 Jahre erhalten die gleiche Dosis wie Erwachsene. Eine körpergewichtsbezogene Dosisanpassung ist nicht angeraten. Sicherheit und Wirksamkeit von Lebrikizumab für die Behandlung von jüngeren Kindern oder einem Körpergewicht unter 40 kg sind noch nicht erwiesen.

Ältere Patienten: Bei älteren Patienten ist keine Dosisanpassung empfohlen.

Patienten mit Leber- oder Niereninsuffizienz: Für Patienten mit eingeschränkter Leber- oder Nierenfunktion ist keine Dosisanpassung notwendig.

DDD: 8,9 mg parenteral

Gegenanzeigen, Kontraindikationen

Bei Überempfindlichkeit gegen Lebrikizumab besteht eine Kontraindikation.

Nebenwirkungen

Während der Anwendung von Lebrikizumab kommt es häufig zu teilweise allergisch bedingter Konjunktivitis sowie zu Reaktionen an der Injektionsstelle. Gelegentlich werden Herpes-zoster-Infektionen, Eosinophilie, trockenes Auge, Keratitis und Blepharitis berichtet.

Wechselwirkungen

Zur Anwendung von attenuierten und nicht attenuierten Lebendimpfstoffen unter Lebrikizumab-Therapie liegen keine Erfahrungen vor. Wegen der Gefahr einer möglicherweise eingeschränkten Immunreaktion auf den Impfstoff sollte eine Impfung während der Antikörpertherapie unterbleiben. Nach der Applikation von inaktivierten oder Totimpfstoffen während einer Behandlung mit Lebrikizumab kam es allerdings zu keiner Beeinträchtigung des Impferfolgs. Getestet wurden ein T-Zell-abhängiger Tetanus-Diphtherie-azelluläre-Pertussis-Kombinationsimpfstoff und ein T-Zell-unabhängiger Meningokokken-Polysaccharid-Impfstoff. Eine klinisch relevante Beeinflussung der Aktivität von CYP450-Isoenzymen durch Lebrikizumab ist nach derzeitigem Kenntnisstand unwahrscheinlich.

Warnhinweise und Vorsichtsmaßnahmen

Lebrikizumab kann unmittelbar oder verzögert auftretende Überempfindlichkeitsreaktionen auslösen. Gegebenenfalls ist die Applikation sofort zu beenden. Der Antikörper beeinträchtigt weiterhin die Immunreaktion auf eine Helminthose. Falls zu Therapiebeginn ein entsprechender Wurmbefall vorliegt, sollte dieser zunächst effektiv behandelt werden, bevor die Lebrikizumab-Therapie begonnen wird. Tritt während der Behandlung mit dem Antikörper eine Helminthose auf, die nicht ausreichend auf eine anthelminthische Behandlung anspricht, muss die Applikation von Lebrikizumab so lange ausgesetzt werden, bis die Infektion abgeklungen ist. Falls sich unter einer Lebrikizumab-Behandlung eine Konjunktivitis entwickelt, die nach Einsatz einer Standardtherapie nicht abklingt, sollte augenärztlicher Rat eingeholt werden.

Schwangerschaft und Stillzeit

Schwangerschaft: Die Anwendung von Lebrikizumab während der Schwangerschaft ist wegen begrenzter Erfahrungen zu vermeiden. Tierexperimentelle Studien ergaben allerdings keine Hinweise auf Reproduktionstoxizität.

Stillzeit: Es ist nicht bekannt, ob Lebrikizumab nach peroraler Einnahme durch den gestillten Säugling systemisch resorbiert wird. Da mütterliches IgG jedoch bekanntermaßen vor allem in den ersten Tagen nach der Geburt in die Muttermilch übergeht, muss eine Entscheidung darüber getroffen werden, ob auf das Stillen oder die Behandlung mit Lebrikizumab verzichtet werden soll.

Fertilität: Tierexperimentelle Studien haben keine Beeinträchtigung der Fertilität durch Lebrikizumab gezeigt. Klinische Daten liegen derzeit nicht vor.

Pharmakokinetik

Resorption: Nach subkutaner Gabe werden innerhalb von sieben bis acht Tagen maximale Plasmakonzentrationen erreicht. Die absolute Bioverfügbarkeit von Lebrikizumab beträgt 86 %.

Proteinbindung, Verteilung: Das Verteilungsvolumen liegt im Bereich von fünf Litern. Abgesehen von der Bindung an IL-13 findet keine Proteinbindung statt.

Metabolismus: Der Antikörper unterliegt dem physiologischen Abbau zu kleineren Peptiden und einzelnen Aminosäuren, die in den Nährstoffpool übergehen.

Exkretion: Die Eliminationshalbwertszeit beträgt etwa 24,5 Tage.

Zulassungsrelevante Studien

Die Zulassung von Lebrikizumab beruht auf den randomisierten, doppelblinden, placebokontrollierten Phase-III-Studien ADvocate-1, ADvocate-2 und ADhere mit insgesamt etwa 1100 Atopie-Patienten. Bei den Teilnehmern handelte es sich um Erwachsene und Jugendliche ab zwölf Jahren, die unter einer mittelschweren bis schweren atopischen Dermatitis litten und nicht ausreichend auf topische Standardtherapeutika ansprachen. Als primärer Endpunkt wurde ein teilweises oder vollständiges Verschwinden der Hautsymptome nach Beurteilung anhand des Investigators Global Assessment Scores (IGA) festgelegt, wobei ein Wert von 0 auf ein völliges Verschwinden der Symptomatik und ein Wert von 4 auf ein schweres Erkrankungsbild hinweist. Im Vergleich zum Ausgangswert musste der IGA-Wert zudem um mindestens zwei Punkte reduziert sein. Als co-primärer Endpunkt wurde eine mindestens 75%ige Reduktion des Eczema-Area-and-Severity-Index (EASI-75) definiert.

In den Studien ADvocate-1 und -2, an denen 424 bzw. 445 Personen teilnahmen, wurde bei 43 bzw. 33 % der Patienten aus den Verum-Gruppen nach 16 Therapiewochen ein IGA-Wert von 0 oder 1 ermittelt, in den Placebo-Gruppen waren es 13 bzw. 11 % ($p < 0{,}001$ für beide Vergleiche mit Placebo), sodass eine signifikante Überlegenheit von Lebrikizumab nachweisbar war [2]. Die entsprechenden Werte für den EASI-75-Score betrugen 59 und 52 % in den Verum- sowie 16 und 18 % in den Placebo-Armen ($p < 0{,}001$ für beide Vergleiche). Die Teilnehmer, die den co-primären Endpunkt in beiden Untersuchungen erreicht hatten, wurden nach 16 Wochen erneut randomisiert und erhielten über bis zu 36 weitere Wochen verblindet Lebrikizumab oder Placebo. Von den 118 Patienten mit vierwöchiger IL-13-Antikörper-Therapie erreichten 77 % einen IGA-Score von 0 oder 1 und 82 % einen EASI-75-Score. Bei den 60 Teilnehmern der Placebo-Gruppe, die Lebrikizumab abgesetzt hatten, lagen diese Werte bei 48 und 66 % ($p < 0{,}01$ bzw. 0,05 für beide Vergleiche).

In der dritten Studie ADhere erhielten die 228 Teilnehmer Lebrikizumab oder Placebo und jeweils zusätzlich topische Corticosteroide [3]. Etwa 41 % der Patienten aus der Verum-Gruppe erreichten innerhalb von 16 Wochen einen IGA-Wert von 0 oder 1 und 70 % einen EASI-75-Wert. Die entsprechenden Ergebnisse für die Placebo-Gruppe betrugen 22 bzw. 42 %. Auch in dieser Studie konnte der positive Effekt bei Patienten mit Ansprechen auf die Lebrikizumab-Therapie bis zu 52 Wochen aufrechterhalten werden.

In allen drei Studien führte Lebrikizumab nach Einschätzung der Patienten gegenüber Placebo zu einer signifikanten Verbesserung der Lebensqualität, insbesondere des Juckreizes und der Schlafqualität. Die meisten Therapie-assoziierten Nebenwirkungen waren mild bis mäßiggradig. Am häufigsten kam es zu Konjunktivitis, Kopfschmerzen, Hypertonie, Herpes-Infektionen sowie zu Reaktionen an der Injektionsstelle.

Wirtschaftliche Aspekte

Eine Dosis Lebrikizumab kostet etwa 1100 Euro, das unmittelbare Konkurrenzpräparat Tralokinumab ist mit etwa 650 Euro pro Dosis zu veranschlagen. Ob Lebrikizumab möglicherweise etwas effektiver ist, muss in direkt vergleichenden klinischen Studien geklärt werden.

Therapeutische Relevanz

Die atopische Dermatitis (Neurodermitis) ist eine nicht-ansteckende, chronisch-entzündliche Hauterkrankung, die mit einem hohen Leidensdruck der Patienten einhergeht. Hierzulande sind etwa 10 bis 20 % der Kinder und 1 bis 3 % der Erwachsenen betroffen. Neben einer genetischen Disposition werden Nahrungsmittel, Chemikalien in Textilien, Medikamente oder auch Stress als mögliche Auslöser vermutet. Die Erkrankung ist mit einem als besonders quälend empfundenen Juckreiz verbunden, der zu einem permanenten Kratzen verleitet und häufig Schlafstörungen zur Folge hat. Aufgrund der meist deutlich sichtbaren Hautzerstörung kommt es zu Ängsten, Depressionen und einem Verlust an Lebensqualität, nicht zuletzt wegen der von den Patienten befürchteten Stigmatisierung. Als Standardtherapeutika werden Emollienzien, topische Corticosteroide und Calcineurin-Inhibitoren wie Tacrolimus und Pimecrolimus sowie systemisches Ciclosporin und Antihistaminika eingesetzt. Der nun neu auf dem Markt verfügbare IL-13-Antikörper Lebrikizumab stellt nach derzeitigem Kenntnisstand durchaus einen therapeutischen Fortschritt für die stark in ihrer Lebensqualität beeinträchtigten Patienten dar. In klinischen

Studien führte er zu einer anhaltenden Besserung des Hautbilds sowie von Symptomen wie Juckreiz, Hautinfektionen, Angst, Depressionen und Schlafstörungen. Der Wirkmechanismus ist nicht grundlegend innovativ, da der 2021 für die identische Indikation und Zielgruppe eingeführte Antikörper Tralokinumab ebenfalls an IL-13 bindet und den IL-13-Signalweg hemmt. Lebrikizumab inhibiert die IL-13 nachgeschaltete Signalkaskade, indem es die Bildung eines Heterodimerisierungskomplexes des Rezeptors IL-13Rα mit dem Interleukin-4-Rezeptor α (IL-4Rα) verhindert. Tralokinumab bindet in einer geringfügig abweichenden Stellung an IL-13 und unterbindet den Signalweg, da IL-13 nun nicht mehr an den zugehörigen IL-13-Rezeptor gelangen kann. Die in den Zulassungsstudien erreichten Ansprechraten fielen unter Lebrikizumab im Vergleich zur Tralokinumab-Therapie etwas höher aus, direkt vergleichende Untersuchungen mit beiden Substanzen bleiben allerdings für eine genauere Einschätzung abzuwarten. Auch für das weitere Atopie-Therapeutikum Dupilumab mit einem etwas abweichenden Wirkmechanismus liegen keine Head-to-Head-Vergleiche mit Lebrikizumab vor. Insgesamt weisen alle drei Wirkstoffe ein sehr ähnliches und gutes Wirksamkeits- und Sicherheitsprofil auf. Ein Vorteil des älteren IL-4-/IL-13-Antikörpers Dupilumab besteht darin, dass die Substanz bereits für Kinder ab sechs Jahren zur Verfügung steht. Zudem ist sie als Add-on-Erhaltungstherapeutikum für Erwachsene und Jugendlichen ab zwölf Jahren mit schwerem Asthma und Typ-2-Inflammation zugelassen. Auch für Lebrikizumab erscheint eine Indikationserweiterung für IL-13-assoziierte weitere Erkrankungen denkbar. So wird derzeit ein möglicher Nutzen bei persistierendem, unkontrolliertem Asthma bronchiale geprüft.

Literatur

[1] Fachinformation zu Ebglyss®, Stand November 2023

[2] Silverberg JI, Guttman-Yassky E, Thaçi D, Irvine AD et al. Two phase 3 trials of lebrikizumab for moderate-to-severe atopic dermatitis. N Engl J Med 388(12): 1080–1091, 2023

[3] Simpson EL, Gooderham M, Wollenberg A, Weidinger S et al. Efficacy and safety of lebrikizumab in combination with topical corticosteroids in adolescents and adults with moderate-to-severe atopic dermatitis: a randomized clinical trial (ADhere). JAMA Dermatol 159(2): 182–191, 2023

[4] EPAR summary for the public. Ebglyss® Lebrikizumab. EMA/516689/2023; European Medicines Agency; https://www.ema.europa.eu

20 Linzagolix

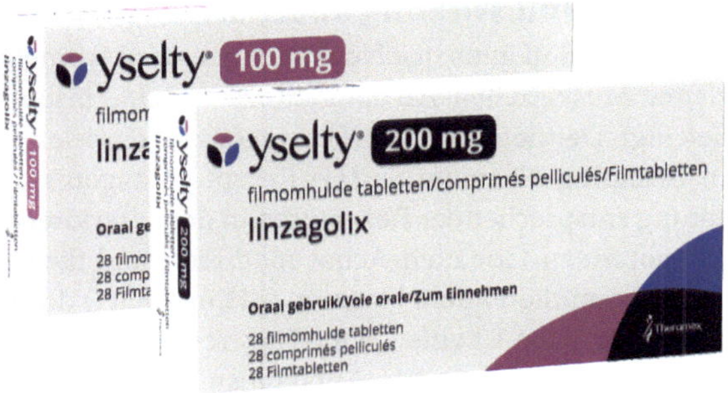

Steckbrief

ATC-Code: H01CC04
Name: Linzagolix (Yselty®)
Indikation: Beschwerden durch Uterusmyome
Wirkmechanismus: Gonadotropin-Releasing-Hormon(GnRH)-Rezeptorantagonist
Stoffklasse: Gonadotropin-Releasing-Hormonantagonisten
Zulassungsinhaber: Theramex Ireland Limited, 3rd Floor, Kilmore House, Park Lane, Spencer Dock, Dublin 1, D01 YE64, Irland
Hersteller/Endfreigabe: Patheon Frankreich, 40 Boulevard de Champaret, 38300 Bourgoin Jallieu, Frankreich
Kontaktadresse in Deutschland: Theramex Deutschland, Kurfürstendamm 194 C/O Haus Cumberland, 10707 Berlin
Darreichungsformen: Filmtabletten
Packungsgrößen, Preis und PZN: 28 Filmtabletten à 100 mg, 115,50 Euro, PZN 18105892; 28 Filmtabletten à 200 mg, 115,50 Euro, PZN 18105900; 3 × 28 Filmtabletten à 100 mg, 323,86 Euro, PZN 18105917; 3 × 28 Filmtabletten à 200 mg, 323,86 Euro, PZN 18105923
Zusammensetzung: 100 mg bzw. 200 mg Linzagolix als Cholinsalz
Sonstige Bestandteile: Lactose-Monohydrat, mikrokristalline Cellulose, niedrig substituierte Hydroxypropylcellulose, Hydroxypropylcellulose, Croscarmellose-Natrium, Magnesiumstearat, Macrogol-Poly(vinylalkohol)-Pfropfcopolymer (E1209), Talkum (E 553b), Titandioxid (E 171), Eisen(III)-hydroxid-oxid × H_2O (E172)
Zulassungsnummer: EU/1/21/1606/001-004
Datum der Markteinführung: 15. September 2024
Besondere Lager- und Aufbewahrungshinweise: keine besonderen Anforderungen
Dauer der Haltbarkeit: drei Jahre
Verschreibungsstatus: verschreibungspflichtig
Chemische Struktur:

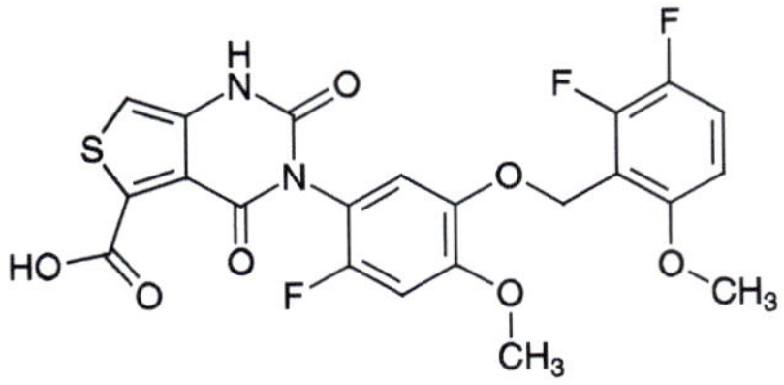

20

Indikationen

Erwachsene Frauen im gebärfähigen Alter mit mäßiger bis starker Uterusmyom-Symptomatik.

Wirkungen und Wirkungsmechanismus

Uterusmyome sind gutartige Neubildungen des Myometriums und bestehen vorwiegend aus glatten Muskelzellen. An der Pathogenese sind insbesondere Estrogene und Progesteron beteiligt. Der neue Wirkstoff Linzagolix ist ein selektiver, nicht-peptidischer Gonadotropin-Releasing-Hormon(GnRH)-Rezeptorantagonist. Aufgrund der kompetitiven Hemmung entsprechender Rezeptoren in der anterioren Hypophyse wird die Hypothalamus-Hypophysen-Gonaden-Achse moduliert und die Freisetzung von luteinisierendem und follikelstimulierendem Hormon (LH und FSH) dosisabhängig unterbunden. Bei den behandelten Frauen ist eine – allerdings reversible – Abnahme der Myomgröße feststellbar. Die aufgrund des GnRH-Antagonismus reduzierten FSH-Spiegel führen zu einem verminderten Follikelwachstum, auch die Bildung von körpereigenem Estrogen nimmt ab. Nach Anwendung von 200 mg Linzagolix erfolgt eine vollständige Suppression von Serumestradiol mit Medianwerten unterhalb von 20 pg/ml. Unter der Gabe von 100 mg Linzagolix, mit oder ohne hormonelle Add-back-Therapie aus Estradiol und Norethisteronacetat, sowie bei Anwendung von 200 mg Linzagolix mit ABT wird lediglich eine partielle Suppression erreicht. Durch den gehemmten LH-Anstieg wird die Entwicklung des Corpus luteum und damit die Bildung von körpereigenem Progesteron auf Blutspiegel-Werte von höchstens 3,1 ng/ml reduziert.

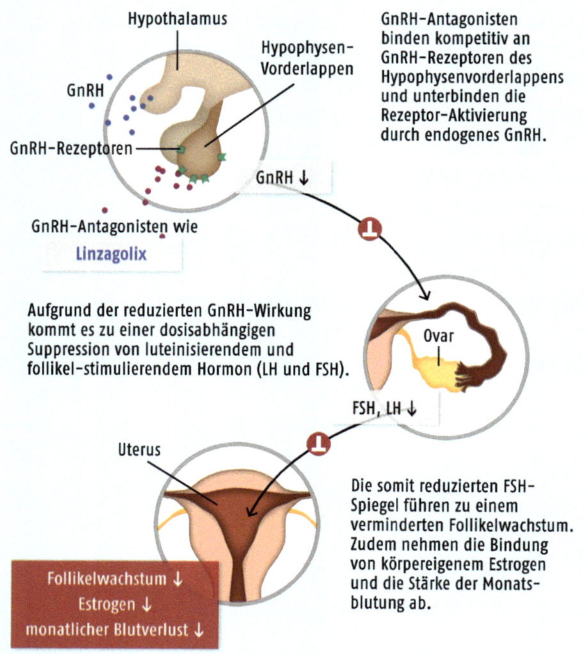

Abb. 20.1 Linzagolix ist ein selektiver Antagonist des Gonadotropin-Releasing-Hormons (GnRH). Als solcher hemmt er die Signale des GnRH-Rezeptors, moduliert die Hypothalamus-Hypophysen-Gonadotropin-Achse und verringert die Spiegel von Sexualhormonen. Durch die Suppression der Hormone wird das Fortschreiten von Hormon-sensitiven Uterusmyomen vermindert.

Dosierung, Art und Dauer der Anwendung

Es wird empfohlen, die Behandlung mit Linzagolix in der ersten Woche des Menstruationszyklus zu beginnen und kontinuierlich fortzusetzen. Die Einnahme sollte jeweils etwa zur gleichen Tageszeit erfolgen und kann unabhängig von den Mahlzeiten stattfinden. Die Dosis beträgt normalerweise einmal täglich 100 mg oder, falls erforderlich, 200 mg Linzagolix einmal täglich zusammen mit einer hormonellen Add-back-Therapie (ABT) aus ebenfalls einmal täglich 1 mg Estradiol und 0,5 mg Norethisteronacetat. Die alleinige 100-mg-Dosis kann bei Frauen eingesetzt werden, bei denen eine Add-back-Therapie nicht empfohlen wird oder die eine solche Hormontherapie vermeiden möchten. In Situationen, in denen eine rasche Reduktion des Uterus- und Myomvolumens gewünscht wird, können kurzfristig einmal täglich 200 mg Linzagolix ohne begleitende ABT eingenommen werden. Aufgrund des Risikos einer Abnahme der Knochenmineraldichte sollte diese höhere 200-mg-Dosis ohne hormonelle Add-back-Therapie allerdings nicht länger als sechs Monate angewendet werden. Zur Sicherheit wird für alle Frauen nach einjähriger Behandlung ein DXA-Scan empfohlen, mit nachfolgender kontinuierlicher Überwachung der Knochendichte (siehe Warnhinweise).

Erwachsene: einmal täglich 100 mg oder 200 mg Linzagolix, mit oder ohne hormonelle Add-back-Therapie

Kinder und Jugendliche: Für die Behandlung von Kindern oder Jugendlichen unter 18 Jahren liegt kein relevanter Nutzen für die beanspruchte Indikation vor.

Ältere Patienten: Die aktuelle Indikation ist auf Frauen im gebärfähigen Alter begrenzt.

Patienten mit Leber- oder Niereninsuffizienz: Frauen mit leichter Nierenfunktionsstörung sind während der Behandlung auf Nebenwirkungen zu überwachen. Bei mittelschwerer, schwerer oder terminaler Niereninsuffizienz sowie bei schwerer Leberfunktionsstörung ist die Behandlung mit Linzagolix zu vermeiden.

DDD: 0,13 g peroral

Gegenanzeigen, Kontraindikationen

Bei Überempfindlichkeit gegen Linzagolix, Osteoporose, Genitalblutungen unbekannter Ätiologie sowie während der Schwangerschaft oder der Stillzeit besteht eine Kontraindikation.

Nebenwirkungen

Während der Anwendung von Linzagolix kommt es sehr häufig zu Hitzewallungen. Häufig wird über Gemütsstörungen, verminderte Libido, Kopfschmerzen, Übelkeit, Erbrechen, Obstipation, erhöhte Leberenzym-Werte, Hyperhidrose, Nachtschweiß, Arthralgien, reduzierte Knochenmineraldichte, vaginale Blutungen, Beckenschmerzen, Veränderung des Menstruationsblutungsmusters, vulvovaginale Trockenheit und Asthenie berichtet. Gelegentlich muss mit Hypertonie und Oberbauchschmerzen gerechnet werden.

Wechselwirkungen

Linzagolix ist ein Inhibitor von CYP2C8. Entsprechende Substrate mit geringer therapeutischer Breite wie Paclitaxel, Sorafenib oder Repaglinid sollten daher nach Möglichkeit nicht in Kombination mit dem GnRH-Antagonisten angewendet werden, da die Gefahr einer verstärkten Toxizität dieser Substanzen besteht.

Warnhinweise und Vorsichtsmaßnahmen

Bei Patientinnen, bei denen vor Behandlungsbeginn mit Linzagolix eine normale Knochendichte vorlag, wurde ein Knochenschwund im Bereich von 3 bis 8 % berichtet. Insbesondere Frauen mit Osteoporose-Risiko, beispielsweise mit einer niedrig-traumatischen Fraktur in der Anamnese sowie anderen Faktoren wie chronischem Alkohol- und/ oder Tabakkonsum, Osteoporose in der Familienanamnese oder geringem Körpergewicht, sollten daher vor Beginn der Therapie und nach etwa einjähriger Behandlung eine Dual X-Ray-Absorptions-Untersuchung durchführen lassen, um eine entsprechende Nutzen-Risiko-Abwägung für die Therapie vorzunehmen. Wie erwähnt wird generell empfohlen, bei allen Frauen nach einjähriger Therapiedauer einen DXA-Scan anzufertigen, um sicherzustellen, dass kein unerwünschter Knochendichte-Verlust vorliegt. Bei ungünstiger Nutzen-Risiko-Beurteilung sollte die Linzagolix-Behandlung abgebrochen werden. Patientinnen mit kardiovaskulärer Erkrankung, QT-Intervall-Verlängerung oder Vorliegen einer Hypokaliämie müssen regelmäßig kontrolliert werden, da der GnRH-Antagonist mit einem geringfügig erhöhten Risiko für QT-Zeit-Verlängerungen und damit einhergehenden Arrhythmien assoziiert ist. Auch bei Begleitmedikationen, die wie bestimmte Klasse-IA- bzw. -III-Antiarrhythmika oder Makrolid-Antibiotika selbst zu einer entsprechenden EKG-Abweichung führen können, ist Vorsicht geboten. Bei einigen Patientinnen wurden unter Linzagolix asymptomatische, vorübergehende Erhöhungen der Leberenzym-Werte berichtet. Bei Anzeichen einer Leberschädigung wie starker Abgeschlagenheit, Appetitverlust, Druckgefühl im rechten Oberbauch oder Ikterus ist umgehend ärztlicher Rat einzuholen, da die GnRH-antagonistische Therapie evtl. abgebrochen werden muss. Eine Behandlung mit Linzagolix kann mit Gemütsstörungen wie Depressionen, Stimmungsveränderungen und emotionaler Labilität verbunden sein. Bei entsprechender Prädisposition ist eine sorgfältige Überwachung angeraten. In schweren Fällen muss die GnRH-antagonistische Therapie abgebrochen werden. Bei den mit Linzagolix Behandelten kommt es mitunter zu einem geringen, reversiblen Anstieg der LDL- und HDL-Cholesterol- sowie der Triglycerid-Werte. Bei vorbelasteten Patientinnen sind daher regelmäßige Kontrollen empfohlen.

Schwangerschaft und Stillzeit

Schwangerschaft: Linzagolix darf nicht bei schwangeren Frauen angewendet werden. Tierexperimentelle Studien haben ein erhöhtes Risiko für einen Schwangerschaftsverlust in der Frühschwangerschaft angezeigt. Bereits vor Therapiebeginn ist eine bestehende Schwangerschaft auszuschließen. Linzagolix, mit oder ohne hormonelle Add-back-Therapie, besitzt keine sicher schwangerschaftsverhütende Wirkung. Frauen im gebärfähigen Alter sollten daher während der Behandlung eine wirksame nichthormonelle Verhütungsmethode (Barrieremethode) verwenden, zumal etwaige hormonelle Kontrazeptiva vor Anwendung des GnRH-Antagonisten abgesetzt werden müssen. Zudem ist zu beachten, dass Linzagolix das Muster der Menstruationsblutung signifikant verändert und häufig zu Amenorrhö führt. Als Folge ist die Fähigkeit, eine Schwangerschaft rechtzeitig zu erkennen, möglicherweise eingeschränkt. Bei entsprechendem Verdacht sollten Schwangerschaftstests durchgeführt werden.

Stillzeit: Es ist nicht bekannt, ob Linzagolix oder seine Metaboliten in die Muttermilch übergehen. Im Tierexperiment war dies der Fall. Zur Sicherheit besteht daher auch für die Anwendung während der Stillzeit eine Kontraindikation.

Fertilität: Klinische Fertilitätsdaten liegen aktuell nicht vor.

Pharmakokinetik

Resorption: Nach peroraler Anwendung von Linzagolix werden innerhalb von etwa zwei Stunden maximale Plasmaspiegel gemessen. Bei Einnahme zusammen mit einer fettreichen Mahlzeit kommt es lediglich zu einer leichten Verzögerung der Resorption.

Proteinbindung, Verteilung: Die Plasmaproteinbindung liegt bei mehr als 99 %, sie erfolgt überwiegend an Albumin. Das Verteilungsvolumen wird mit etwa 158 l/kg Körpergewicht angegeben.

Metabolismus: Bislang wurden sieben Metaboliten im Plasma, Urin und Stuhl quantifiziert. Dennoch ist unverändertes Linzagolix der vorherrschende zirkulierende Bestandteil.

Exkretion: Der GnRH-Antagonist wird hauptsächlich im Urin und zu etwa einem Drittel in den Fäzes wiedergefunden. Die Eliminationshalbwertszeit liegt im Bereich von etwa 15 Stunden.

Zulassungsrelevante Studien

Die Zulassung von Linzagolix beruht auf den beiden identischen, randomisierten, doppelblinden, placebokontrollierten Phase-III-Studien PRIMROSE 1 und 2 mit insgesamt 1109 Frauen, die unter Blutungen im Zusammenhang mit Gebärmuttermyomen litten. Die Teilnehmerinnen hatten einen monatlichen menstruellen Blutverlust von mehr als 80 ml und wiesen einen myomatösen Uterus mit mindestens einem Myom im Bereich von 2 bis 12 cm auf. Frauen mit einem signifikanten Risiko für Osteoporose wurden aus den Studien ausgeschlossen. Die Patientinnen wurden einmal täglich mit 100 mg bzw. 200 mg Linzagolix der Studienmedikation mit oder ohne hormonelle Add-back-Therapie oder alternativ mit Placebo behandelt (insgesamt fünf Behandlungsarme pro Studie). Als primärer Wirksamkeitsendpunkt wurde ein monatlicher Blutverlust von weniger als 80 ml in Kombination mit einem mindestens 50%igen Blutungsrückgang gegenüber dem Ausgangswert festgelegt. In PRIMROSE 1 erreichten nach 24-wöchiger Behandlung 56 bis 76 % der Patientinnen aus den Verum-Gruppen den zusammengesetzten Endpunkt, im Vergleich zu 35 % unter Placebo. Die entsprechenden Werte in PRIMROSE 2 betrugen 57 bis 94 % und 29 %, zugunsten von Linzagolix. Am meisten profitierten Patientinnen, die in beiden Studien mit 200 mg Linzagolix in Kombination mit einer hormonellen Add-back-Therapie (ABT) aus Estradiol und Norethisteronacetat behandelt wurden. Als häufigste Nebenwirkung wurden Hitzewallungen angegeben. In beiden Studien wurden zudem Verbesserungen der sekundären Endpunkte erreicht. So wurden bei einem größeren Anteil an Frauen unter Linzagolix eine Amenorrhö, reduzierte Schmerzwerte, höhere Hämoglobin-Werte bei zuvor anämischen Patientinnen und eine bessere gesundheitsbezogene Lebensqualität dokumentiert. Diese Verbesserungen waren in der Gruppe mit der höheren 200-mg-Dosierung mit oder ohne ABT und unter 100 mg Linzagolix mit hormoneller Add-back-Therapie ausgeprägter als nach Behandlung mit 100 mg allein. Allerdings waren Uterus- und Myomvolumina in Woche 24 nur in der Gruppe mit 200 mg Linzagolix ohne ABT deutlich und konsistent reduziert. Sobald die hormonelle Add-back-Therapie aufgrund des in dieser Gruppe relevant erhöhten Risikos für eine Abnahme der Knochendichte nach sechs Monaten hinzugefügt wurde, stiegen die mittleren Werte wieder bis auf das Niveau der Ausgangsvolumina an.

Wirtschaftliche Aspekte

Die monatlichen Therapiekosten für Linzagolix liegen etwas höher als die für das Kombinationspräparat mit dem weiteren GnRH-Antagonisten Relugolix.

Therapeutische Relevanz

Myome des Uterus sind eine häufige Ursache für schwere und schmerzhafte Menstruationsblutungen. Diese benignen Tumoren des Myometriums entwickeln sich jeweils aus einer einzigen Muskelzelle und können einzeln oder auch in größerer Zahl in der Gebärmutter verteilt vorkommen (Uterus myomatosus) und eine Größe von bis zu 20 cm im Durchmesser erreichen. Man unterscheidet submuköse und gestielte Tumoren, wobei letztere mitunter aus dem Uterus herauswachsen können. Etwa jede vierte Frau ab 30 Jahren ist von der Erkrankung betroffen. Die Prävalenz steigt mit zunehmendem Alter bis zur Menopause an. Ein gewisser Risikofaktor ist offenbar Kinderlosigkeit. Als maßgebliche erkrankungsauslösende Faktoren gelten neben einer genetischen Prädisposition hohe Estrogen- und Progesteron-Spiegel. Abgesehen von den starken Schmerzen und der potenziellen Einschränkung der Lebensqualität durch Myome besteht die Gefahr von verschiedenen Komplikationen. So kann es zu Infektionen, Nekrosen durch Stieldrehung, Kalzifikationen, Erweichungen, zystischen Hohlraumbildungen und in seltenen Fällen zur malignen Entartung kommen. Weiterhin sind Abflussstörungen des Menstruationsbluts, Dauerblutungen mit Anämiegefahr, Störungen der Harnblasen- und Darmfunktion, Rückenschmerzen und Infertilität aufgrund einer erhöhten Abortrate möglich. Bei etwa der Hälfte der betroffenen Frauen ist eine medikamentöse Therapie oder chirurgische Behandlungen wie die minimalinvasive Myomentfernung oder -embolisation sowie die Magnetresonanztomografie-gesteuerte fokussierte Ultraschalltherapie angezeigt. In schweren Fällen kann bei Frauen mit abgeschlossener Familienplanung eine Hysterektomie erwogen werden. Die medikamentöse Therapie zielt in erster Linie auf die Senkung der Estrogen- und Progesteronspiegel bzw. auf die Blockade der zugehörigen Rezeptoren ab. Nachdem der Einsatzbereich des Progesteron-Rezeptor-Modulators Ulipristalacetat zur Myomtherapie aufgrund der Gefahr schwerer Leberschädigungen stark eingeschränkt wurde, steht neben den parenteral oder nasal einsetzbaren GnRH-Agonisten wie Leuprorelin, Nafarelin, Goserelin oder Buserelin im Wesentlichen der peroral verfügbare GnRH-Antagonist Relugolix zur Verfügung. Inwiefern der im September 2024 auf dem deutschen Markt eingeführte weitere selektive GnRH-Antagonist Linzagolix einen therapeutischen Fortschritt darstellt, ist derzeit offen. Die selbst nicht unmittelbar hormonell wirkende Substanz ist für Frauen interessant, bei denen eine Kontraindikation für eine hormonelle Zusatztherapie besteht oder diese aus persönlichen Gründen vermieden werden soll. Während die Handhabung bei Linzagolix individuell entschieden werden kann, kommt Relugolix bei dieser Indikation nur als Fixkombination mit Estrogen und Norethisteronacetat zum Einsatz. In den beiden Zulassungsstudien wurde unter allen verfügbaren Linzagolix-Regimen mit und ohne hormonelle Add-back-Therapie (ABT) aus Estradiol und Norethisteronacetat eine Reduktion des monatlichen Blutverlusts mit Ansprechraten zwischen 57 und 90 % nachgewiesen. Allerdings zeigten Patientinnen unter 200 mg Linzagolix in Kombination mit einer ABT mit Responderraten von etwa 90 % die besten Resultate, sodass der Einsatz von Hormonen in manchen Fällen offenbar doch nicht vermieden werden kann. Zudem waren Uterus- und Myomvolumina nur in der Gruppe mit 200 mg Linzagolix ohne hormonelle Add-back-Therapie deutlich und konsistent reduziert. Dieses Regime wird jedoch aufgrund des relevant erhöhten Osteoporoserisikos allenfalls für einen sechsmonatigen Zeitraum als vertretbar gehalten. Spätestens danach muss die hormonelle ABT wieder hinzugefügt werden, woraufhin die Volumina von Myomen und Uterus wieder auf Ausgangsgröße ansteigen. Relugolix wurde mittlerweile als Monotherapeutikum bei Männern mit Prostatakarzinom zugelassen sowie in Kombination mit Estrogen und Norethisteronacetat bei Frauen mit Endometriose. Linzagolix wird aktuell ebenfalls für den Einsatz bei Endometriose getestet. Head-to-Head-Vergleiche mit dem direkten Konkurrenzwirkstoff Relugolix wurden bisher nicht durchgeführt.

Literatur

[1] Fachinformation zu Yselty®, Stand August 2024

[2] Donnez J, Taylor HS, Stewart EA, Bradley L et al. Linzagolix with and without hormonal add-back therapy for the treatment of symptomatic uterine fibroids: two randomised, placebo-controlled, phase 3 trials. Lancet 400(10356): 896–907, 2022

[3] EPAR summary for the public. Yselty® Linzagolix-Cholin. EMA/13882/2022; European Medicines Agency; https://www.ema.europa.eu

[4] Myome der Gebärmutter. Institut für Qualität und Wirtschaftlichkeit im Gesundheitswesen (IQWiG), https://www.gesundheitsinformation.de

21 (^{177}Lu)Lutetiumvipivotidtetraxetan

Steckbrief

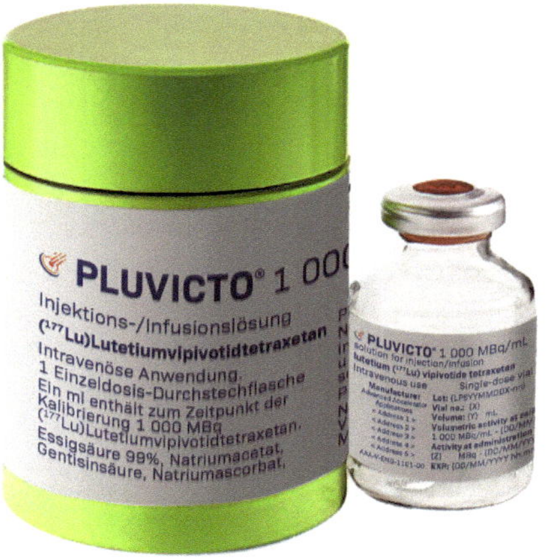

ATC-Code: V10XX05
Name: (^{177}Lu)Lutetiumvipivotidtetraxetan (Pluvicto®)
Indikation: progredientes Prostata-spezifisches-Membranantigen(PSMA)-positives, metastasiertes, kastrationsresistentes Prostatakarzinom (mCRPC)
Wirkmechanismus: Radiotherapeutikum (β-Strahler)
Stoffklasse: Radiotherapeutika, andere Radiotherapeutika
Zulassungsinhaber: Novartis Europharm Limited, Vista Building, Elm Park, Merrion Road, Dublin 4, Irland
Hersteller/Endfreigabe: Advanced Accelerator Applications (Italy) S. R. L., Via Ribes 5, 10010, Colleretto Giacosa (TO), Italien
Advanced Accelerator Applications Ibérica, S. L. U., Polígono Industrial la Cuesta – Sector 3, Parcelas 1 y 2 La Almunia de Doña Godina, 50100 Zaragoza, Spanien
Kontaktadresse in Deutschland: Novartis Pharma GmbH, Roonstraße 25, 90429 Nürnberg
Darreichungsformen: Injektions-/Infusionslösung
Packungsgrößen, Preis und PZN: eine Durchstechflasche, Preis noch nicht mitgeteilt (nur krankenhausversorgende Apotheken), PZN 18163978
Zusammensetzung: Ein Milliliter Lösung enthält am Tag und zum Zeitpunkt der Kalibrierung 1000 MBq (^{177}Lu)Lutetiumvipivotidtetraxetan. Die Gesamtmenge an Radioaktivität pro Einzeldosis-Durchstechflasche am Tag und zum Zeitpunkt der Verabreichung beträgt 7400 MBq ± 10 %. Das Volumen der Lösung in der Durchstechflasche kann aufgrund der volumetrisch fixierten Aktivität von 1000 MBq/ml am Tag und zum Zeitpunkt der Kalibrierung in einem Bereich von 7,5 ml bis 12,5 ml liegen, um am Tag und zum Zeitpunkt der Verabreichung die benötigte Menge an Radioaktivität bereitzustellen.
Sonstige Bestandteile: Essigsäure 99 %, Natriumacetat, Gentisinsäure, Natriumascorbat, Pentetsäure, Wasser für Injektionszwecke
Zulassungsnummer: EU/1/22/1703/001
Datum der Markteinführung: 1. Juni 2024
Besondere Lager- und Aufbewahrungshinweise: nicht einfrieren; in der Originalverpackung aufbewahren, um vor ionisierender Strahlung zu schützen
Dauer der Haltbarkeit: 120 Stunden (5 Tage) ab dem Tag und Zeitpunkt der Kalibrierung
Verschreibungsstatus: verschreibungspflichtig

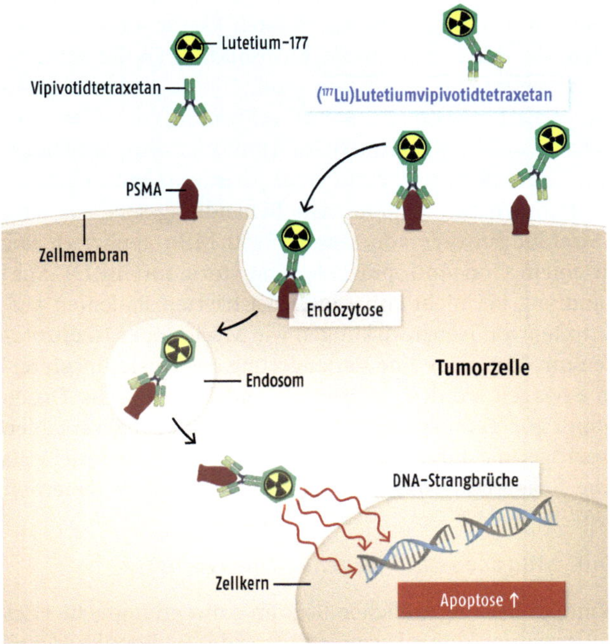

Abb. 21.1 Der mit radioaktivem Lutetium-177 bestückte Chelatbildner Vipivotidtetraxetan bindet hochaffin an das Transmembranprotein Prostata-spezifisches-Membranantigen (PSMA) von Tumorzellen des Prostatakarzinoms. Der gebildete Komplex wird zusammen mit dem komplexierten β-Strahler durch Endozytose in die maligne entartete Zelle aufgenommen. Die von dem internalisierten Radiotherapeutikum (^{177}Lu)Lutetiumvipivotidtetraxetan emittierte Strahlung führt im Bereich des Zellkerns zu DNA-Strangbrüchen und damit zu einer verminderten Zellteilung sowie zur Apoptose der Tumorzellen.

Indikationen

(^{177}Lu)Lutetiumvipivotidtetraxetan wird in Kombination mit Androgen-Deprivationstherapien, mit oder ohne Inhibition des Androgenrezeptor-Signalwegs, zur Behandlung von erwachsenen Patienten mit progredientem Prostata-spezifisches-Membranantigen-positivem, metastasiertem, kastrationsresistentem Prostatakarzinom (mCRPC) angewendet, die zuvor mittels Inhibition des Androgenrezeptor-Signalwegs und taxanbasierter Chemotherapie behandelt wurden.

Wirkungen und Wirkungsmechanismus

Das metastasierte, kastrationsresistente Prostatakarzinom reagiert nicht mehr oder nur noch unzureichend auf antihormonelle Therapien. Bei Patienten mit Prostatakrebs erfolgt eine starke Exprimierung des Transmembranproteins Prostata-spezifisches-Membranantigen (PSMA). Dies macht man sich beim Einsatz des Radiotherapeutikums (^{177}Lu) Lutetiumvipivotidtetraxetan zunutze. Der Wirkstoff besteht aus dem niedermolekularen Vipivotidtetraxetan, das den β-Strahler Lutetium-177 komplexiert. Vipivotidtetraxetan ist jedoch nicht nur ein Chelatbildner, sondern bindet auch mit hoher Affinität an PSMA und wird somit gezielt in das Innere von PSMA-positiven Zellen aufgenommen. Die im Bereich des Zellkerns abgegebene radioaktive β-Strahlung führt zu DNA-Schädigungen und damit zur Replikationshemmung und zum Zelltod. Von der Zerstörung betroffen sind sowohl PSMA-positive Zielzellen des Tumorgewebes als auch benachbarte Zellen. Nicht markiertes Vipivotidtetraxetan besitzt keinerlei pharmakodynamische Aktivität.

21

Dosierung, Art und Dauer der Anwendung

(^{177}Lu)Lutetiumvipivotidtetraxetan darf nur in dazu bestimmten klinischen Bereichen von Personen verabreicht werden, die durch eine spezielle Ausbildung in der sicheren Handhabung von radioaktiven Arzneimitteln qualifiziert sind. Die empfohlene Dosis kann intravenös als Injektion mit einer Einwegspritze mit Abschirmung (mit oder ohne Spritzenpumpe), als Infusion nach der Schwerkraftmethode (mit oder ohne Infusionspumpe) oder als Infusion aus der Durchstechflasche mit einer peristaltischen Infusionspumpe verabreicht werden. Im Rahmen des empfohlenen Behandlungsschemas wird etwa alle sechs Wochen eine Strahlungsmenge von jeweils 7400 MBq appliziert. Die medikamentöse Kastration mit einem Gonadotropin-Releasing-Hormon(GnRH)-Analogon sollte während der Behandlung bei nicht chirurgisch kastrierten Patienten aufrechterhalten werden. Beim Auftreten von Nebenwirkungen wie Myelo- oder Nephrotoxizität können Dosisreduktionen um 20 % oder eine Verlängerung des Dosierungsintervalls auf bis zu zehn Wochen erwogen werden. Insgesamt sind bis zu sechs Dosen vorgesehen, es sei denn, es kommt zur Tumorprogression oder zu einer inakzeptablen Toxizität. Wenn eine Therapieverzögerung aufgrund einer Nebenwirkung über mehr als vier Wochen andauert, muss die Behandlung mit dem Radiotherapeutikum dauerhaft abgebrochen werden.

Erwachsene: bis zu sechsmal 7400 MBq alle sechs Wochen (± eine Woche)

Kinder und Jugendliche: Bei Kindern und Jugendlichen liegt im Anwendungsgebiet des PSMA-exprimierenden Prostatakarzinoms kein relevanter Nutzen des Radionuklids vor.

Ältere Patienten: Bei Patienten ab 65 Jahren ist keine Dosisreduktion notwendig.

Patienten mit Leber- oder Niereninsuffizienz: Bei Patienten mit mittelschwerer, schwerer oder terminaler Niereninsuffizienz und einer Kreatinin-Clearance unter 50 ml/min wird die Anwendung des Radiotherapeutikums aufgrund bislang fehlender Erfahrungen und einer möglicherweise erhöhten Strahlenbelastung nicht empfohlen. Bei Patienten mit Leberinsuffizienz ist keine Dosisanpassung erforderlich, allerdings sind zur Behandlung von Patienten mit mittelschwerer bis schwerer Leberfunktionsstörung derzeit keine Daten verfügbar.

DDD: 176 MBq parenteral

Gegenanzeigen, Kontraindikationen

Bei Überempfindlichkeit gegen (^{177}Lu)Lutetiumvipivotidtetraxetan besteht eine Kontraindikation.

Nebenwirkungen

Während der Anwendung des Radiotherapeutikums kommt es sehr häufig zu Anämie, Thrombozytopenie, Leukopenie, Lymphopenie, Mundtrockenheit, Übelkeit, Obstipation, Erbrechen, Durchfall, Abdominalschmerzen, Harnwegsinfektionen, Müdigkeit sowie zu vermindertem Appetit und reduziertem Gewicht. Häufig wird über Panzytopenie, Schwindelgefühl, Drehschwindel, Kopfschmerzen, Dysgeusie, trockenes Auge, akute Nierenschädigungen, periphere Ödeme und Fieber berichtet.

Wechselwirkungen

Vipivotidtetraxetan ist weder Induktor oder Inhibitor noch Substrat von Cytochrom-P450-Enzymen oder Transportern. Daher wurde bislang auf die Durchführung von pharmakokinetischen Interaktionsstudien verzichtet. Pharmakodynamische Wechselwirkungen sind nicht zu erwarten.

Warnhinweise und Vorsichtsmaßnahmen

Aufgrund seiner Radioaktivität und der assoziierten langfristigen kumulativen Strahlenbelastung kann (^{177}Lu)Lutetiumvipivotidtetraxetan das Risiko für die Entstehung von weiteren Krebserkrankungen erhöhen. Die Behandelten sollten daher weitere Strahlungsquellen, beispielsweise im Rahmen anderer Tumortherapien, meiden. Ebenso ist die Trinkmenge, insbesondere vor und nach der Applikation, deutlich zu erhöhen und die Blase so oft wie möglich zu entleeren. Auf diese Weise wird die renale Ausscheidung des β-Strahlers beschleunigt und die Strahlenbelastung im Urogenitalraum reduziert. Zum Schutz von anderen sollten enge Kontakte zu Personen des eigenen Haushalts mit einem Abstand von weniger als einem Meter für mindestens zwei Tage vermieden werden, zu Kindern und Schwangeren für mindestens sieben Tage. Ebenso wird empfohlen, über mindestens drei Tage getrennt von anderen Personen zu schlafen. Die entsprechenden Richtwerte für Kinder liegen bei sieben und für Schwangere bei 15 Tagen. Sexuelle Aktivitäten sollten über mindestens sieben Tage unterbleiben. Wegen der mit (^{177}Lu)Lutetiumvipivotidtetraxetan assoziierten Myelo- und Nephrotoxizität ist vor und während der Therapie eine regelmäßige Überwachung des Blutbilds, der Nieren- und auch der Leberfunktion angeraten. Bei Patienten mit bereits bestehender Nieren- oder Leberfunktionsstörung ist vor Therapiebeginn eine sorgfältige Abwägung des Nutzen-Risiko-Verhältnisses erforderlich, da sie aufgrund der reduzierten Clearance einer höheren Strahlenexposition ausgesetzt sein könnten.

Schwangerschaft und Stillzeit

Schwangerschaft: (^{177}Lu)Lutetiumvipivotidtetraxetan ist nicht für die Anwendung bei Frauen angezeigt, daher wurden keine tierexperimentellen Studien zur potenziellen Beeinflussung der weiblichen Reproduktion und der embryofetalen Entwicklung durchgeführt. Allerdings ist bei einer Anwendung des Radiotherapeutikums an Schwangeren mit einer Schädigung des Fötus zu rechnen.
Aufgrund der mit der Strahlung von (^{177}Lu)Lutetiumvipivotidtetraxetan assoziierten potenziellen Wirkungen auf die Spermatogenese wird männlichen Patienten geraten, während und bis zu 14 Wochen nach der letzten Dosis kein Kind zu zeugen und beim Geschlechtsverkehr Kondome zu verwenden.

Stillzeit: Zum Übergang des Radiotherapeutikums in die menschliche Muttermilch sowie zu seinen Wirkungen auf den gestillten Säugling oder auf die Milchbildung liegen keine Daten vor.

Fertilität: Die Strahlung von (^{177}Lu)Lutetiumvipivotidtetraxetan könnte toxische Wirkungen auf männliche Gonaden und die Spermatogenese besitzen. Die empfohlene kumulative Dosis von 44 400 MBq führt zudem in den Hoden zu einer absorbierten Strahlendosis in einem Bereich, in dem eine Unfruchtbarkeit induziert werden könnte. Wenn Patienten nach der Behandlung Kinder haben möchten, ist eine genetische Beratung zu empfehlen. Vor der Therapie ist über die Möglichkeit einer Kryokonservierung von Spermien aufzuklären.

Pharmakokinetik

Resorption: Das Radiotherapeutikum wird ausschließlich intravenös appliziert, daher beträgt die Bioverfügbarkeit definitionsgemäß 100 %.

Proteinbindung, Verteilung: Das Verteilungsvolumen von (^{177}Lu)Lutetiumvipivotidtetraxetan liegt bei 1,76 l/kg Körpergewicht. Die Plasmaproteinbindungen von Vipivotidtetraxetan und von nicht radioaktivem (175Lu)Lutetiumvipivotidtetraxetan wurden mit 60 bzw. 70 % ermittelt. Das Radiotherapeutikum zeigt eine primäre Aufnahme in die Tränendrüsen, Speicheldrüsen, Nieren, Harnblasenwand, die Leber sowie in den Dünn- und den Dickdarm.

Metabolismus: (^{177}Lu)Lutetiumvipivotidtetraxetan unterliegt keiner hepatischen oder renalen Metabolisierung.

Exkretion: Die Substanz wird vorwiegend renal ausgeschieden. Die mittlere terminale Eliminationshalbwertszeit wird mit etwa 42 Stunden angegeben.

Zulassungsrelevante Studien

Die Zulassung von (^{177}Lu)Lutetiumvipivotidtetraxetan beruht auf der offenen, randomisierten, placebokontrollierten Phase-III-Studie VISION mit 831 Patienten, die unter progressivem, metastasiertem, kastrationsresistentem und PSMA-positivem Prostatakrebs litten. Die Teilnehmer hatten mindestens einen Inhibitor des Androgenrezeptor-Signalwegs wie Abirateron oder Enzalutamid und eine oder zwei taxanbasierte Chemotherapien erhalten. 551 der Patienten wurden mit bis zu sechs Dosen (^{177}Lu)Lutetiumvipivotidtetraxetan in Kombination mit anderen Standardtherapeutika und unterstützenden Maßnahmen (Best Supportive Care) wie hormonbasierten Behandlungen, Bisphosphonaten, Analgetika, Bluttransfusionen, Flüssigkeitszufuhr oder Bestrahlungen behandelt. Die verbleibenden 280 Teilnehmer erhielten ausschließlich diese erprobten Medikationen bzw. unterstützenden Maßnahmen. In der Verum-Gruppe betrug die radiografisch ermittelte, mediane progressionsfreie Überlebenszeit 8,7 Monate, in der Vergleichs-Gruppe waren es 3,4 Monate ($p < 0{,}001$). Die entsprechenden Werte für die Gesamtüberlebenszeit lagen bei 15,3 und 11,3 Monaten ($p < 0{,}001$). Unter dem Radiotherapeutikum verstarben 62,3 % der Patienten, im Vergleichsarm waren es 66,8 %. Die entsprechenden Werte für die Gesamtansprechraten lagen bei 29,8 und 1,7 %. 5,8 % der Teilnehmer aus der Verum-Gruppe zeigten ein vollständiges Ansprechen mit völligem Verschwinden der Tumorzeichen, in der Vergleichs-Gruppe war dies bei keinem der Patienten der Fall. Die mediane Zeit bis zum ersten symptomatischen skelettbezogenen Ereignis, definiert als erste neue symptomatische pathologische Knochenfraktur, Rückenmarkskompression, erforderlicher tumorbedingter orthopädischer chirurgischer Eingriff, Notwendigkeit einer Strahlentherapie zur Linderung von Knochenschmerzen oder Tod jeglicher Ursache – je nachdem, was zuerst eintrat – betrug unter (^{177}Lu)Lutetiumvipivotidtetraxetan 11,5 Monate und bei alleiniger Best Supportive Care 6,8 Monate. Unter dem Radiotherapeutikum kam es mit einer Inzidenz von mehr als 20 % zu Nebenwirkungen wie Fatigue, Mundtrockenheit, Übelkeit, Anämie, vermindertem Appetit und Obstipation. Zudem wurden bei mehr als 30 % der Teilnehmer aus der Verum-Gruppe reduzierte Lymphozyten-, Hämoglobin-, Leukozyten-, Thrombozyten-, Calcium- und Natrium-Werte festgestellt.

Wirtschaftliche Aspekte

In den USA liegen die Kosten für eine Dosis von (^{177}Lu)Lutetiumvipivotidtetraxetan derzeit bei etwa 42 500 US-Dollar. Eine Behandlung mit sechs Zyklen kostet demnach etwa 255 000 US-Dollar. Für den Einsatz in Deutschland wurde der Preis noch nicht mitgeteilt.

Therapeutische Relevanz

Das Prostatakarzinom zählt in Deutschland mit mehr als 25 % aller diagnostizierten Krebsleiden zu den häufigsten malignen Erkrankungen des Mannes. Nach Lungen- und Darmkrebs ist es die am dritthäufigsten tödlich verlaufende Krebserkrankung bei Männern. Pro Jahr werden etwa 60 000 Neuerkrankungen festgestellt. Beim Vorliegen eines lokal begrenzten Prostatakarzinoms mit mittlerem bis hohem Risikoprofil erfolgt in der Regel zusätzlich zu einer perkutanen Strahlenbehandlung eine hormonablative bzw. Androgen-Deprivationstherapie. Nachdem eine unumkehrbare chirurgische Kastration (Orchiektomie) mit einer zusätzlichen psychischen Belastung assoziiert ist, wird meist auf eine medikamentöse Hormonentzugsbehandlung mit GnRH-Agonisten oder -Antagonisten, eventuell in Kombination mit dem CYP17A1-Inhibitor Abirateron, zurückgegriffen. Auch ein Einsatz von Antiandrogenen wie Bicalutamid ist bei lokal fortgeschrittenem Prostatakarzinom indiziert. Erst wenn der PSA-Spiegel trotz dieser Maßnahmen weiter steigt, gilt der Tumor als kastrationsresistent. Bislang wurden die betroffenen Patienten mit schlechter Prognose weiterhin mit taxanbasierten Chemotherapien, Abirateron, dem PARP-Inhibitor Olaparib und/oder Androgenrezeptor-Inhibitoren wie Darolutamid, Enzalutamid bzw. Apalutamid behandelt. Mit dem Radiotherapeutikum (^{177}Lu)Lutetiumvipivotidtetraxetan wurde nun das Behandlungsspektrum erweitert. In der Zulassungsstudie hat sich die Substanz als Zusatztherapeutikum zur herkömmlichen Therapie (Best Supportive Care) mit Ansprechraten von knapp 30 % gegenüber einer alleinigen Best Supportive Care als signifikant überlegen erwiesen. Durch den β-Strahler gewinnt ein Teil der betroffenen Patienten einige Lebensmonate, teilweise ohne Erkrankungsprogression. Von Interesse wäre der Vergleich mit dem weiteren Radiotherapeutikum Radium-223-dichlorid. Hierbei handelt es sich um einen α-Strahler, der für die Therapie des symptomatischen ossär metastasierten kastrationsresistenten Prostatakarzinoms zugelassen ist. Auch diese Substanz hat in ihrer Zulassungsstudie eine Verlängerung der Überlebenszeit ermöglicht. Aufgrund der kürzeren Reichweite der α-Strahlung ist die Myelotoxizität unter Radium-223-dichlorid möglicherweise geringer als unter (^{177}Lu)Lutetiumvipivotidtetraxetan. Mögliche Sicherheits- oder Wirksamkeits-Vorteile für eine der Substanzen müssten allerdings in Head-to-Head-Vergleichen ermittelt werden.

Literatur

[1] Fachinformation zu Pluvicto®, Stand März 2024

[2] Fallah J, Agrawal S, Gittleman H, Fiero MH et al. FDA approval summary: lutetium Lu 177 vipivotide tetraxetan for patients with metastatic castration-resistant prostate cancer. Clin Cancer Res 29(9): 1651–1657, 2023

[3] Fizazi K, Herrmann K, Krause BJ, Rahbar K et al. Health-related quality of life and pain outcomes with [^{177}Lu]Lu-PSMA-617 plus standard of care versus standard of care in patients with metastatic castration-resistant prostate cancer (VISION): a multicentre, open-label, randomised, phase 3 trial. Lancet Oncol 24(6): 597–610, 2023

[4] EPAR summary for the public. Pluvicto® 177Lu)Lutetiumvipivotid tetraxetan. EMA/837969/2022; European Medicines Agency; https://www.ema.europa.eu

22 Momelotinib

Steckbrief

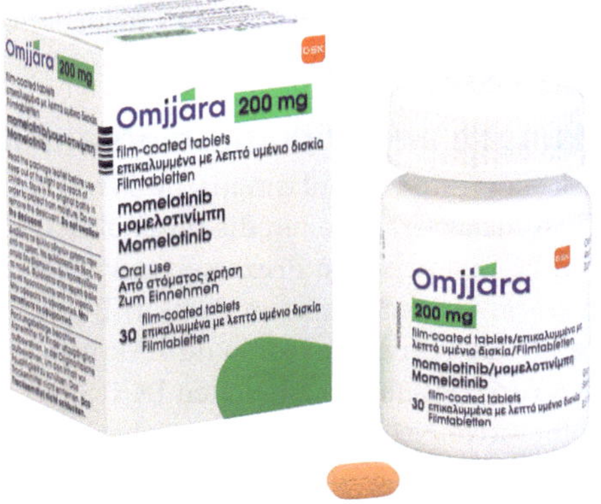

ATC-Code: L01EJ04
Name: Momelotinib (Omjjara®)
Indikation: Behandlung von krankheitsbedingter Splenomegalie oder Symptomen bei erwachsenen Patienten mit moderater bis schwerer Anämie, die an primärer Myelofibrose, Post-Polycythaemia-vera-Myelofibrose oder Post-essenzieller-Thrombozythämie-Myelofibrose erkrankt sind und die nicht mit einem Januskinase (JAK)-Inhibitor vorbehandelt sind oder die mit Ruxolitinib behandelt wurden.
Wirkmechanismus: Januskinasen(JAK)- und Aktivin-A-Rezeptor-Typ-1(ACVR1)-Inhibitor
Stoffklasse: Antineoplastika, Proteinkinase-Inhibitoren
Zulassungsinhaber: GlaxoSmithKline Trading Services Limited, 12 Riverwalk, Citywest Business Campus, Dublin 24, Irland
Hersteller/Endfreigabe: GlaxoSmithKline Trading Services Limited, 12 Riverwalk, Citywest Business Campus, Dublin 24, Irland
Kontaktadresse in Deutschland: GlaxoSmithKline GmbH & Co. KG, Prinzregentenplatz 9, 80700 München
Darreichungsformen: Filmtabletten
Packungsgrößen, Preis und PZN: 30 Filmtabletten à 100 mg, 5 936,41 Euro, PZN 18770885; 30 Filmtabletten à 150 mg, 5 936,41 Euro, PZN 18770891; 30 Filmtabletten à 200 mg, 5 936,41 Euro, PZN 18770916
Zusammensetzung: 100, 150 oder 200 mg Momelotinib als Momelotinibdihydrochlorid H_2O
Sonstige Bestandteile: mikrokristalline Cellulose, Lactose-Monohydrat, Carboxymethylstärke-Natrium (Typ A), Magnesiumstearat, hochdisperses Siliciumdioxid, Propylgallat, Polyvinylalkohol, Macrogole, Titandioxid (E 171), Talkum, Eisenoxid gelb (E 172), Eisenoxid rot (E 172
Zulassungsnummer: EU/1/23/1782/001, EU/1/23/1782/002, EU/1/23/1782/003
Datum der Markteinführung: 15. Februar 2024
Besondere Lager- und Aufbewahrungshinweise: vor Feuchtigkeit geschützt aufbewahren
Dauer der Haltbarkeit: drei Jahre
Verschreibungsstatus: verschreibungspflichtig
Chemische Struktur:

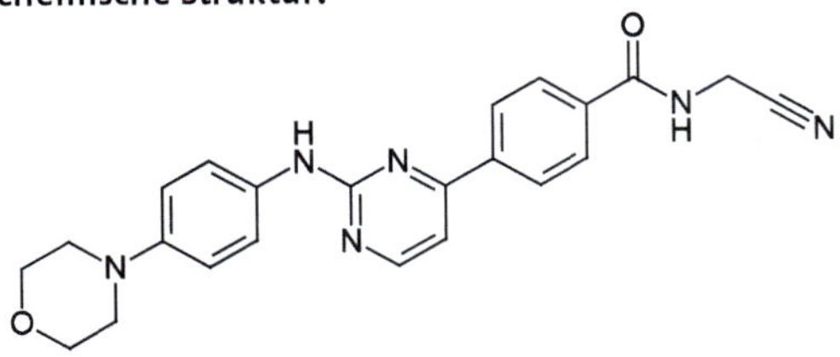

Indikationen

Behandlung von krankheitsbedingter Splenomegalie oder Symptomen bei erwachsenen Patienten mit moderater bis schwerer Anämie, die an primärer Myelofibrose, Post-Polycythaemia-vera-Myelofibrose oder Post-essenzieller Thrombozythämie-Myelofibrose erkrankt sind, und die nicht mit einem Januskinase(JAK)-Inhibitor vorbehandelt sind oder die mit Ruxolitinib behandelt wurden.

Wirkungen und Wirkungsmechanismus

Januskinasen sind zytoplasmatische Tyrosinkinasen. Sie leiten Signale von Zytokinen und Wachstumsfaktoren weiter, die unter anderem eine wichtige Rolle bei immunologischen und inflammatorischen Prozessen sowie bei der Hämatopoese spielen. Nach dem Andocken eines Signalmoleküls an Zytokin-Rezeptoren phosphorylieren sie sogenannte STAT-Proteine (Signaltransduktoren und Aktivatoren der Transkription) und bewirken so eine Aktivierung des nachgeschalteten JAK-STAT-Signalwegs. Die Myelofibrose ist eine myeloproliferative Neoplasie, die mit einer konstitutiven Aktivierung und einer Dysregulierung des JAK-Signalwegs einhergeht. Als Folge kommt es zu einer verstärkten Inflammation und einer Hyperaktivierung des Aktivin-A-Rezeptors Typ 1 (ACVR1). Der Wirkstoff Momelotinib und sein aktiver Metabolit M21 sind Inhibitoren der Wildtyp-Januskinasen 1 und 2 (JAK1/JAK2) und von JAK2 mit V617F-Punktmutation, wie sie bei mehr als 60 % der Myelofibrose-Patienten ebenfalls vorliegt. Weiterhin inhibieren Momelotinib und

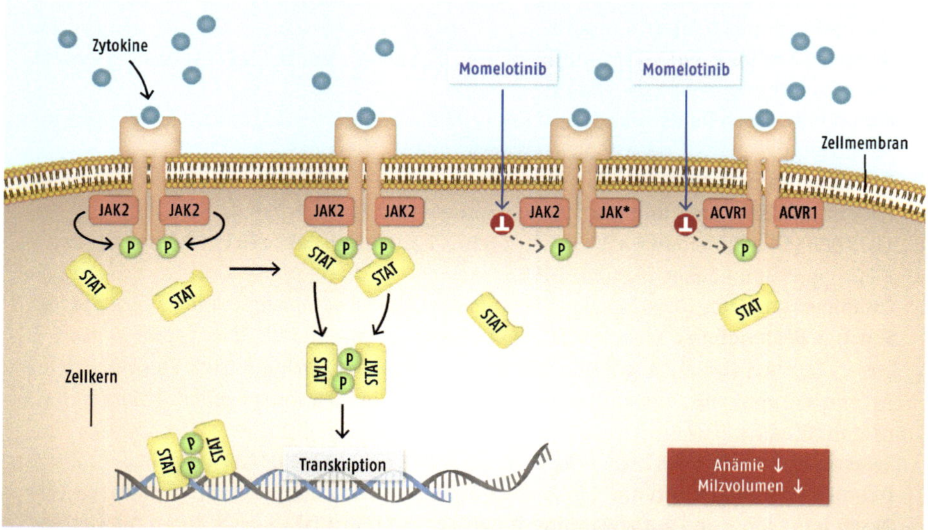

Abb. 22.1 Zytokine bewirken durch Andocken an entsprechende Rezeptoren die Phosphorylierung von STAT-Proteinen (Signaltransduktoren und Aktivatoren der Transkription) durch Januskinasen (JAK) und die Activin-Receptor-Like Kinase-2 (ALK-2), die auch als Activin-A-Rezeptor Typ I (ACVR1) bezeichnet wird. Die phosphorylierten dimeren STAT-Proteine stimulieren nun ihrerseits die Replikation spezifischer Zielgene im Zellkern. Momelotinib, ein Inhibitor von JAK1, JAK2 und ACVR1, führt zu einer reduzierten Phosphorylierung von STAT-Proteinen und unterbindet die Aktivierung der nachgeschalteten Signalwege. Als Folge wird bei Patienten mit primärer oder verschiedenen Formen einer sekundären Myelofibrose eine Verbesserung der durch Anämien und ein vergrößertes Milzvolumen charakterisierten Erkrankungssymptomatik erreicht. (JAK* steht für die Januskinasen JAK1 oder JAK2.)

M21 die erkrankungsbedingt hyperaktive Kinase ACVR1 und regulieren so die Hepcidin-Expression in der Leber herunter. Dies führt bei den Behandelten zu einer erhöhten Verfügbarkeit von Eisen und Hämoglobin sowie zu einer verstärkten Produktion von Erythrozyten.

Dosierung, Art und Dauer der Anwendung

Momelotinib wird normalerweise einmal täglich in einer Dosis von 200 mg unabhängig von den Mahlzeiten peroral eingenommen. Falls eine Applikation versäumt wird, sollte erst die nächste geplante Dosis am folgenden Tag angewendet werden. Bei akzeptabler Verträglichkeit kann die Momelotinib-Behandlung als Langzeittherapie fortgeführt werden. Im Falle hämatologischer Toxizitäten wie Neutropenie oder Thrombozytopenie sowie nicht hämatologischer Nebenwirkungen wie Hepatotoxizität ist eine Dosisreduktion auf einmal täglich 150 oder 100 mg in Betracht zu ziehen. Falls eine Dosis von einmal täglich 100 mg nicht vertragen wird, muss Momelotinib dauerhaft abgesetzt werden.

Erwachsene: einmal täglich 200 mg Momelotinib peroral

Kinder und Jugendliche: Sicherheit und Wirksamkeit des JAK-Inhibitors für die Behandlung von Kindern und Jugendlichen unter 18 Jahren sind nicht erwiesen.

Ältere Patienten: Für ältere Patienten ab 65 Jahren ist keine Dosisanpassung erforderlich.

Patienten mit Leber- oder Niereninsuffizienz: Bei Patienten mit Nieren- oder leichter bis mäßiggradiger Leberfunktionsstörung muss keine Dosisreduktion erfolgen. Patienten mit schwerer Leberinsuffizienz erhalten als Anfangsdosis einmal täglich 150 mg Momelotinib.

DDD: 0,2 g peroral

Gegenanzeigen, Kontraindikationen

Bei Überempfindlichkeit gegen Momelotinib sowie während der Schwangerschaft und Stillzeit besteht eine Kontraindikation.

Nebenwirkungen

Während der Anwendung von Momelotinib kommt es sehr häufig zu Thrombozytopenien, Schwindelgefühl, Kopfschmerzen, Husten, Diarrhö, Abdominalschmerzen, Übelkeit, Asthenie und Fatigue. Häufig wird über Harnwegsinfektionen, Infektion der oberen Atemwege, Pneumonie, Nasopharyngitis, Zystitis, Bronchitis, Lippenherpes, Sinusitis, Herpes zoster, Cellulitis, Atemwegsinfektionen, Sepsis, Infektion der unteren Atemwege, orale Candidosen, Hautinfektionen, Gastroenteritis, COVID-19-Infektionen, Neutropenie, Vitamin-B_1-Mangel, Synkopen, periphere Neuropathien, Parästhesien, verschwommenes Sehen, Vertigo, Hypotonie, Hämatome, Flush, Erbrechen, Obstipation, Arthralgien, Schmerzen in den Extremitäten, Fieber, Kontusionen sowie über erhöhte Alanin- und Aspartat-Aminotransferase-Werte berichtet. Gelegentlich muss mit COVID-19-Pneumonien gerechnet werden.

Wechselwirkungen

Induktoren des Enzyms CYP3A4 wie Carbamazepin, Phenobarbital, Phenytoin und Johanniskraut führen zu einer beschleunigten Biotransformation von Momelotinib und damit potenziell zu einer reduzierten Wirkung. Bei kombinierter Anwendung starker CYP3A4-Induktoren ist daher eine zusätzliche Überwachung bezüglich klinischer Myelofibrose-Anzeichen angeraten. Eine Steigerung der Momelotinib-Dosis kann erwogen werden. Da Rifampicin nicht nur CYP3A4 induziert, sondern auch die Efflux-Transporter Organo-Anion-Transporter-Peptide OATP1B1 und OATP1B3 hemmt, gleicht sich der Effekt wieder aus, sodass bei dem OATP1/3- und CYP3A4-Substrat Momelotinib als Kombinationspartner letztlich keine Dosisanpassung erfolgen muss. Der JAK-Inhibitor selbst hemmt die Transporter Breast Cancer Resistance Protein (BCRP) und P-Glykoprotein (P-gp). Bei gleichzeitig eingesetzten BCRP- oder P-gp-Substraten mit geringer therapeutischer Breite wie Rosuvastatin und Sulfasalazin bzw. Dabigatran und Digoxin ist aufgrund potenziell verstärkter Toxizität Vorsicht geboten. Momelotinib induziert zudem CYP1A2 und induziert oder hemmt CYP2B6. Bei der kombinierten Anwendung entsprechender Substrate wie Theophyllin und Tizanidin bzw. Cyclophosphamid ist eine Überwachung hinsichtlich Wirkungen und Nebenwirkungen empfohlen.

Warnhinweise und Vorsichtsmaßnahmen

Die Momelotinib-Therapie ist mit einem erhöhten Infektionsrisiko einschließlich COVID-19-Infektionen assoziiert. Bei Vorliegen von klinisch bedeutsamen aktiven Infekten sollte die Behandlung mit dem JAK-Inhibitor erst nach Abklingen der Erkrankung oder dem Durchführen einer angemessenen antiinfektiösen Therapie eingeleitet werden. Bei Patienten mit chronischen oder rezidivierenden Infektionen ist besondere Vorsicht geboten. So ist beispielsweise bei Patienten mit chronischer Hepatitis-B-Virus-Infektion mit einer Reaktivierung der Erkrankung und Hepatototoxizität zu rechnen. Neben der Leberfunktion sollte unter Momelotinib-Behandlung auch eine regelmäßige Kontrolle des Blutbilds erfolgen, da ein erhöhtes Risiko für Thrombozytopenien und Neutropenien besteht. In schweren Fällen ist eine Dosisreduktion oder eine Unterbrechung der Therapie zu erwägen. Andere JAK-Inhibitoren sind mit dem Auftreten von kardiovaskulären Ereignissen wie Herzinfarkt oder Schlaganfall sowie von Thromboembolien assoziiert. Obwohl ein kausaler Zusammenhang zu Momelotinib bisher nicht eindeutig erwiesen wurde, ist bei entsprechend prädisponierten Patienten wie älteren Personen, Rauchern oder Patienten mit kardiovaskulären Risikofaktoren besondere Vorsicht geboten. Unter der Anwendung von Momelotinib besteht möglicherweise die Gefahr der Entwicklung von malignen Erkrankungen, insbesondere von Lungenkrebs, Lymphomen und nicht melanozytärem Hautkrebs. Auch hier liegen aktuell keine Nachweise eines kausalen Zusammenhangs mit dem JAK-Inhibitor vor.

Schwangerschaft und Stillzeit

Schwangerschaft: Aufgrund bislang fehlender klinischer Daten und embryofetaler Mortalität und Teratogenität im Tierexperiment gilt für die Anwendung von Momelotinib während der Schwangerschaft eine Kontraindikation. Frauen im gebärfähigen Alter sollten während und bis zu einer Woche nach Beendigung der Therapie eine sichere Verhütungsmethode anwenden. Allerdings ist derzeit nicht abschließend geklärt, ob der JAK-Inhibitor die Wirksamkeit von systemisch wirkenden hormonellen Kontrazeptiva verringert, sodass zum Einsatz einer Barrieremethode geraten wird.

Stillzeit: Es ist nicht bekannt, ob Momelotinib oder seine Metaboliten in die Muttermilch übergehen. Im Tierversuch an Ratten war dies der Fall, zudem traten bei den Nachkommen unerwünschte Ereignisse auf. Zur Sicherheit ist Momelotinib daher auch während der Stillzeit kontraindiziert.

Fertilität: In präklinischen Untersuchungen beeinträchtigte der JAK-Inhibitor die Fertilität von männlichen und weiblichen Ratten. Klinische Fertilitäts-Daten sind aktuell nicht verfügbar.

Pharmakokinetik

Resorption: Momelotinib wird nach peroraler Verabreichung schnell resorbiert und erreicht innerhalb von drei Stunden maximale Plasmaspiegel. Nach Applikation zusammen mit einer Mahlzeit ist die Bioverfügbarkeit nur geringfügig höher als nach Nüchterneinnahme.

Proteinbindung, Verteilung: Die Plasmaproteinbindung beträgt etwa 91 %, das mittlere Verteilungsvolumen wird mit 14 l/kg angegeben, was auf eine ausgedehnte Gewebeverteilung hindeutet.

Metabolismus: Momelotinib wird durch mehrere CYP450-Isoenzyme biotransformiert, einschließlich CYP3A4, CYP2C8, CYP2C9, CYP2C19 und CYP1A2. An der Bildung des pharmakologisch aktiven Metaboliten M21 ist zudem die Aldehydoxidase beteiligt.

Exkretion: Die Ausscheidung von Momelotinib und seinen Metaboliten erfolgt überwiegend mit den Fäzes, 13 % als Muttersubstanz. Etwa 28 % der Dosis erscheinen hauptsächlich in Form von Metaboliten im Urin. Die Eliminationshalbwertszeiten von Momelotinib und M21 liegen gleichermaßen im Bereich von vier bis acht Stunden.

Zulassungsrelevante Studien

Der Nutzen von Momelotinib wurde in den beiden randomisierten, doppelblinden, aktiv kontrollierten Phase-III-Studien MOMENTUM und SIMPLIFY 1 mit Myelofibrose-Patienten geprüft.

In die MOMENTUM-Studie waren 195 Patienten einbezogen, die bereits eine Vorbehandlung mit dem JAK-Inhibitor Ruxolitinib erhalten hatten [2]. Sie wurden alternativ mit Momelotinib oder dem Androgen Danazol behandelt. Nach 24-wöchiger Anwendung erreichten 25 % der Teilnehmer aus der Verum-Gruppe (32 von 132) in den letzten 28 Therapietagen eine mindestens 50%ige Reduktion der Erkrankungssymptomatik wie nächtliches Schwitzen, abdominale Beschwerden, Schmerzen unter den Rippen auf der linken Seite, Fatigue, frühzeitiges Sättigungsgefühl, Pruritus und Knochenschmerzen. In der Vergleichsgruppe wurde dies bei 9 % der Patienten (6 von 65) festgestellt (p = 0,0095). Unter Momelotinib-Therapie war bei 22 % der Patienten eine mindestens 35%ige Reduktion der Milzgröße diagnostizierbar, unter Danazol waren es 3 % der Teilnehmer (p = 0,0011). Zudem benötigte im Verumarm mit 30 % ein höherer Anteil der Behandelten in der zweiten Hälfte des Beobachtungszeitraums keine Erythrozyten-Transfusion. Im Vergleichsarm war dies bei 20 % der Patienten der Fall. Die Inzidenz der häufigsten Nebenwirkungen vom Grad drei oder höher lag unter Momelotinib bzw. Danazol bei 61 % vs. 75 % für Anämie, 28 vs. 26 % für Thrombozytopenie, 3 vs. 9 % für akute Nierenerkrankungen und bei 2 vs. 9 % für Pneumonie.

An der SIMPLIFY-1-Studie nahmen 181 Patienten teil, die zuvor noch nicht mit einem JAK-Inhibitor behandelt worden waren [3]. In dieser Untersuchung diente der bereits etablierte JAK-Inhibitor Ruxolitinib als aktiver Komparator. Nach 24 Therapiewochen wiesen 31 % der zuvor anämischen Teilnehmer aus der Verum-Gruppe (27 von 86) eine Verringerung der Milzgröße um mindestens 35 % auf, im Ruxolitinib-Arm wurde mit 33 % (31 von 95) ein sehr ähnlicher Wert erreicht, was als Nichtunterlegenheits-Nachweis gewertet wurde. Die entsprechenden Quoten für die Gesamtpopulation betrugen 27 % für Momelotinib und 29 % für Ruxolitinib (p = 0,011). Auch in dieser Studie wurde in den letzten 28 Beobachtungstagen bei 25 % der Patienten unter Momelotinib eine mindestens 50%ige Verringerung der Symptomatik festgestellt. Der entsprechende Wert unter Ruxolitinib lag mit 36 % etwas höher, sodass der Nichtunterlegenheits-Nachweis von Momelotinib fehlschlug. Bezüglich der Transfusions-Raten bzw. der Transfusions-Unabhängigkeit ergab sich mit einem p-Wert von höchstens 0,019 ein Vorteil für Momelotinib. In beiden Behandlungsarmen kam es in einem ähnlichen Ausmaß zu Anämien und Thrombozytopenien. Die Inzidenzen schwerer Infektionen lagen bei 7 vs. 3 % und von Neuropathien bei 10 vs. 5 %.

Wirtschaftliche Aspekte

Die monatlichen Therapiekosten für Momelotinib betragen etwa 6000 Euro, die für den für diese Indikation zugelassenen weiteren JAK-Inhibitor Ruxolitinib etwa 4000 Euro.

Therapeutische Relevanz

Bei der selten auftretenden primären Myelofibrose wird das blutbildende Knochenmark fortschreitend von Bindegewebe verdrängt. Die Erkrankung tritt mit einer jährlichen Inzidenz von etwa 0,3 bis 1,5 pro 100 000 Einwohner auf und betrifft Männer etwas häufiger als Frauen. Aufgrund einer klonalen Proliferation der multipotenten hämatopoetischen Stammzellen werden nach einer asymptomatischen Phase zunächst Symptome wie Müdigkeit, Gewichtsverlust, Fieber und Nachtschweiß beobachtet. Im weiteren Verlauf kommt es unter anderem zu Knochenschmerzen, Thromboembolien, Spleno- und/oder Hepatomegalien. Aufgrund der sich entwickelnden Panzytopenie mit Anämie, Leukopenie und Thrombopenie ist mit einer starken Leistungsminderung, kardiovaskulären Symptomen, Infektionserkrankungen und einer verstärkten Blutungsneigung zu rechnen. Als häufigste Todesursachen gelten ein myelodysplastisches Syndrom, eine akute myeloische Leukämie sowie schwere Störungen der Herzfunktion wie Perikardtamponaden und Infektionen. Neben der primären Myelofibrose können auch Erkrankungen wie Polycythaemia vera oder die essenzielle Thrombozythämie im Verlauf zu einer sekundären Myelofibrose führen. Beim erstgenannten Krankheitsbild handelt es sich um eine myeloproliferative Erkrankung, bei der es zu einer Vermehrung von Erythrozyten, Thrombozyten und Leukozyten im Blut kommt und die potenziell in eine Post-Polycythaemia-vera-Myelofibrose übergeht. Die essenzielle Thrombozythämie ist dagegen eine myeloproliferative Erkrankung, die mit einer starken Vermehrung der Thrombozyten im Blut einhergeht und sich zu einer Post-essenziellen-Thrombozythämie-Myelofibrose entwickeln kann. Die Behandlung der verschiedenen Myelofibrosen erfolgt symptomorientiert, beispielsweise durch die Gabe von Erythrozyten- oder Thrombozyten-Konzentraten. Als kurative Methode für die primäre Form kommt eine Stammzelltransplantation infrage, die jedoch mit einer hohen Rezidivrate und einer Mortalität von 20 bis 30 %

assoziiert ist. Als medikamentöse Therapeutika für die primäre und die genannten sekundären Myelofibrosen standen bisher in erster Linie der JAK1/2-Inhibitor Ruxolitinib sowie der JAK2/FLT3-Hemmer Fedratinib zur Verfügung. Mit dem Wirkstoff Momelotinib wurde nun eine neue Behandlungsoption auf dem deutschen Markt eingeführt. Von Ruxolitinib unterscheidet sich Momelotinib insofern, als es nicht nur die Januskinasen 1 und 2, sondern auch als erster Wirkstoff den über den Aktivin-A-Rezeptor Typ 1 (ACVR1) vermittelten und bei Myelofibrose hyperaktiven Signalweg hemmt. In den zulassungsrelevanten Studien hat Momelotinib zu einer Verbesserung der krankheitsbedingten Splenomegalie und der Anämie-Symptomatik sowie der Transfusions-Unabhängigkeit geführt. Bei bereits mit JAK-Inhibitoren vorbehandelten Patienten zeigte sich Momelotinib dem älteren Myelofibrose-Therapeutikum Danazol überlegen. Der Nichtunterlegenheitsnachweis gegenüber Ruxolitinib gelang in der Zulassungsstudie nur bezüglich der Verringerung der Milzgröße, allerdings nicht für die Erkrankungssymptomatik. Weitere längerfristige Untersuchungen an größeren Kollektiven bleiben abzuwarten, um den Einfluss der zusätzlichen ACVR1-Hemmung durch Momelotinib einschätzen zu können.

Literatur

[1] Fachinformation zu Omjjara®, Stand Januar 2024

[2] Verstovsek S, Gerds AT, Vannucchi AM, Al-Ali HK et al. Momelotinib versus danazol in symptomatic patients with anaemia and myelofibrosis (MOMENTUM): results from an international, double-blind, randomised, controlled, phase 3 study. Lancet 401(10373): 269–280, 2023

[3] Mesa RA, Kiladjian JJ, Catalano JV, Devos T et al. SIMPLIFY-1: a phase III randomized trial of momelotinib versus ruxolitinib in janus kinase inhibitor-naïve patients with myelofibrosis. J Clin Oncol 35(34): 3844–3850, 2017

[4] EPAR summary for the public. Omjjara® Momelotinib. EMA/519520/2023; European Medicines Agency; https://www.ema.europa.eu

23 mRNA-Impfstoff gegen das respiratorische Synzytial-Virus (RSV)

Steckbrief

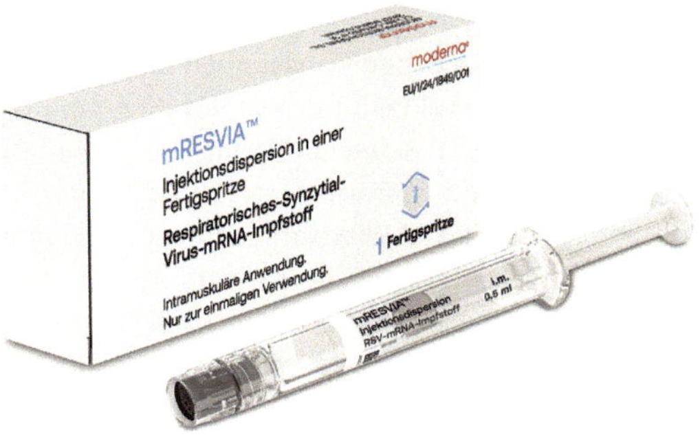

ATC-Code: J07BX05

Name: einzelsträngige Boten-RNA mit 5'-Cap-Struktur, die für das in der Präfusions-Konformation stabilisierte respiratorische-Synzytial-Virus F kodiert (mResvia®)

Indikation: Prävention von Infektionen durch das respiratorische Synzytial-Virus (RSV)

Wirkmechanismus: aktive Immunisierung

Stoffklasse: Impfstoffe, andere virale Impfstoffe

Zulassungsinhaber: Moderna Biotech Spain, S. L., C/ Julián Camarillo n° 31, 28037 Madrid, Spanien

Hersteller/Endfreigabe: Moderna Biotech Spain, S. L., C/ Julián Camarillo n° 31, 28037 Madrid, Spanien

Kontaktadresse in Deutschland: Moderna Germany GmbH, Königsplatz, Brienner Straße 45 a–d, 80333 München

Darreichungsformen: Fertigspritze

Packungsgrößen, Preis und PZN: eine Fertigspritze, 213,61 Euro, PZN 19373637

Zusammensetzung: 50 µg Respiratorisches-Synzytial-Virus(RSV)-mRNA-Impfstoff (Nukleosid-modifiziert), verkapselt in Lipid-Nanopartikeln

Sonstige Bestandteile: SM-102 (Heptadecan-9-yl-8-((2-hydroxyethyl)-(6-oxo-6-(undecyloxy)-hexyl)-amino)-octanoat), Cholesterin, 1,2-Distearoyl-sn-Glycero-3-Phosphocholin (DSPC), 1,2-Dimyristoyl-rac-Glycero-3-Methoxypolyethylenglycol-2000 (DMG-PEG2000), Trometamol, Trometamolhydrochlorid, Essigsäure, Natriumacetat-Trihydrat, Saccharose, Wasser für Injektionszwecke

Zulassungsnummer: EU/1/24/1849/001, EU/1/24/1849/002

Datum der Markteinführung: 1. November 2024

Besondere Lager- und Aufbewahrungshinweise: im Umkarton im Gefrierschrank bei −40 bis −15 °C lagern

Dauer der Haltbarkeit: ein Jahr

Innerhalb der Haltbarkeitsdauer bleibt der Impfstoff bei vor Licht geschützter Lagerung im Kühlschrank (2 bis 8 °C) über 30 Tage stabil. Am Ende dieses Zeitraums ist er sofort zu verbrauchen oder zu entsorgen. Nach dem Auftauen darf der Impfstoff nicht wieder eingefroren werden.

Verschreibungsstatus: verschreibungspflichtig

Indikationen

Aktive Immunisierung von Erwachsenen ab 60 Jahren zur Prävention von durch das respiratorische Synzytial-Virus verursachten Erkrankungen der unteren Atemwege (lower respiratory tract disease, LRTD).

Wirkungen und Wirkungsmechanismus

Die Infektion von Körperzellen mit dem respiratorischen Synzytial-Virus erfolgt durch Andocken des Virus mithilfe seines membranständigen Fusions-Glykoproteins. Die im Impfstoff mResvia® enthaltene einzelsträngige Messenger-RNA (mRNA) kodiert für dieses in Präfusions-Konformation stabilisierte Protein. Am 5'-Ende des Strangs befindet sich eine kappenähnliche Struktur („Cap"), die unter anderem für die Initiierung der ribosomalen Translation von Bedeutung ist. Die mRNA im Präparat mResvia® ist in Lipid-Nanopartikel eingebettet, sodass sie effektiv in das Zytoplasma der Wirtszellen eindringen kann, um dort über einige Tage die Expression des viralen Glykoproteins zu steuern. Durch die Stabilisierung des somit vom Geimpften selbst synthetisierten Fusionsproteins in der Präfusions-Konformation wird eine effektivere Antigenwirkung ermöglicht. Das entstehende RSV-A-Präfusions-Glykoprotein F ist antigenisch kreuzreaktiv mit dem RSV-B-Präfusions-Glykoprotein F. Als Folge werden vom Organismus neutralisierende Antikörper gegen die Fusionsproteine beider Virussubtypen RSV-A und RSV-B gebildet. Weiterhin kommt es zu antigenspezifischen zellulären Immunantworten. Beide Mechanismen tragen zum Schutz gegen RSV-Infektionen und die damit assoziierten schweren Atemwegserkrankungen bei. Entsprechend der Empfehlung der STIKO sollte

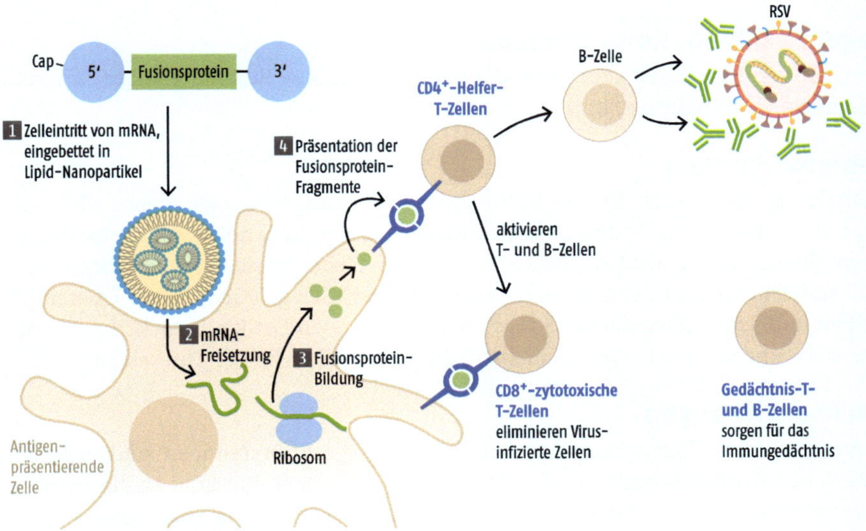

Abb. 23.1 Die im Impfstoff mResvia® enthaltene Messenger-RNA (mRNA) mit 5'-Cap-Struktur kodiert für das Fusionsprotein des respiratorischen Synzytial-Virus (RSV-A-Glykoprotein F). Aufgrund der Einbettung in lipophile Nanopartikel ist die mRNA-Aufnahme ins Zytosol von Wirtszellen erleichtert. Hier wird die genetische Information an den Ribosomen abgelesen und das als Antigen fungierende modifizierte RSV-Fusionsprotein gebildet. Es induziert sowohl die Bildung von Virus-neutralisierenden Antikörpern als auch eine zelluläre Immunantwort gegen RSV.

eine RSV-Impfung möglichst im September oder Anfang Oktober erfolgen, um bereits in der unmittelbar nachfolgenden RSV-Saison von Oktober bis März einen bestmöglichen Schutz zu bieten.

Dosierung, Art und Dauer der Anwendung

Das Auftauen einer einzelnen Fertigspritze kann über 60 Minuten bei 2 bis 8 °C oder über 45 Minuten bei 15 bis 25 °C erfolgen. Vor der Injektion sollte die Suspension 10 bis 20 Minuten bei Raumtemperatur stehen. Der nun gebrauchsfertige Impfstoff darf vor der Anwendung nicht geschüttelt werden. Er wird in einer Dosis von 0,5 ml mit 50 µg mRNA in aseptischer Technik intramuskulär injiziert. Als Applikationsort empfiehlt sich insbesondere der Deltamuskel des Oberarms (Musculus deltoideus). Die Anwendung darf nicht intravenös, subkutan oder intradermal erfolgen. Der Impfstoff sollte zudem nicht mit anderen Impfstoffen oder Arzneimitteln in derselben Spritze vermischt werden.

Erwachsene: einmalig 0,5 ml Impfstoff mit 50 µg mRNA intramuskulär

Kinder und Jugendliche: Sicherheit und Wirksamkeit von mResvia® für die Anwendung bei Kindern und Jugendlichen sind bisher noch nicht erwiesen.

Ältere Patienten: Ältere Patienten benötigen keine Dosisanpassung.

Patienten mit Leber- oder Niereninsuffizienz: Für Personen mit Leber- oder Niereninsuffizienz ist keine Dosisanpassung erforderlich.

DDD: noch nicht bekannt

Gegenanzeigen, Kontraindikationen

Bei Überempfindlichkeit gegen den Wirkstoff oder andere Bestandteile der Zubereitung besteht eine Kontraindikation.

Nebenwirkungen

Nach der Applikation des Impfstoffs kommt es sehr häufig zu Lymphadenopathien, Kopfschmerzen, Myalgien, Arthralgien, Schmerzen an der Injektionsstelle, Ermüdung und Schüttelfrost. Häufig werden Übelkeit, Erbrechen, Fieber sowie Erytheme, Schwellungen und Verhärtungen an der Injektionsstelle berichtet. Gelegentlich ist mit Überempfindlichkeit und Schwindelgefühlen zu rechnen. Selten treten Urtikaria, Jucken an der Injektionsstelle und periphere Gesichtsnervenlähmungen wie z. B. Bell-Paresen auf.

Wechselwirkungen

Cytochrom-P450-Enzyme und hepatische bzw. renale Effluxpumpen sind nicht an der Clearance des mRNA-Vakzins beteiligt, ebenso findet keine Bindung an Plasmaproteine statt. Somit wird die Wahrscheinlichkeit für pharmakokinetische Interaktionen als sehr gering eingeschätzt. Daher wurden bislang keine Studien zur Erfassung von Wechselwirkungen mit anderen Arzneimitteln oder Impfstoffen durchgeführt.

Warnhinweise und Vorsichtsmaßnahmen

Es ist zu beachten, dass durch mResvia®, wie bei jedem Impfstoff, möglicherweise nicht bei allen Geimpften eine schützende Immunantwort erzielt wird. Nach Applikation der Zubereitung muss in seltenen Fällen mit anaphylaktischen Reaktionen gerechnet werden.

Insbesondere prädisponierte Patienten sollten daher eine gewisse Zeit überwacht werden. Eine entsprechende Notfallausrüstung ist verfügbar zu halten. Durch die Injektion mithilfe einer Nadel kann es zu verschiedenen psychogenen Reaktionen kommen. Aufgrund von Angst und Stress ist während des Vorgangs mit vasovagalen Effekten (Synkopen) und Hyperventilationen zu rechnen. Vorkehrungen zur Vermeidung von Verletzungen durch Ohnmachtsanfälle sind daher angeraten. Es wird empfohlen, die Anwendung des Präparats bei Personen, die an einer akuten, schweren, mit Fieber einhergehenden Erkrankung leiden, auf einen späteren Zeitpunkt zu verschieben. Bei leichten Infekten ist dies allerdings nicht erforderlich. Bei Impfkandidaten mit Thrombozytopenie oder anderen Blutgerinnungsstörungen besteht durch die intramuskuläre Anwendung des mRNA-Impfstoffs das Risiko von Blutungen am Applikationsort. Zur Anwendung von mResvia® bei mit dem HI-Virus Infizierten, bei Patienten mit anderen Immundefizienzen oder unter systemischen Immunsuppressiva liegen aktuell keine Erfahrungen vor. Möglicherweise wird in diesen Fällen keine ausreichende Immunantwort erreicht.

Schwangerschaft und Stillzeit

Schwangerschaft: Der RSV-mRNA-Impfstoff ist zumindest derzeit nicht für Frauen im gebärfähigen Alter indiziert, sodass die Erfahrungen zur Anwendung bei Schwangeren sehr begrenzt sind. Daher sollte eine Anwendung bei schwangeren oder potenziell schwangeren Frauen unterbleiben. Tierexperimentelle Studien ergaben allerdings keine Hinweise auf direkte oder indirekte gesundheitsschädliche Wirkungen in Bezug auf Reproduktionstoxizität und den weiteren Schwangerschaftsverlauf.

Stillzeit: Es ist nicht bekannt, ob der mRNA-Impfstoff in die Muttermilch übergeht. Auch wurde die Auswirkung nach Verabreichung bei stillenden Müttern auf deren Säuglinge nicht untersucht. Eine Anwendung während der Stillzeit deshalb wird nicht empfohlen.

Fertilität: Präklinische Studien ergaben keine Hinweise auf direkte oder indirekte gesundheitsschädliche Wirkungen in Bezug auf eine Reproduktionstoxizität bei der Frau. Entsprechende Untersuchungen zur Beurteilung der Reproduktionstoxizität beim Mann liegen nicht in ausreichendem Maß vor. Klinische Fertilitäts-Daten sind derzeit nicht verfügbar.

Pharmakokinetik

Pharmakokinetische Parameter wie Resorption, Verteilung, Metabolisierung und Exkretion sind für den in Lipid-Nanopartikel eingebetteten RSV-mRNA-Impfstoff nicht relevant.

Zulassungsrelevante Studien

Die Zulassung des mRNA-Impfstoffs mResvia® zur Prävention von RSV-Infektionen bei Personen ab 60 Jahren beruht auf der derzeit noch nicht abgeschlossenen, 1:1-randomisierten, Beobachter-verblindeten, placebokontrollierten, fallbasierten Pivot-Phase-II/III-Studie ConquerRSV mit mehr als 35 000 Erwachsenen [2]. Die Teilnehmer mit einem medianen Alter von 67 Jahren erhielten alternativ den mRNA-Impfstoff oder eine Scheininjektion. Als primäre Wirksamkeits-Endpunkte wurde die Vermeidung einer ersten Episode einer RSV-bedingten Erkrankung der unteren Atemwege mit mindestens zwei bzw. mindestens drei Symptomen im Zeitraum von 14 Tagen bis zu zwölf Monaten nach der Injektion festgelegt. Als Beleg für eine solche Infektion galten bzw. gelten die folgenden

Kriterien: Die Person muss eine durch reverse-Transkriptase-Polymerase-Kettenreaktion bestätigte RSV-Infektion gehabt haben, und es mussten radiologische Befunde einer Pneumonie vorliegen oder mindestens zwei bzw. drei vordefinierte Erkrankungssymptome von RSV-assoziierten unteren Atemwegsinfektionen aufweisen. Die Impfstoffwirksamkeit wurde erstmals nach einer medianen Nachbeobachtungsdauer von 3,7 Monaten analysiert. In diesem Zeitraum erkrankten neun der 17 572 Personen aus der Verum-Gruppe an einer unteren Atemwegsinfektion, verglichen mit 55 von 17 516 Personen aus der Placebo-Gruppe. Bei 83,7 % der Geimpften konnte eine Erkrankung mit mindestens zwei Symptomen vermieden werden, der entsprechende Wert für Infektionen mit mindestens drei Symptomen lag bei 82,4 %. Der Impfschutz war bei beiden RSV-Subtypen A und B gleichermaßen effektiv. Nach einer medianen Nachbeobachtungsdauer von 8,6 Monaten erfolgte eine zusätzliche Wirksamkeitsanalyse. In diesem Zeitraum erlitten 47 von 18 112 Personen unter mResvia® eine Erkrankung der unteren Atemwege aufgrund von RSV mit zwei oder mehr Symptomen, verglichen mit 127 von 18 045 Personen unter Placebo-Gabe. Somit wurde bezüglich der Infektionsvermeidung eine Risikoreduktion von 63,3 % für Erkrankungen mit mindestens zwei Symptomen und von 63,0 % für mindestens drei Symptome nachgewiesen. Die Inzidenz von lokalen und systemischen Nebenwirkungen war in der Verum-Gruppe mit 59 vs. 16 % und 48 vs. 33 % höher, allerdings wurden überwiegend nur leichte bis moderate, vorübergehende Effekte gemeldet.

Wirtschaftliche Aspekte

Der Preis für eine einmalige Impfung mit mResvia® ist identisch mit dem der beiden proteinbasierten RSV-Vakzine Arexvy® und Abrysvo®.

Therapeutische Relevanz

Infektionen durch das respiratorische Synzytial-Virus (RSV) betreffen in erster Linie die Atemwege. Während ältere Kinder und Erwachsene meist nur leichte Erkältungssymptome entwickeln, muss insbesondere bei Kindern unter zwei Jahren und bei älteren Menschen vermehrt mit schweren Verläufen und teilweise lebensbedrohlichen Komplikationen gerechnet werden. In Europa wird die Anzahl an Krankenhauseinweisungen bei Menschen ab 65 Jahren auf 250 000, mit etwa 7 % tödlichen Verläufen, geschätzt. Besonders gefährdet sind Vorerkrankte mit Lungen- oder Herzerkrankungen sowie Diabetes mellitus. Seit 2023 stehen mit den Präparaten Arexvy® und Abrysvo® zwei effektive proteinbasierte RSV-Aktivimpfstoffe für Patienten ab 60 Jahren zur Verfügung. Beide enthalten als Antigen gentechnisch hergestellte, veränderte Versionen des RSV-spezifischen Fusionsproteins in einer stabilisierten Präfusions-Konformation. Das RSV-Präfusions-Glykoprotein-F-Antigen von Abrysvo® deckt sogar beide RSV-Subtypen A und B ab. In der zulassungsrelevanten Studie von Arexvy® konnte bei den Geimpften das Risiko für RSV-assoziierte untere Atemwegsinfekte um 83 % reduziert werden, der entsprechende Wert für Abrysvo® lag bei 67 %. Mit dem neuen Präparat mResvia® wurde nun im November 2024 für Personen ab 60 ein dritter Impfstoff zur aktiven Immunisierung gegen RSV-Infektionen auf dem deutschen Markt eingeführt. Besonders bemerkenswert ist, dass es sich um einen mRNA-Impfstoff handelt – den ersten in Europa, der gegen eine andere Erkrankung als COVID-19 gerichtet ist. Auch die Wirkung dieses neuen Impfstoffs basiert wie bei Arexvy® und Abrysvo® auf einer Immunisierung gegen das RSV-Präfusions-Glykoprotein-F-Antigen, das in den Körperzellen des Geimpften aus der mRNA in mResvia® biosynthetisiert wird. In der Zulassungsstudie wurde nach vier Beobachtungsmonaten mit 84 % ein sehr guter Impfwirkungserfolg erreicht. Die Verträglichkeit der Zubereitung ist nach derzeitigem Kenntnisstand ebenfalls gut und die Handhabung deutlich einfacher als bei den bekannten COVID-19-mRNA-Impfstoffen. Momentan ist keine Aussage möglich, welcher der drei RSV-Aktivimpfstoffe das beste Wirksamkeits- und Sicherheitsprofil aufweist. Dies muss zukünftig, vorzugsweise in direkt vergleichenden klinischen Studien, geprüft werden. Entsprechend einer Empfehlung der Ständigen Impfkommission (STIKO) vom August 2024 sollten Personen ab 75 Jahren standardmäßig eine einmalige RSV-Impfung erhalten. Dasselbe gilt für Personen im Alter von 60 bis 74 Jahren, die eine schwere Form einer Grunderkrankung, beispielsweise der Atmungsorgane, Nieren oder des Herz-Kreislauf-Systems, aufweisen und/oder die in einer Einrichtung der Pflege leben. In der aktuellen STIKO-Empfehlung werden bislang nur die beiden proteinbasierten Impfstoffe Arexvy® und Abrysvo® genannt. Die Evidenzaufarbeitung des neue mRNA-Impfstoff mResvia® steht noch aus.

Literatur

[1] Fachinformation zu mResvia®, Stand Oktober 2024

[2] Wilson E, Goswami J, Baqui AH, Doreski PA et al. Efficacy and safety of an mRNA-based RSV PreF vaccine in older adults. N Engl J Med 389(24): 2233–2244, 2023

[3] EPAR summary for the public. mResvia®, einzelsträngige Boten-RNA mit 5'-Cap-Struktur, die das in der Präfusionskonformation stabilisierte Respiratorische-Synzytial-Virus F kodiert. EMA/405349/2024; European Medicines Agency; https://www.ema.europa.eu

24 Omaveloxolon

Steckbrief

ATC-Code: N07XX25

Name: Omaveloxolon (Skyclarys®)

Indikation: Friedreich-Ataxie

Wirkmechanismus: Aktivator des Nrf2 [Nuclear factor (erythroid-derived 2)-like 2]-Signalwegs

Stoffklasse: noch nicht zugewiesen

Zulassungsinhaber: Reata Ireland Limited, Block A, George's Quay Plaza, George's Quay, Dublin 2, D02 E440 Irland

Hersteller/Endfreigabe: Jenson R+ (Ireland) Limited, 2 Dublin Landings, N Wall Quay, North Dock, Dublin 1, D01 V4A3, Irland

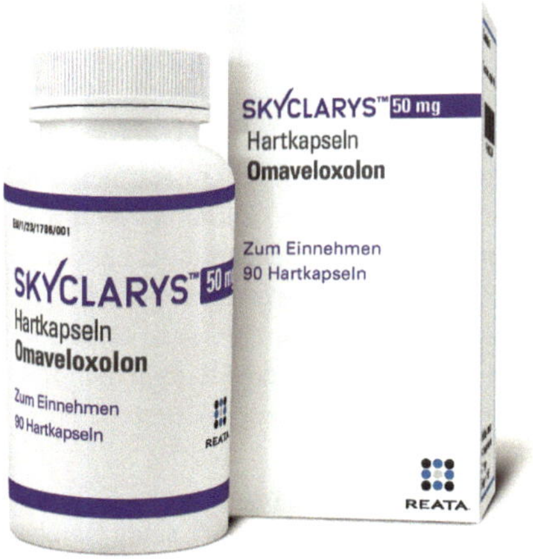

Kontaktadresse in Deutschland: Biogen GmbH, Riedenburger Str. 7, 81677 München

Darreichungsformen: Hartkapseln

Packungsgrößen, Preis und PZN: 90 Hartkapseln, 28 493,90 Euro, PZN 19207867

Zusammensetzung: 50 mg Omaveloxolon

Sonstige Bestandteile: vorverkleisterte Stärke (Mais), mikrokristalline Cellulose, Croscarmellose-Natrium, Magnesiumstearat (Ph. Eur.) [pflanzlich], hochdisperses Siliciumdioxid, Hypromellose, Titandioxid (E 171), Brillantblau FCF (E 133), Eisen(III)-hydroxid-oxid × H_2O (E 172), Schellack (E 904)

Zulassungsnummer: EU/1/23/1786/001, EU/1/23/1786/002

Datum der Markteinführung: 15. März 2024

Besondere Lager- und Aufbewahrungshinweise: keine besonderen Anforderungen

Dauer der Haltbarkeit: vier Jahre

Verschreibungsstatus: verschreibungspflichtig

Chemische Struktur:

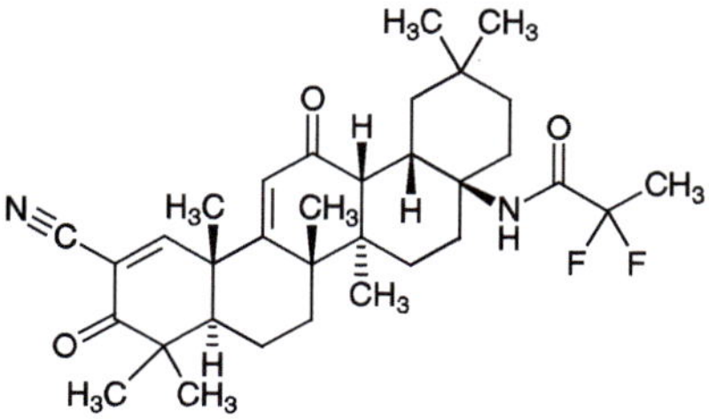

Indikationen

Omaveloxolon dient zur Behandlung der Friedreich-Ataxie bei Erwachsenen und Jugendlichen ab 16 Jahren.

Wirkungen und Wirkungsmechanismus

Die Friedreich-Ataxie ist eine genetisch bedingte degenerative Erkrankung des zentralen Nervensystems. Bei den Betroffenen liegt eine Veränderung des FXN-Gens vor, das für das Protein Frataxin in Mitochondrien kodiert. Somit sind die Energieproduktion der Zellen und deren Abwehrmechanismen gegen oxidativen Stress und Entzündungen beeinträchtigt. Neueren Erkenntnissen zufolge ist bei den Erkrankten insbesondere die Aktivität des Nrf2 [Nuclear factor (erythroid-derived 2)-like 2]-Signalwegs unterdrückt. Im Rahmen von In-vitro- sowie präklinischen und klinischen Untersuchungen konnte gezeigt werden, dass der Wirkstoff Omaveloxolon den Nrf2-Signalweg aktiviert, sodass es zu einem Anstieg von Nrf2-Proteinkonzentrationen und -aktivität kommt und verstärkt antioxidative sowie entzündungshemmende Botenstoffe und Enzyme gebildet werden. Auf diese Weise wird die Funktionalität von Mitochondrien über eine Verbesserung des Redox-Gleichgewichts wiederhergestellt, was zu einer Abmilderung der Friedreich-Ataxie-Symptomatik führt. Der exakte Wirkmechanismus von Omaveloxolon ist derzeit allerdings nicht bekannt.

Dosierung, Art und Dauer der Anwendung

Omaveloxolon wird normalerweise einmal täglich in einer Dosis von 150 mg eingenommen. Um ein gleichmäßigeres Anfluten zu gewährleisten, sollte die Applikation auf nüchternen Magen erfolgen, mindestens eine Stunde vor oder zwei Stunden nach einer Mahlzeit. Bei Patienten, die die Zubereitung nicht im Ganzen schlucken können, ist die Kapsel

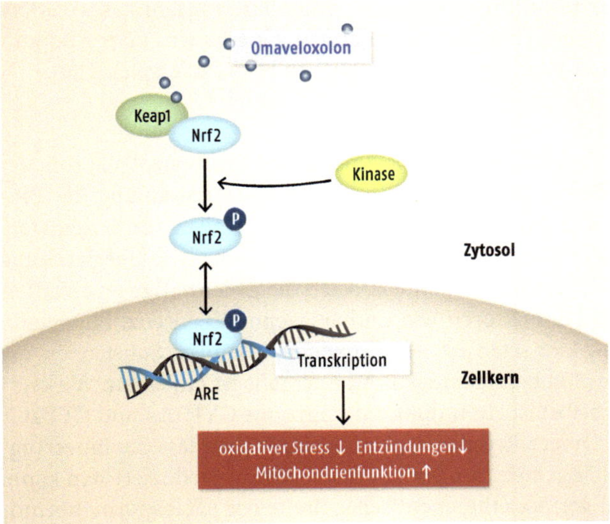

Abb. 24.1 Der Transkriptionsfaktor Nuclear factor (erythroid-derived 2)-like 2 (Nrf2) ist an der zellulären Reaktion gegenüber oxidativem Stress beteiligt. Seine Aktivität ist bei Patienten mit Friedreich-Ataxie reduziert. Der Wirkstoff Omaveloxolon bindet an das Kelch-like ECH-assoziierte Protein 1 (Keap1), das die Aktivität von Nrf2 reguliert. Als Folge wird Nrf2 über eine Kinase durch Phosphorylierung aktiviert und somit die Translokation des Proteins in den Zellkern ermöglicht. Hier erfolgt die Transkription von Nrf2-Zielgenen (ARE, Antioxidant Responsive Elements) und es kommt zu einer verstärkten Bildung antioxidativ und/oder entzündungshemmend wirkender Proteine. Bei Patienten mit Friedreich-Ataxie wird die beeinträchtigte mitochondriale Funktion zumindest teilweise wiederhergestellt und somit eine Verbesserung der körperlichen Symptomatik erreicht.

zu öffnen und der gesamte Inhalt auf zwei Esslöffel Apfelmus zu streuen und sofort einzunehmen. Bei unvermeidlicher Kombination mit einem CYP3A4-Inhibitor ist eine Dosisreduktion auf 50 mg oder 100 mg Omaveloxolon angeraten. Eine versäumte oder erbrochene Dosis sollte nicht nachgeholt werden.

Erwachsene: einmal täglich 150 mg Omaveloxolon

Kinder und Jugendliche: Jugendliche ab 16 Jahren erhalten die gleiche Dosis wie Erwachsene. Sicherheit und Wirksamkeit für die Anwendung von Omaveloxolon bei Kindern und Jugendlichen unter 16 Jahren sind noch nicht erwiesen.

Ältere Patienten: Eine Dosisanpassung aufgrund des Lebensalters ist nicht erforderlich.

Patienten mit Leber- oder Niereninsuffizienz: Bei Patienten mit mäßiger Leberfunktionsstörung empfiehlt sich eine Dosisreduktion auf einmal täglich 100 mg Omaveloxolon, beim zusätzlichen Auftreten von Nebenwirkungen sollten 50 mg gegeben werden. Die Behandlung von Patienten mit schwerer Leberinsuffizienz ist zu vermeiden. Zur Therapie von Patienten mit mäßiger und schwerer Nierenfunktionsstörung liegen keine Erfahrungen vor.

DDD: 0,15 g peroral

Gegenanzeigen, Kontraindikationen

Bei Überempfindlichkeit gegen Omaveloxolon besteht eine Kontraindikation.

Nebenwirkungen

Während der Behandlung kommt es sehr häufig zu Grippe, Ermüdung, vermindertem Appetit, Gewichtsabnahmen, Kopf- oder Rückenschmerzen, Muskelspasmen, Schmerzen im Oropharynx, Übelkeit, Diarrhö, Erbrechen und zu erhöhten Transaminase-Werten. Häufig treten Harnwegsinfektionen, Hypertriglyceridämien, Oberbauch- oder Abdominalschmerzen, Dysmenorrhö sowie erhöhte BNP-, VLDL- und GGT-Blutspiegel auf.

Wechselwirkungen

Starke und moderate CYP3A4-Inhibitoren wie Clarithromycin, Itraconazol, Ciprofloxacin, Fluconazol, Fluvoxamin und Grapefruit führen zu einer Verlangsamung der Biotransformation von Omaveloxolon und damit zu verstärken Wirkungen und Toxizitäten. Bei nicht vermeidbarer kombinierter Anwendung ist unter entsprechender Überwachung eine Dosisreduktion des Nrf2-Aktivators empfohlen. Auch die gleichzeitige Applikation starker oder moderater CYP3A4-Induktoren wie Carbamazepin, Efavirenz, Phenytoin, Rifampicin oder Johanniskraut-Extrakten ist zu vermeiden, da diese Substanzen die Metabolisierung von Omaveloxolon beschleunigen. Anderenfalls ist mit einem Wirkverlust zu rechnen. Der Wirkstoff selbst ist ein Induktor der Enzyme CYP3A4 und CYP2C6 sowie des Transporters Breast Cancer Resistance Protein (BCRP), sodass die Bioverfügbarkeit und damit die Effektivität gemeinsam eingesetzter Substrate reduziert sein kann. Bei Kombinationspartnern mit geringer therapeutischer Breite wie Ciclosporin, hormonellen Kontrazeptiva, Repaglinid oder Rosuvastatin ist besondere Vorsicht geboten.

Warnhinweise und Vorsichtsmaßnahmen

Die Behandlung mit Omaveloxolon ist insbesondere in den ersten drei Monaten mit einer Erhöhung der Transaminasen-Werte assoziiert. Die Leberfunktion der Behandelten sollte daher regelmäßig kontrolliert werden. In schweren Fällen kann eine zeitweise Unterbrechung der Therapie notwendig sein. Unter Omaveloxolon muss zudem mit Anstiegen der B-Typ-natriuretisches-Peptid(BNP)- und der Low-Density-Lipoprotein(LDL)-Werte sowie mit Abnahmen des High-Density-Lipoprotein(HDL)-Cholesterols gerechnet werden. Daher empfiehlt sich auch bezüglich dieser Parameter eine engmaschige Überwachung. Bei starken Abweichungen von den Normwerten ist eine leitliniengerechte Therapie einzuleiten. Ob die beobachteten BNP-Anstiege mit der Omaveloxolon-Behandlung oder mit einer Herzerkrankung aufgrund der Friedreich-Ataxie zusammenhängen, ist derzeit noch unklar. Bekanntermaßen treten bei diesen Patienten ohnehin verstärkt Kardiomyopathien auf. Auf Anzeichen einer mit Flüssigkeitsüberladung verbundenen kongestiven Herzinsuffizienz wie plötzliche Gewichtszunahmen, periphere Ödeme und Kurzatmigkeit ist zu achten. Falls die Flüssigkeitsüberladung nicht angemessen behandelt werden kann, ist die Anwendung von Omaveloxolon zu beenden. Während der Nrf2-Signalweg-aktivierenden Therapie kann es zudem zu einem neu auftretenden oder sich verschlechternden Diabetes mellitus kommen. Insbesondere bei Patienten mit Diabetes-bedingter chronischer Nierenerkrankung sind häufigere Überwachungen angeraten. Die Behandlung mit Omaveloxolon ist mit leichten Gewichtsabnahmen verbunden. Bei unerklärlichen oder klinisch signifikanten Gewichtsverlusten sind die Patienten eingehend zu untersuchen.

Schwangerschaft und Stillzeit

Schwangerschaft: Aufgrund bislang fehlender Erfahrungen sollte die Anwendung von Omaveloxolon bei schwangeren und nicht verhütenden Frauen im gebärfähigen Alter unterbleiben. Tierexperimentelle Studien haben Reproduktionstoxizität gezeigt. Während und bis zu vier Wochen nach Absetzen der Medikation ist eine zuverlässige Verhütungsmethode anzuwenden. Da Omaveloxolon die Wirksamkeit hormoneller Kontrazeptiva möglicherweise herabsetzt, empfiehlt sich der Einsatz einer Barrieremethode.

Stillzeit: Es ist nicht bekannt, ob Omaveloxolon in die Muttermilch übergeht. Im Tierversuch an Ratten war dies der Fall. Zudem wurden bei den gesäugten Jungtieren behandlungsbedingte Effekte beobachtet. Von einer Applikation des Wirkstoffs während der Stillzeit wird daher abgeraten.

Fertilität: Präklinische Untersuchungen ergaben keine Hinweise auf eine Beeinträchtigung der männlichen oder weiblichen Fertilität durch Omaveloxolon. Klinische Daten liegen derzeit nicht vor.

Pharmakokinetik

Resorption: Nach peroraler Gabe werden bei Gesunden innerhalb von sieben bis 14 Stunden maximale Plasmakonzentrationen gemessen. Bei Applikation zusammen mit einer fettreichen Mahlzeit oder bei Patienten mit Friedreich-Ataxie erfolgt die Resorption allerdings deutlich schneller.

Proteinbindung, Verteilung: Die Plasmaproteinbindung von Omaveloxolon beträgt 97 %, das Verteilungsvolumen 105 l/kg Körpergewicht.

Metabolismus: Omaveloxolon unterliegt einer ausgeprägten Biotransformation, überwiegend durch CYP3A4. Von den etwa 30 Metaboliten besitzt offenbar keiner eine bedeutsame pharmakologische Aktivität.

Exkretion: Mehr als 92 % einer Dosis erscheinen in den Fäzes, nur 0,1 % werden im Urin wiedergefunden. Die mittlere terminale Eliminationshalbwertszeit wird mit 58 Stunden angegeben.

Zulassungsrelevante Studien

Die Zulassung von Omaveloxolon beruht auf der randomisierten, doppelblinden placebokontrollierten Phase-II-Studie MOXIe mit 103 Friedreich-Ataxie-Patienten im Alter zwischen 16 und 40 Jahren [2]. Primärer Endpunkt war die erreichte Veränderung auf der modifizierten Friedreich-Ataxie-Bewertungsskala (mFARS). Dieser Score beurteilt die Schwere der Erkrankungs-assoziierten neurologischen Symptome auf einer Skala von 0 bis 99. In die Bewertung werden die Funktion der Bulbärmuskulatur (Zungen-, Rachen- und Kehlkopfmuskeln), die Koordination der oberen und unteren Extremitäten sowie die Stabilität der aufrechten Körperhaltung einbezogen. In der Studie lag der Ausgangswert zwischen 20 und 80 Punkten (Mittelwert etwa 40), wobei ein niedriger Wert auf eine geringere körperliche Beeinträchtigung hindeutet. Mehr als 90 % der Studienteilnehmer waren zu Studienbeginn noch gehfähig, etwa 75 % hatten jedoch eine Skoliose der Wirbelsäule. Nach 48-wöchiger Behandlung wurde in der Omaveloxolon-Gruppe eine Verringerung des mFARS-Scores um etwa 1,6 Punkte erreicht, im Vergleich zu einem Anstieg von 0,9 Punkten unter Placebogabe ($p = 0{,}014$). Allerdings waren in die Bewertung nur die 82 Patienten ohne Hohlfuß einbezogen, da keine standardisierte Methode zur Klassifizierung des Schweregrads des Hohlfußes existiert, einer Fußfehlstellung, die als Komplikation der Friedreich-Ataxie gilt. Als sekundärer Endpunkt wurden die Auswirkungen der Behandlung auf den FA-ADL-Score festgelegt. Anhand einer Skala von 0 bis 36 wird hierbei beurteilt, wie gut die Behandelten in der Lage sind, alltäglichen Tätigkeiten wie Anziehen, Waschen und Essen nachzugehen. Auch hier deuten niedrigere Werte auf einen geringeren Behinderungsgrad hin. Zu Studienbeginn betrug der durchschnittliche Ausgangswert etwa 10 Punkte. In der Verum-Gruppe zeigte sich bei den 82 Patienten ohne Hohlfuß eine Verringerung des FA-ADL-Scores um etwa 0,2 Punkte. Im Placebo-Arm wurde eine Verschlechterung um etwa 1,1 Punkte verzeichnet. Unter Omaveloxolon wurden zudem vermehrt Anstiege der Transaminasen-Werte sowie Kopfschmerzen, Übelkeit und Fatigue berichtet.

Wirtschaftliche Aspekte

Aufgrund einer fehlenden Alternative erscheint der Preis der Medikation angemessen.

Therapeutische Relevanz

Die autosomal-rezessiv vererbte, neurodegenerative Erkrankung Friedreich-Ataxie betrifft in Deutschland etwa drei bis vier von 100 000 Einwohnern. Als Ursache gelten Mutationen des mitochondrialen Frataxin(FXN)-Gens, die letztlich zur Atrophie von Mitochondrien-reichen Neuronen und Herzmuskelzellen führen. Das Ausmaß der Trinukleotid-Expansion im Intron 1 des FXN-Gens bestimmt dabei die zu erwartende Schwere der Friedreich-Ataxie. Etwa 95 % der homozygoten Merkmalsträger erkranken, wobei das mittlere Erkrankungsalter bei zehn bis 15 Jahren liegt. Neben einer fortschreitenden Sklerose der Hinterstrangbahnen und der Leitungsbahnen zwischen Rückenmark und Cerebellum werden Degenerationen der Pyramidenbahn und der Kleinhirnrinde sowie von Kardiomyozyten beobachtet. Erste Erkrankungssymptome sind Koordinationsschwierigkeiten und Sensibilitätsverluste. Im weiteren Verlauf kommt es zu Störungen der Feinmotorik, Areflexie der Beine, Spastik, Deformationen des Skeletts, insbesondere der Hände und Füße sowie der Wirbelsäule, Sprechstörungen, Wesensveränderungen, Inkontinenz, Diabetes mellitus, Nystagmus sowie zu Minderungen der Sehkraft und des Gehörs bis zur Erblindung und Ertaubung. Die durchschnittliche Lebenserwartung beträgt etwa 35 bis 40 Jahre. Lebenslimitierend ist insbesondere die Erkrankungs-assoziierte hypertrophe Kardiomyopathie (Herzwandverdickung). Bislang konnte der Friedreich-Ataxie lediglich mit einer symptomorientierten Behandlung im Sinne von Physiotherapie, Ergotherapie und Logopädie begegnet werden. Daher ist der nun neu, eigens für diese Erkrankung zugelassene Wirkstoff Omaveloxolon mit völlig innovativem Wirkmechanismus als großer therapeutischer Fortschritt einzustufen. Über die Aktivierung des Transkriptionsfaktors Nrf2 ist es zu einem gewissen Ausmaß möglich, die gestörte mitochondriale Funktion wiederherzustellen. In der Zulassungsstudie führte die gut verträgliche Substanz im Vergleich zu Placebo zu einer signifikanten Verbesserung der neurologischen Funktionen. Zur besseren Einschätzung müssen allerdings weitere längerfristige Studien durchgeführt werden, die beispielsweise auch nicht mehr gehfähige Patienten mit rasch fortschreitender Erkrankung einschließen. Eine derzeit bereits laufende Untersuchung an pädiatrischen Patienten im Alter von sechs bis 17 Jahren soll klären, ob der Einsatz von Omaveloxolon bereits im früheren Kindesalter beginnen kann. Möglicherweise könnte so die Erkrankungsprogression effektiver aufgehalten werden.

Literatur

[1] Fachinformation zu Skyclarys®, Stand Februar 2024

[2] Lynch DR, Chin MP, Delatycki MB, Subramony SH et al. Safety and efficacy of omaveloxolone in Friedreich Ataxia (MOXIe study). Ann Neurol 89(2): 212–225,

[3] EPAR summary for the public. Skyclarys® Omaveloxolon. EMA/583034/2023; European Medicines Agency; https://www.ema.europa.eu

25 Palopegteriparatid

Steckbrief

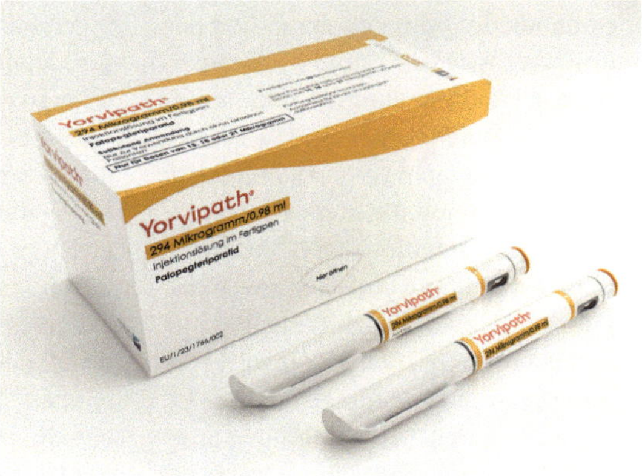

ATC-Code: H05AA05
Name: Palopegteriparatid (Yorvipath®)
Indikation: Erwachsene mit chronischem Hypoparathyreoidismus
Wirkmechanismus: Parathormon(PTH)-Substitutionstherapeutikum
Stoffklasse: Parathormon(PTH)-Substitutionstherapie, die für die Behandlung von Erwachsenen mit chronischem Hypoparathyreoidismus indiziert ist
Zulassungsinhaber: Ascendis Pharma Bone Diseases A/S, Tuborg Boulevard 12, DK-2900 Hellerup, Dänemark
Hersteller/Endfreigabe: Ascendis Pharma A/S, Tuborg Boulevard 12, DK-2900 Hellerup, Dänemark
Kontaktadresse in Deutschland: Ascendis Pharma Endocrinology GmbH, Im Neuenheimer Feld 584, D-69120 Heidelberg
Darreichungsformen: Injektionslösung im Fertigpen
Packungsgrößen, Preis und PZN: zwei Pens à 168 µg PTH (1-34), 10782,53 Euro, PZN 18832215; zwei Pens à 294 µg PTH (1-34), 10782,53 Euro, PZN 18832221; zwei Pens à 420 µg PTH (1-34), 10782,53 Euro, PZN 18832238
Zusammensetzung: 300 µg PTH (1-34) pro ml
Sonstige Bestandteile: Bernsteinsäure, Mannitol, Metacresol, Natriumhydroxid, Salzsäure (zum Einstellen des pH-Werts), Wasser für Injektionszwecke
Zulassungsnummer: EU/1/23/1766/001, EU/1/23/1766/002, EU/1/23/1766/003
Datum der Markteinführung: 1. Januar 2024
Besondere Lager- und Aufbewahrungshinweise: in der Originalverpackung mit aufgesetzter Penkappe im Kühlschrank lagern (2 bis 8 °C), um den Inhalt vor Licht zu schützen, nicht einfrieren
Der geöffnete Pen muss nach 14 Tagen entsorgt werden.
Dauer der Haltbarkeit: drei Jahre
Verschreibungsstatus: verschreibungspflichtig

Indikationen

Parathormon(PTH)-Substitutionstherapie für Erwachsene mit chronischem Hypoparathyreoidismus.

Wirkungen und Wirkungsmechanismus

Endogenes Parathormon ist ein aus 84 Aminosäuren bestehendes Polypeptid, das von den Hauptzellen der Nebenschilddrüsen sezerniert wird. Seine Wirkung beruht auf einer Interaktion mit den zugehörigen G-Protein-gekoppelten Rezeptoren (PTH1R), die sich auf der Zelloberfläche des Knochen-, Nieren- und Nervengewebes befinden. Für die Rezeptorbindung sind lediglich die ersten 34 Aminosäuren verantwortlich. PTH führt indirekt zur Reifung und Aktivierung der Osteoklasten und damit zu einer Calcium-Phosphat-Mobilisierung aus dem Knochengewebe. Am proximalen Tubulus hemmt PTH die Rückresorption von Phosphat-Ionen, am distalen Tubulus erhöht es die Wiederaufnahme von Calcium-Ionen. Weiterhin steigert PTH die Aktivität der 1α-Hydroxylase, des in der Niere lokalisierten Schlüsselenzyms der 1,25-Dihydroxycolecalciferol-Biosynthese, was letztlich zur Erhöhung der enteralen Resorption von Calcium-Ionen im terminalen Ileum führt. Bei einem Hypoparathyreoidismus kommt es demnach zu einer Hypocalcämie, einer Hyperphosphatämie und einem verminderten Spiegel an aktivem Vitamin D (Calcitriol). Die Erkrankung wird am häufigsten durch operative Eingriffe an der Schilddrüse verursacht, bei denen die Nebenschilddrüsen teilweise oder ganz entfernt werden. Als weitere Auslöser kommen genetische Faktoren und Autoimmunreaktionen infrage. Kurz- und langfristige Folgen sind insbesondere Kribbeln, Parästhesien, Krämpfe, Angststörungen, psychotische Symptome, Demenz, Arrhythmien, Alopezie, trockene und spröde Haut, Verdauungsstörungen, Nierenschädigungen, Nierensteinbildung, Katarakt und Verkalkungen des Weichteilgewebes. Das PTH-Prodrug Palopegteriparatid besteht aus der für die Wirkung des Parathormons relevanten Aminosäuresequenz 1-34, die über einen sog. TransCon-Linker mit einem Methoxypolyethylenglykol(mPEG)-Träger konjugiert ist. PTH (1-34) und sein um eine Aminosäure verkürzter Hauptmetabolit PTH

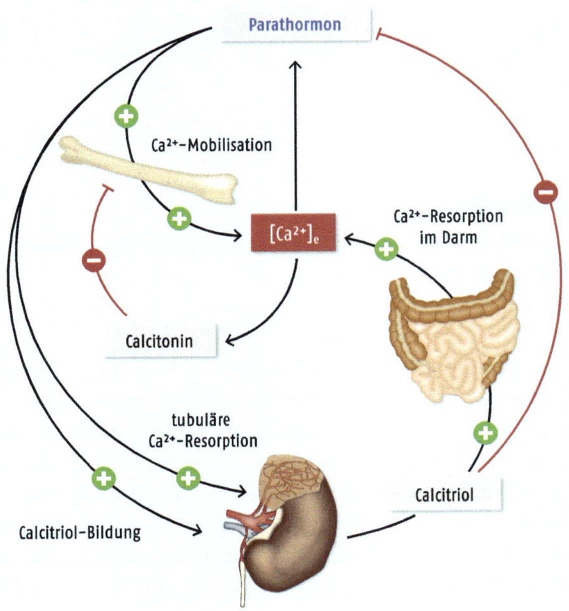

Abb. 25.1 Die aus Palopegteriparatid freigesetzte, für die Wirkung relevante Aminosäuresequenz 1–34 des Parathormons bewirkt eine Erhöhung der Serumcalcium-Spiegel durch Calcium-Mobilisierung aus dem Knochengewebe, durch Erhöhung der Wiederaufnahme von Calcium-Ionen am distalen Tubulus und Verstärkung von deren enteraler Resorption im terminalen Ileum. Die Wirkung beruht auf einer Interaktion mit den zugehörigen G-Protein-gekoppelten Rezeptoren, die sich auf der Zelloberfläche des Knochen-, Nieren- und Nervengewebes befinden. (modifiziert nach [4])

(1-33) sind dem endogenen PTH in ihrer Affinität zum entsprechenden Rezeptor und dessen Aktivierung ähnlich.

Dosierung, Art und Dauer der Anwendung

Palopegteriparatid wird initial in einer Dosis von 18 µg (bezogen auf Parathormon) in täglich wechselnde Regionen der Bauchdecke und des vorderen Oberschenkels subkutan injiziert. Im weiteren Verlauf erfolgt anhand des aktuellen Calcium-Spiegels eine wöchentliche Dosisanpassung in Schritten von 3 µg. Als Zielbereich gilt die Mindestdosis, die zur Vorbeugung einer Hypocalcämie erforderlich ist, wobei normalerweise 6 bis 60 µg Palopegteriparatid pro Tag zum Einsatz kommen und die Zufuhr von Calcium-Ionen und aktivem Vitamin D schrittweise angepasst wird. Abgesehen von der empfohlenen Nahrungsergänzung sollte nach Möglichkeit kein zusätzlicher Bedarf einer Calcium-Ionen- oder Vitamin-D-Substitution bestehen. Lediglich bei Patienten, die unter der Maximaldosis von 60 µg Palopegteriparatid weiterhin unter einer Hypocalcämie leiden, kann eine Substitutionstherapie angeraten sein. Im Fall einer Hypercalcämie ist die Dosis bis zum Erreichen des Zielbereichs alle drei Tage in Schritten von 3 µg zu senken. Von einer Unterbrechung der täglichen Verabreichung wird abgeraten, um die Schwankungen des PTH(1-34)-Spiegels zu minimieren. Nur in schweren Fällen sollte die Zufuhr von Palopegteriparatid zwei bis drei Tage ausgesetzt und dann erneut der Calcium-Spiegel kontrolliert werden.

Erwachsene: täglich 6 bis 60 µg Palopegteriparatid subkutan

Kinder und Jugendliche: Sicherheit und Wirksamkeit von Palopegteriparatid wurden bei Kindern unter 18 Jahren noch nicht erwiesen.

Ältere Patienten: Bei älteren Patienten ist keine Dosisanpassung erforderlich.

Patienten mit Leber- oder Niereninsuffizienz: Bei Patienten mit mäßiggradiger Nierenfunktionsstörung sollte eine besonders engmaschige Überwachung der Calcium-Spiegel erfolgen. Wegen fehlender Erfahrungen ist bei Patienten mit schwerer Nieren- oder Leberinsuffizienz Vorsicht geboten.

DDD: 33 µg parenteral

Gegenanzeigen, Kontraindikationen

Bei Überempfindlichkeit gegen Palopegteriparatid und bei Patienten mit Pseudohypoparathyreoidismus besteht eine Kontraindikation.

Nebenwirkungen

Während der Anwendung von Palopegteriparatid kommt es sehr häufig zu Kopfschmerzen, Parästhesien, Ermüdung, Übelkeit und zu Reaktionen an der Injektionsstelle. Häufig treten Hyper- oder Hypocalcämien, Schwindelgefühle, Synkopen, Präsynkopen, Palpitationen, posturale orthostatische Tachykardie-Syndrome, Orthostase-Syndrome, Schmerzen im Oropharynx, Diarrhö, Obstipation, Erbrechen, abdominale Beschwerden und Schmerzen, Hautausschläge, Lichtempfindlichkeitsreaktionen, Arthralgien, Myalgien, Muskelzucken, Schmerzen des Muskel- und Skelettsystems, Asthenie und Durst auf. Gelegentlich muss mit Bluthochdruck, Nykturie und Brustkorbbeschwerden bzw. -schmerz gerechnet werden. Zudem sind auch Polyurien und Abnahmen der Knochendichte möglich.

Wechselwirkungen

Die Wirkung von Herzglykosiden wie Digoxin oder Digitoxin wird durch den aktuellen Calcium-Spiegel beeinflusst. Aufgrund der geringen therapeutischen Breite sollte bei kombinierter Anwendung mit Palopegteriparatid auf Anzeichen einer Herzglykosid-Toxizität geachtet werden. Patienten, die andere Arzneimittel wie Bisphosphonate, Denosumab, Romosozumab, Thiazid- und Schleifendiuretika, systemische Corticosteroide und Lithium mit Auswirkungen auf den Calciumhaushalt erhalten, sind unter einer Palopegteriparatid-Therapie besonders engmaschig hinsichtlich der Calcium-Spiegel im Serum zu überwachen.

Warnhinweise und Vorsichtsmaßnahmen

Insbesondere zu Therapiebeginn oder nach Dosiserhöhungen kann es durch Palopegteriparatid zu schwerwiegenden Hypercalcämien kommen. In schweren Fällen ist eine Dosisanpassung des Substitutionstherapeutikums in Betracht zu ziehen. Bei Dosisreduktionen oder Therapieabbruch muss dagegen mit Hypocalcämien gerechnet werden. Auch hier ist eine Anpassung der Palopegteriparatid-Dosis angeraten. Begleitend eingesetzte Vitamin-D- oder Calciumpräparate sollten in diesen Fällen ebenfalls neu eingestellt werden. Zur Behandlung von Patienten mit maligner Skeletterkrankung oder Knochenmetastasen liegen keine Erfahrungen vor, ebenso für den Einsatz von Palopegteriparatid bei Personen unter Strahlentherapie des Skeletts oder mit nicht abgeklärter Erhöhung der knochenspezifischen alkalischen Phosphatase. Auch bei Personen mit metabolischer Knochenerkrankung, bei denen ein erhöhtes Risiko für ein Osteosarkom besteht, ist Vorsicht geboten. Patienten mit Osteoporose oder erhöhtem Risiko für Fragilitätsfrakturen sind entsprechend den gültigen Leitlinien zu überwachen.

Schwangerschaft und Stillzeit

Schwangerschaft: Aufgrund bisher nur sehr begrenzter klinischer Daten sollte die Entscheidung für den Beginn oder eine Beendigung einer Palopegteriparatid-Therapie während einer Schwangerschaft nur nach eingehender Nutzen-Risiko-Abwägung getroffen werden. Tierexperimente ergaben allerdings keine Hinweise auf schädliche Wirkungen in Bezug auf Reproduktionstoxizität. In jedem Fall wird empfohlen, die Calcium-Serumspiegel bei schwangeren Frauen mit Hypoparathyreoidismus genau zu überwachen.

Stillzeit: Es ist nicht bekannt, ob Palopegteriparatid in die Muttermilch übergeht. Obwohl das Peptid vom Säugling nicht peroral aufgenommen wird, sollte zur Sicherheit eine Entscheidung darüber getroffen werden, ob auf das Stillen oder die Behandlung mit Palopegteriparatid verzichtet werden soll. Der Calcium-Serumspiegel ist bei stillenden Frauen mit Hypoparathyreoidismus generell engmaschig zu kontrollieren, unabhängig davon, ob sie eine Substitutionstherapie erhalten oder nicht.

Fertilität: Tierexperimentelle Studien ergaben keine Hinweise auf eine durch Palopegteriparatid beeinträchtigte Fertilität. Klinische Daten liegen bislang nicht vor.

Pharmakokinetik

Resorption: Palopegteriparatid setzt PTH (1-34) nach subkutaner Anwendung über die Selbstspaltung des TransCon-Linkers mit einer Kinetik erster Ordnung frei. Auf diese Weise wird eine kontinuierliche Exposition über 24 Stunden im physiologischen Bereich erzielt. Maximale Plasmaspiegel treten innerhalb von etwa vier Stunden auf. Der Steady

State von Palopegteriparatid und freigesetztem PTH (1-34) wird nach zehn bzw. sieben Tagen gemessen.

Proteinbindung, Verteilung: Das scheinbare Verteilungsvolumen von Palopegteriparatid wird mit 4,8 Litern angegeben, das von freigesetztem PTH (1-34) mit 8,7 Litern. Eine Proteinbindung im eigentlichen Sinn findet nicht statt.

Metabolismus: Die Aminosäuresequenz von PTH (1-34) unterliegt einer proteolytischen Spaltung in der Leber und der Niere. Einige der entstehenden kürzeren Peptide weisen ebenfalls biologische Aktivität auf.

Exkretion: Die Ausscheidung von intaktem PTH (1-34) erfolgt überwiegend renal. Die Eliminationshalbwertszeit von Palopegteriparatid beträgt 70 Stunden, die von PTH (1-34) wird mit etwa 60 Stunden angegeben.

Zulassungsrelevante Studien

Die Zulassung von Palopegteriparatid beruht auf der randomisierten, doppelblinden, placebokontrollierten Phase-III-Studie PaTHway mit 84 Hypoparathyreoidismus-Patienten [2]. Nach einmal täglicher Applikation des Substitutionstherapeutikums über 26 Wochen wurde bei 79 % der Patienten aus der Verum-Gruppe (48 von 61) ein Calcium-Spiegel innerhalb des Normalbereichs erreicht. Diese Studienteilnehmer benötigten zudem keine zusätzliche Zufuhr von Präparaten mit aktivem Vitamin D und hoch dosierten Calcium-Ionen, in den Wochen 22 bis 26 war keine Erhöhung der Palopegteriparatid-Dosis erforderlich. In der Placebo-Gruppe wurde dieser kombinierte Endpunkt nur bei 5 % der Teilnehmer (1 von 21) erzielt ($p < 0{,}0001$). Der Anteil an Patienten, die nach 26 Wochen einen Albumin-berichtigten Calcium-Serumspiegel im Normalbereich aufwiesen, lag im Verum-Arm bei 80 % und unter Placebo-Gabe bei 48 %. Die Unabhängigkeit von aktivem Vitamin D wurde bei 98 vs. 24 % der Teilnehmer erreicht, 93 bzw. 5 % der Patienten benötigten keine additive Versorgung mit Calcium-Präparaten, jeweils zugunsten von Palopegteriparatid. Insgesamt konnten 93 % der Studienteilnehmer unter dem Substitutionstherapeutikum völlig auf die zusätzliche Einnahme von Vitamin D und Calcium-Ionen verzichten. Auch bezüglich der gesundheitsbezogenen Lebensqualität zeigte sich Palopegteriparatid gegenüber der Placebo-Gabe überlegen. Die meisten der beobachteten unerwünschten Ereignisse in der Verum-Gruppe waren mild oder moderat. Am häufigsten traten Reaktionen an der Injektionsstelle, Kopfschmerzen und Parästhesien auf.

Wirtschaftliche Aspekte

Aufgrund einer mittelfristig fehlenden Alternative erscheint der Preis der Medikation angemessen.

Therapeutische Relevanz

Die Standardtherapie für Patienten mit Hypoparathyreoidismus beruht auf einer Substitution von Calcium-Ionen und aktivem Vitamin D (Calcitriol). Auf diese Weise können schwerwiegende Folgen der Hypocalcämie wie Krämpfe, Arrhythmien oder Nierenschädigungen zumindest teilweise verhindert werden. Das Parathormon steuert jedoch nicht nur den Vitamin-D- und Calcium-Haushalt. Es hemmt die renale Rückresorption von Phosphat, fördert bei intermittierender Gabe durch Stimulation der Osteoblasten die periostale und endostale Knochenneubildung und führt durch eine indirekte Stimulation sowie eine vermehrte Neubildung von Osteoklasten zum Knochenabbau. Insbesondere bei Patienten mit schwerem Hypoparathyreoidismus wird daher einer Substitutionstherapie zur (Wieder-)Herstellung physiologischer Bedingungen der Vorteil eingeräumt. Im Jahr 2017 wurde das Präparat Natpar® mit rekombinantem, humanem Parathyroidhormon (rhPTH) zugelassen. In einer klinischen Studie konnten durch das Hormonersatz-Therapeutikum stabile Serumcalcium-Spiegel im Normbereich aufrechterhalten werden, während der Bedarf an zugeführten Calcium-Ionen und aktivem Vitamin D (Calcitriol) signifikant sank. Allerdings war es nur in etwa der Hälfte der Fälle unter rhPTH-Behandlung möglich, vollständig auf diese Supplemente zu verzichten. Aufgrund von „unüberbrückbaren Herstellungsproblemen", die bereits zu Lieferengpässen geführt haben, plant die Firma Takeda jedoch, Natpar® bis zum Ende des Jahres 2024 vom Markt zu nehmen. Schon seit Mai 2022 werden keine Patienten mehr neu auf die Zubereitung eingestellt. Für Hypoparathyreoidismus-Patienten kommt daher die Markteinführung des neuen Präparats Yorvipath® mit dem PTH(1-34)-Prodrug Palopegteriparatid gerade rechtzeitig. Auf diese Weise kann deren hormonelle Versorgung nach derzeitigem Kenntnisstand praktisch lückenlos weiterhin gewährleistet werden. In der zulassungsrelevanten Studie erreichten fast 80 % der Teilnehmer aus der Verum-Gruppe einen Calcium-Spiegel innerhalb des Normalbereichs. Etwa 93 % der Patienten konnten unter Palopegteriparatid ganz auf die zusätzliche Einnahme von Vitamin D und Calcium-Ionen verzichten. Dies ist eine deutlich höhere Quote als die zuvor mit dem rekombinanten PTH-Präparat Natpar® erreichte.

Literatur

[1] Fachinformation zu Yorvipath®, Stand November 2023

[2] Khan AA, Rubin MR, Schwarz P, Vokes T et al. Efficacy and safety of parathyroid hormone replacement with TransCon PTH in hypoparathyroidism: 26-week results from the phase 3 PaTHway Trial. JBMR 38(1): 14–25, 2022

[3] EPAR summary for the public. Yorvipath® Palopegteriparatid. EMA/432465/2023; European Medicines Agency; https://www.ema.europa.eu

[4] Vaupel P, Schaible H-G, Mutschler E. Anatomie, Physiologie, Pathophysiologie des Menschen. 7. Auflage 2015, Wissenschaftliche Verlagsgesellschaft Stuttgart

26 Pegzilarginase

Steckbrief

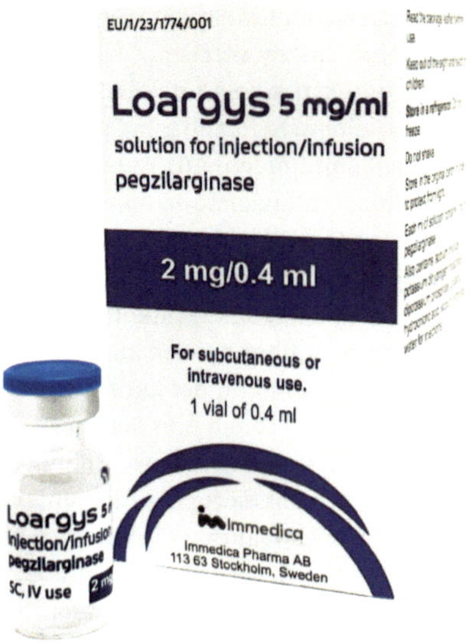

ATC-Code: A16AB24
Name: Pegzilarginase (Loargys®)
Indikation: Arginase-1-Mangel bei Erwachsenen, Jugendlichen und Kindern ab zwei Jahren
Wirkmechanismus: Enzymersatztherapeutikum
Stoffklasse: andere Mittel für das alimentäre System und den Stoffwechsel, Enzyme
Zulassungsinhaber: Immedica Pharma AB, Solnavägen 3H, 113 63 Stockholm, Schweden
Hersteller/Endfreigabe: Unimedic AB, Storjordenvägen 2, 864 31 Matfors, Schweden; Immedica Pharma AB, Solnavägen 3H, 113 63 Stockholm, Schweden
Kontaktadresse in Deutschland: Immedica Pharma Germany GmbH, Graf-Adolf-Platz 15, 40213 Düsseldorf
Darreichungsformen: Injektions-/Infusionslösung
Packungsgrößen, Preis und PZN: Durchstechflasche mit 0,4 ml bzw. 2 mg Pegzilarginase, 6718,11 Euro, PZN 19102890
Zusammensetzung: 5 mg/ml Pegzilarginase
Sonstige Bestandteile: Natriumchlorid, Kaliumdihydrogenphosphat, Kaliummonohydrogenphosphat (Ph. Eur.), Glycerol, Salzsäure (zur pH-Wert-Einstellung), Natriumhydroxid (zur pH-Wert-Einstellung), Wasser für Injektionszwecke
Zulassungsnummer: EU/1/23/1774/001, EU/1/23/1774/002
Datum der Markteinführung: 15. Januar 2024
Besondere Lager- und Aufbewahrungshinweise: in der Originalverpackung im Kühlschrank lagern (2 bis 8 °C), nicht einfrieren
Dauer der Haltbarkeit: zwei Jahre
Nach Entnahme aus dem Kühlschrank kann die Zubereitung über zwei Stunden bei einer Raumtemperatur von bis zu 25 °C aufbewahrt werden.
Verschreibungsstatus: verschreibungspflichtig

Indikationen

Arginase-1-Mangel bei Erwachsenen, Jugendlichen und Kindern ab zwei Jahren.

Wirkungen und Wirkungsmechanismus

Die Harnstoffzykluserkrankung Arginase-1-Mangel (Argininämie) wird autosomal-rezessiv vererbt und ist durch hohe Konzentrationen an Arginin und Ammoniak im Blut gekennzeichnet. Durch eine dauerhafte Substitution mit dem kobaltsubstituierten, rekombinanten humanen Arginase-1-Enzym Pegzilarginase ist es nun möglich, den Enzymmangel auszugleichen, sodass physiologische Arginase-Blutspiegel erreicht werden und Arginin rasch in Harnstoff und Ornithin umwandelt wird. Der Wirkstoff ist mit fünf kDa mPEG-Trägern mit einem Substitutionsgrad von sechs bis zwölf Mol mPEG pro Mol Protein konjugiert. Als Folge ist die Clearance von Pegzilarginase bei erhaltener Enzymaktivität reduziert, sodass eine einmal wöchentliche Applikation ausreichend ist. In den vorliegenden klinischen Studien wurde die Behandlung intravenös begonnen und nach frühestens acht Wochen auf die subkutane Gabe derselben Dosis umgestellt. Im Vergleich zur intravenösen Applikation führt die subkutane Anwendung seltener zu einer Pegzilarginase-induzierten Hypoargininämie.

Dosierung, Art und Dauer der Anwendung

Pegzilarginase kann sowohl intravenös als auch subkutan appliziert werden. Zur intravenösen Gabe ist die Zubereitung zu verdünnen und über einen Zeitraum von mindestens 30 Minuten zu infundieren. Die empfohlene Anfangsdosis beträgt 0,1 mg/kg Körpergewicht pro Woche. In Abhängigkeit vom Ansprechen sollte die Dosis in Schritten von 0,05 mg/kg erhöht oder verringert werden, wobei wöchentliche Dosen über 0,2 mg/kg in klinischen Studien bislang nicht untersucht wurden. Angestrebt werden Arginin-Plasmakonzentrationen im Bereich der oberen Normgrenze, wobei jeweils unmittelbar vor der neuen Applikation gemessen wird. Auf diese Weise ist es möglich, die Arginin-Spiegel im physiologischen Intervall zu halten. Bei einer Prädisposition für Überempfindlichkeitsreaktionen oder infusionsbedingte Reaktionen kann eine Prämedikation mit Antihistaminika, Antipyretika oder Corticosteroiden erwogen werden. Nach mindestens achtwöchiger Therapie mit einer stabilen Erhaltungsdosis ist eine subkutane Anwendung durch den Patienten oder entsprechende Betreuungspersonen möglich. Allerdings muss der Verabreichende entsprechend geschult und das Risiko für Überempfindlichkeitsreaktionen vorab als gering eingestuft werden. Wenn eine Dosis versäumt wird, ist die Applikation so bald wie möglich nachzuholen, jedoch sollten keine doppelten Dosierungen gegeben, sondern ein Abstand von mindestens vier Tagen eingehalten werden.

Erwachsene: in Abhängigkeit vom Ansprechen wöchentlich etwa 0,05 bis 0,2 mg Pegzilarginase/kg KG

Kinder und Jugendliche: Kinder ab zwei Jahren erhalten dieselbe Dosis wie Erwachsene. Zur Behandlung von Kindern unter zwei Jahren liegen noch keine Daten vor.

Ältere Patienten: Sicherheit und Wirksamkeit zum Einsatz von Pegzilarginase bei Patienten über 65 Jahren sind noch nicht nachgewiesen.

Patienten mit Leber- oder Niereninsuffizienz: Es ist nicht zu erwarten, dass sich eine eingeschränkte Leber- oder Nierenfunktion auf das empfohlene Anwendungsschema für Pegzilarginase auswirkt.

DDD: 1 mg parenteral

Gegenanzeigen, Kontraindikationen

Bei Überempfindlichkeit gegen Pegzilarginase besteht eine Kontraindikation.

Nebenwirkungen

Während der Anwendung von Pegzilarginase kommt es sehr häufig zu Überempfindlichkeit, häufig muss mit Reaktionen an der Injektionsstelle gerechnet werden.

Wechselwirkungen

Da die Clearance des pegylierten Proteins Pegzilarginase ohne Beteiligung von CYP450-Isoenzymen, anderen spezifischen Biotransformationsenzymen oder Effluxpumpen erfolgt und auch keine klassische Bindung an Plasmaproteine stattfindet, sind pharmakokinetische Interaktionen mit anderen Arzneistoffen sehr unwahrscheinlich. Daher wurden bislang keine Studien zur Erfassung von Wechselwirkungen durchgeführt.

Warnhinweise und Vorsichtsmaßnahmen

Es wird empfohlen, die Arginin-Spiegel initial nach jeder Dosisanpassung wöchentlich über einen Zeitraum von zwei Wochen zu überwachen. Sobald die individuelle Dosierung festgelegt wurde, sind Kontrollen in Abständen von drei bis maximal sechs Monaten ausreichend. Für die Messung der Arginin-Konzentrationen unter Pegzilarginase-Therapie müssen jedoch Probeentnahmeröhrchen mit einem speziellen Enzyminhibitor verwendet werden, da die Standardmethoden aufgrund der Anwesenheit des zugeführten Enzyms falsche Ergebnisse liefern. Die Applikation von Pegzilarginase ist mit der Gefahr von Überempfindlichkeitsreaktionen assoziiert. Daher sollten die ersten Infusionen unter medizinischer Beobachtung erfolgen, damit umgehend entsprechende Notfallmaßnahmen wie die Gabe von Antihistaminika, Antipyretika und/oder Corticosteroiden eingeleitet werden können. Gegebenenfalls empfiehlt es sich, die Infusion zu verlangsamen oder zu stoppen. Patienten, bei denen das Enzympräparat zu Hause appliziert wird, müssen die Applikation bei Symptomen einer Unverträglichkeit wie Juckreiz, Urtikaria, Quaddelbildung, Engegefühl in der Brust, Giemen und Hypotonie umgehend unterbrechen und ärztliche Hilfe anfordern. Für die Behandlung von Patienten mit bereits über lange Zeit bestehender motorischer Einschränkung oder von Personen, deren Arginin-Plasmaspiegel allein durch die Beschränkung der Proteinzufuhr über die Nahrung nahe dem Zielwert von 200 µM liegt, sind keine Erfahrungen verfügbar.

Schwangerschaft und Stillzeit

Schwangerschaft: Aufgrund bisher nur sehr begrenzter Daten sollte die Anwendung von Pegzilarginase bei Schwangeren und nicht verhütenden gebärfähigen Frauen unterbleiben. Tierexperimentelle Studien ergaben Hinweise auf Reproduktionstoxizität.

Stillzeit: Es ist nicht bekannt, ob das rekombinante, pegylierte Enzym in die Muttermilch übergeht. Tierexperimente liegen ebenfalls nicht vor. Zur Sicherheit muss daher eine Entscheidung getroffen werden, ob auf das Stillen oder die Anwendung von Pegzilarginase verzichtet werden soll.

Fertilität: In präklinischen Studien wirkte sich Pegzilarginase auf die Spermatogenese aus und verringerte die Fertilität weiblicher Tiere. Klinische Fertilitätsdaten sind derzeit nicht verfügbar.

Pharmakokinetik

Resorption: Nach subkutaner Gabe werden innerhalb von etwa 34 Stunden maximale Plasmaspiegel gemessen. Die mittlere Bioverfügbarkeit wird mit 57 % angegeben.

Proteinbindung, Verteilung: Das Verteilungsvolumen von Pegzilarginase liegt bei etwa 47 ml/kg, was dem intravaskulären Raum entspricht. Eine Proteinbindung im eigentlichen Sinn findet nicht statt.

Metabolismus: Nach der Entpegylierung unterliegt Pegzilarginase dem physiologischen Protein-Katabolismus zu kürzeren Peptiden und einzelnen Aminosäuren, die in den Nährstoffpool übergehen.

Exkretion: Die Eliminationshalbwertszeit beträgt etwa 50 Stunden.

Zulassungsrelevante Studien

Die Zulassung von Pegzilarginase beruht auf der 2:1-randomisierten, doppelblinden, placebokontrollierten Phase-III-Studie PEACE mit 32 unter Hyperargininämie leidenden Kindern und Erwachsenen [2]. Primärer Endpunkt war die Veränderung des Arginin-Blutspiegels nach 24-wöchiger Behandlung. In der Verum-Gruppe konnte eine 77%ige Reduktion der Ausgangswerte von 354 auf 86 mol/l festgestellt werden, während die Spiegel in der Placebo-Gruppe mit initial 465 und später 427 mol/l praktisch unverändert blieben ($p < 0{,}0001$ für den Vergleich Verum vs. Placebo). Im Verum-Arm war bei 91 % der Teilnehmer eine Normalisierung der Werte auf weniger als 115 µM feststellbar, im Placebo-Arm war dies bei keinem der Patienten der Fall. Nach Anwendung von Pegzilarginase über 24 Wochen konnte eine numerische, jedoch nicht signifikante Verbesserung der motorischen Funktion gegenüber der Placebo-Gabe nachgewiesen werden. Erste Ergebnisse der aktuell offen weiterlaufenden Studie deuten jedoch ebenfalls auf eine Stabilisierung oder geringe Verbesserung von Fähigkeiten wie Gehen oder Stehen hin. Pegzilarginase erwies sich als gut verträglich, die berichteten Nebenwirkungen waren meist vorübergehend und leicht bis mäßiggradig.

Wirtschaftliche Aspekte

Aufgrund einer fehlenden Alternative erscheint der Preis der Medikation angemessen.

Therapeutische Relevanz

Das Enzym Arginase ist für den letzten Schritt des Harnstoffzyklus verantwortlich, bei dem Harnstoff durch Abspalten des Stickstoffs von Arginin produziert wird. Die Stoffwechselerkrankung Arginase-1-Mangel ist auf eine Mutation des zugehörigen ARG-1-Gens zurückzuführen, sodass das Enzym defekt ist oder ganz fehlt. Als Folge kann zu wenig oder kein Harnstoff gebildet werden, und es kommt zu hohen Ammoniak-Konzentrationen und drei- bis vierfach erhöhten Arginin-Spiegeln im Blut. Erste Symptome wie gehäuftes Erbrechen, Muskelversteifungen, Gleichgewichts- und Koordinationsstörungen, Tremor, spastische Lähmungen oder Wachstumsstörungen zeigen sich normalerweise im Alter von ein bis drei Jahren. Bei leichten Verläufen mit Restaktivität der Arginase sind allerdings auch spätere Manifestationen möglich. Die Inzidenzrate wird insgesamt auf mindestens 1:1 000 000 Individuen geschätzt. Im weiteren Verlauf leiden die Betroffenen unter einer erheblich eingeschränkten Lebensqualität mit fortschreitenden neurologischen Symptomen wie Krampfanfällen, Bewegungsunfähigkeit und einem Verlust von Blasen- und Stuhlkontrolle. In manchen Fällen kommt es auch zu geistigen Beeinträchtigungen. Episodenhaft auftretende Hyperammonämien können in seltenen Fällen zum Tode führen, ansonsten besteht jedoch keine erhöhte Lebensgefahr. Bislang standen lediglich eine streng proteinarme Ernährung, das Vermeiden von Stress und die Gabe von Natriumbenzoat oder Phenylbutyrat als Gegenmaßnahmen zur Verfügung. Mit dem neuen Enzymersatztherapeutikum Pegzilarginase ist nun erstmals eine kausale Behandlung möglich. In der Zulassungsstudie konnte bei mehr als 90 % der Teilnehmer eine Reduktion der Arginin-Werte bis in den Normbereich erreicht werden. In welchem Ausmaß auch eine Verbesserung oder wenigstens eine Stabilisierung der Symptomatik erreichbar ist, wird aktuell in längerfristigen Untersuchungen beleuchtet. Ebenso sollte geprüft werden, ob ein Einsatz bei jüngeren Kindern unter zwei Jahren möglich ist, damit die Therapie bereits unmittelbar bei Stellen der Diagnose begonnen werden kann.

Literatur

[1] Fachinformation zu Loargys®, Stand Dezember 2023

[2] Sanchez Russo R, Gasperini S, Bubb G, Neuman L et al. Efficacy and safety of pegzilarginase in arginase 1 deficiency (PEACE): a phase 3, randomized, double-blind, placebo-controlled, multicentre trial. eClinicalMedicine 68: 102405, 2024

[3] EPAR summary for the public. Loargys® Pegzilarginase. EMA/470231/2023; European Medicines Agency; https://www.ema.europa.eu

27 Pirtobrutinib

Steckbrief

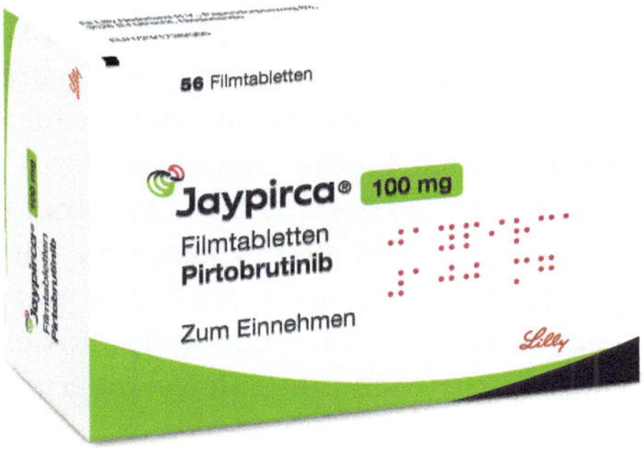

ATC-Code: L01EL05
Name: Pirtobrutinib (Jaypirca®)
Indikation: Mantelzell-Lymphom (MCL)
Wirkmechanismus: reversibler Bruton-Tyrosinkinase(BTK)-Inhibitor
Stoffklasse: antineoplastische Mittel, Proteinkinase-Inhibitoren
Zulassungsinhaber: Eli Lilly Nederland B. V., Papendorpseweg 83, 3528 BJ Utrecht, Niederlande
Hersteller/Endfreigabe: Lilly, S. A., Avda. de la Industria, 30, 28108 Alcobendas, Madrid, Spanien
Kontaktadresse in Deutschland: Lilly Deutschland GmbH, Werner-Reimers-Straße 2–4, 61352 Bad Homburg
Darreichungsformen: Filmtabletten
Packungsgrößen, Preis und PZN: 56 Filmtabletten, 11 708,81 Euro, PZN 18468577
Zusammensetzung: 100 mg Pirtobrutinib
Sonstige Bestandteile: Hypromelloseacetatsuccinat, mikrokristalline Cellulose, Lactose-Monohydrat, Croscarmellose-Natrium, Magnesiumstearat, Siliciumdioxid-Hydrat, Hypromellose, Titandioxid, Triacetin, Indigocarmin (E 132)
Zulassungsnummer: EU/1/23/1738/001-009
Datum der Markteinführung: 15. September 2024
Besondere Lager- und Aufbewahrungshinweise: keine besonderen Anforderungen
Dauer der Haltbarkeit: zwei Jahre
Verschreibungsstatus: verschreibungspflichtig
Chemische Struktur:

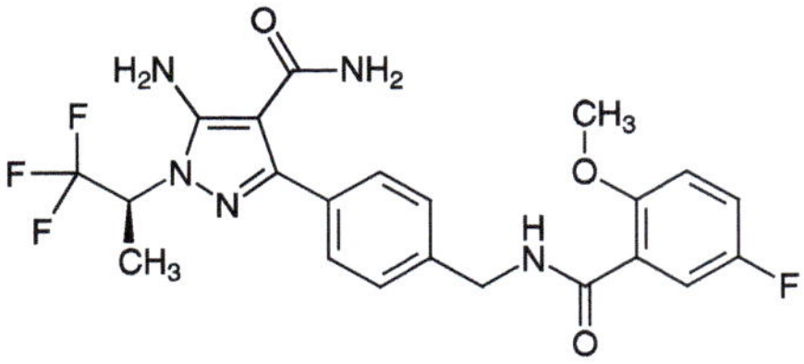

Indikationen

Monotherapeutikum zur Behandlung von erwachsenen Patienten mit rezidiviertem oder refraktärem Mantelzell-Lymphom (MCL), die zuvor mit einem Bruton-Tyrosinkinase(BTK)-Inhibitor behandelt wurden.

Wirkungen und Wirkungsmechanismus

Zellen von B-Zell-Malignomen erhalten über B-Zell-Antigenrezeptoren (BCR) wichtige Wachstumsimpulse. Es kommt zur Aktivierung von Signalwegen, die für die Proliferation, den Transport, die Chemotaxis und die Adhäsion von B-Zellen notwendig sind. Dieser Mechanismus hat maßgeblichen Einfluss auf die Pathogenese von B-Zell-Malignomen wie dem Mantelzell-Lymphom (MCL). Die Bruton-Tyrosinkinase (BTK) ist ein wichtiges Signalprotein des B-Zell-Antigenrezeptors und des Zytokinrezeptor-Signalwegs. Der BTK-Inhibitor Pirtobrutinib bindet hochselektiv und reversibel an die Kinase und bewirkt somit eine Hemmung von deren enzymatischer Aktivität. Als Folge werden die Proliferation und das Überleben maligner B-Zellen sowie die Migration und Substratadhäsion dieser Zellen effektiv gehemmt. Pirtobrutinib bindet sowohl an die Wildtyp-BTK als auch an Bruton-Tyrosinkinase mit Resistenz-assoziierten C481-Mutationen. Man geht derzeit davon aus, dass aufgrund der nicht kovalenten Bindung von Pirtobrutinib seltener Resistenz auslösende Veränderungen der Bruton-Tyrosinkinase stattfinden.

Dosierung, Art und Dauer der Anwendung

Pirtobrutinib wird normalerweise einmal täglich in einer Dosis von 200 mg eingenommen. Die Applikation sollte jeweils etwa zur gleichen Tageszeit, unabhängig von den Mahlzeiten, erfolgen. Falls eine Dosis erbrochen wird oder sich die Einnahme um mehr als zwölf Stunden verzögert, sollte die folgende Anwendung erst wieder zum nächsten planmäßigen Termin stattfinden. Eine zusätzliche Dosis sollte nicht gegeben werden. Bei schweren hämatologischen oder nicht hämatologischen Toxizitäten ist bis zur Erholung eine zeitweise Unterbrechung der BTK-Inhibitor-Therapie angeraten. Die Pirtobrutinib-Behandlung sollte bis zur Erkrankungsprogression oder bis zum Auftreten einer nicht akzeptablen Toxizität fortgesetzt werden.

Erwachsene: einmal täglich 200 mg Pirtobrutinib

Kinder und Jugendliche: Sicherheit und Wirksamkeit für den Einsatz von Pirtobrutinib bei Kindern und Jugendlichen unter 18 Jahren sind bislang nicht erwiesen.

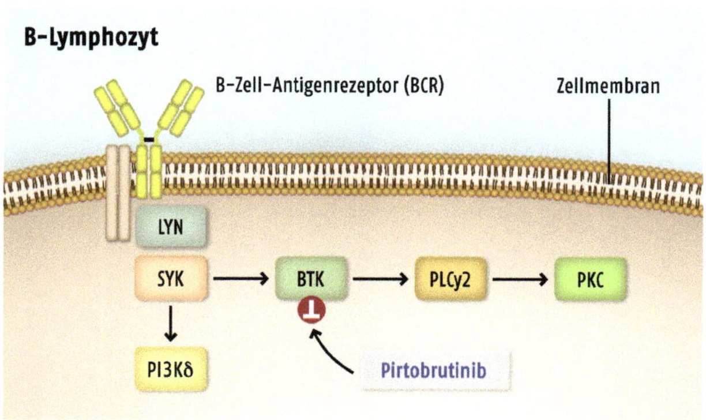

Abb. 27.1 Wenn bei Erkrankungen wie dem Mantelzell-Lymphom B-Zellen entarten, erhalten sie über B-Zell-Antigenrezeptoren (BCR) entscheidende Wachstumsimpulse, die mit einer Aktivierung von weiteren Signalwegen verbunden sind. Eine wichtige Schaltstelle ist die Bruton-Tyrosinkinase (BTK), die über die LYN- und SYK-Tyrosinkinasen aktiviert wird. Durch Pirtobrutinib erfolgt eine hochselektive, reversible Hemmung von BTK, sodass Proliferation, Überleben, Migration und Substratadhäsion der B-Zellen eingeschränkt werden. PLCγ2: Phospholipase Cγ2; PKC: Protein-Kinase C; LYN: Lck/Yes-Novel-Tyrosinkinase; SYK: Milz-Tyrosinkinase (nach The Biology of Cancer, 2nd ed. by Weinberg [4])

Ältere Patienten: Dosisanpassungen aufgrund des Alters sind nicht erforderlich.

Patienten mit Leber- oder Niereninsuffizienz: Bei Patienten mit Leber- oder Niereninsuffizienz ist keine Dosisanpassung notwendig, für die Behandlung von Dialysepatienten liegen keine Daten vor.

DDD: 0,2 g peroral

Gegenanzeigen, Kontraindikationen

Bei Überempfindlichkeit gegen Pirtobrutinib besteht eine Kontraindikation.

Nebenwirkungen

Während der Anwendung von Pirtobrutinib kommt es sehr häufig zu Neutropenie, Thrombozytopenie, Anämie, Hämorrhagie, Blutergüssen, Prellungen, Diarrhö, Bauchschmerzen, Übelkeit, Hautausschlägen, Arthralgien und Fatigue. Häufig wird über Pneumonien, Harnwegsinfekte, Infektionen der oberen Atemwege, Lymphozytosen, Kopfschmerzen, Vorhofflimmern bzw. -flattern, Hämaturie, Epistaxis, Hämatome und Petechien berichtet.

Wechselwirkungen

Starke CYP3A-Induktoren wie Carbamazepin, Phenytoin, Rifampicin oder Johanniskraut-Extrakte führen zu einer beschleunigten Biotransformation von Pirtobrutinib und damit zu einer möglicherweise geringfügig eingeschränkten Antitumorwirkung. Zur Sicherheit sollten entsprechende Kombinationen daher vermieden werden. Beim gleichzeitigen Einsatz von CYP3A-Inhibitoren sind dagegen offenbar keine Vorsichtsmaßnahmen einzuhalten, da die Abweichungen klinisch nicht relevant sind. Dies gilt auch für kombiniert angewandte Protonenpumpen-Inhibitoren. Als moderater Inhibitor von CYP2C8 kann Pirtobrutinib die Biotransformation von zugehörigen Substraten verlangsamen, sodass die Gefahr einer erhöhten Toxizität besteht. Bei Substanzen mit geringer therapeutischer Breite wie Repaglinid, Dasabuvir, Selexipag, Rosiglitazon, Pioglitazon und Montelukast ist daher Vorsicht geboten. Auch bei Substraten der Transporter Breast Cancer Resistance Protein (BCRP) wie Methotrexat, Mitoxantron oder Rosuvastatin und P-Glykoprotein (P-gp) wie Digoxin oder Dabigatran muss sorgfältig auf verstärkte Nebenwirkungen geachtet werden, da Pirtobrutinib BCRP und P-gp ebenfalls moderat hemmt. Gleiches trifft auch auf Substrate der Biotransformationsenzyme CYP2C19 (z. B. Omeprazol, Phenobarbital oder Mephenytoin) und CYP3A (z. B. Alfentanil, Midazolam oder Tacrolimus) zu. Da Pirtobrutinib ein mäßiggradiger Inhibitor dieser Enzyme ist, sollte die kombinierte Anwendung von Substraten mit geringer therapeutischer Breite nach Möglichkeit unterbleiben oder anderenfalls eine engmaschige Überwachung bezüglich der Toxizität stattfinden.

Warnhinweise und Vorsichtsmaßnahmen

Während der Behandlung mit Pirtobrutinib muss mit schweren Zytopenien gerechnet werden, sodass eine engmaschige Überwachung des Blutbilds angeraten ist. Der Wirkstoff kann aufgrund von Neutropenien zu potenziell lebensbedrohlichen Infektionen führen. Insbesondere ist mit Pneumonien, COVID-19-Pneumonien und Sepsis zu rechnen. In schweren Fällen ist ein zeitweiser Abbruch der BTK-Inhibitor-Behandlung zu erwägen. Unter einer Pirtobrutinib-Therapie treten mitunter Thrombozytopenien und damit schwerwiegende und tödlich verlaufende Blutungsereignisse, beispielsweise im Gehirn oder im Gastrointestinaltrakt, auf. Besonders gefährdet sind Patienten, die Antikoagulanzien oder Thrombozyten-Aggregationshemmer als Begleitmedikation erhalten. Eine Überwachung hinsichtlich möglicher Anzeichen wie verstärkte Hämatome oder Petechien ist empfohlen. Gegebenenfalls sollte die Pirtobrutinib-Dosis reduziert oder die Behandlung bis zur Stabilisierung unterbrochen werden. Bei chirurgischen Eingriffen ist unter Berücksichtigung des individuellen Blutungsrisikos für drei bis fünf Tage vor und nach der Operation ein Absetzen des BTK-Inhibitors zu erwägen. Vor allem bei bereits vorbelasteten Patienten wurden unter Pirtobrutinib Vorhofflimmern und Vorhofflattern beobachtet. Die Betroffenen sollten engmaschig kontrolliert werden. Gegebenenfalls kann auch hier ein Aussetzen der Dosis erforderlich sein. Bei Patienten unter Pirtobrutinib wurden sekundäre Malignome, insbesondere der Haut, berichtet. Am häufigsten kamen nicht-melanozytäre Hautkrebsarten vor. Die Patienten müssen daher auf die adäquate Anwendung von Sonnenschutz hingewiesen werden. Pirtobrutinib führt bei einigen Patienten zu Fatigue, Schwindel und Asthenie. Dies ist bei der aktiven Teilnahme am Straßenverkehr und beim Bedienen von Maschinen zu berücksichtigen.

Schwangerschaft und Stillzeit

Schwangerschaft: Die Anwendung von Pirtobrutinib während der Schwangerschaft sollte aufgrund bislang fehlender klinischer Daten unterbleiben. In Tierexperimenten kam es zu Schädigungen des Fetus mit Genotoxizität und Reproduktionstoxizität. Frauen im gebärfähigen Alter müssen während und bis zu fünf Wochen nach Beendigung der Therapie eine hochwirksame Verhütungsmethode anwenden. Auch behandelte Männer sollten angewiesen werden, während und bis zu drei Monate nach der letzten Pirtobrutinib-Dosis eine zuverlässige Verhütungsmethode anzuwenden und kein Kind zu zeugen.

Stillzeit: Es ist nicht bekannt, ob Pirtobrutinib in die Muttermilch übertritt. Da ein Risiko für den Säugling nicht ausgeschlossen werden kann, wird vom Stillen, während und bis zu einer Woche nach Beendigung der Therapie, abgeraten.

Fertilität: Bislang liegen keine klinischen Fertilitätsdaten zu Pirtobrutinib vor.

Pharmakokinetik

Resorption: Nach peroraler Gabe werden innerhalb von etwa zwei Stunden maximale Plasmaspiegel gemessen. Die Bioverfügbarkeit von Pirtobrutinib liegt im Bereich von 86 %, wobei die gleichzeitige Einnahme einer fettreichen Mahlzeit die Resorption nur geringfügig verzögert.

Proteinbindung, Verteilung: Das mittlere Verteilungsvolumen wird mit 0,41 l/kg Körpergewicht angegeben, die Plasmaproteinbindung mit 96 %. Pirtobrutinib ist ein Substrat der Transporter P-gp und BCRP.

Metabolismus: Pirtobrutinib unterliegt einer hepatischen Biotransformation, hauptsächlich über CYP3A4 und die Glucuronyl-Transferasen UGT1A8 und UGT1A9. Es entstehen mehrere pharmakologisch inaktive Metaboliten.

Exkretion: Etwa 57 % einer Dosis werden im Urin wiedergefunden, 10 % in unveränderter Form. Ungefähr 37 % der applizierten Menge erscheinen in den Fäzes, 18 % als Muttersubstanz. Die Eliminationshalbwertszeit wird mit etwa 19 Stunden angegeben.

Zulassungsrelevante Studien

Die Zulassung von Pirtobrutinib beruht auf der offenen, einarmigen Phase-I/II-Dosisfindungsstudie BRUIN, an der unter anderem 164 Mantelzell-Lymphom-Patienten ohne ZNS-Beteiligung teilnahmen [2]. Diese hatten bereits mindestens eine und bis zu acht Vorbehandlungen erhalten (Medianwert drei). Bei 90 der Teilnehmer war der Krebs nach einer Therapie mit einem irreversiblen BTK-Inhibitor nicht vollständig verschwunden oder nach einiger Zeit wieder aufgetreten (81 %), oder sie hatten den Bruton-Tyrosinkinase-Inhibitor nicht (mehr) vertragen (13 %). Von diesen BTK-Vorbehandelten sprachen etwa 57 % (51 von 90) teilweise oder vollständig auf die Therapie mit einmal täglich 200 mg Pirtobrutinib an. Bei 19 % der Patienten (17 von 90) wurde eine vollständige Response, im Sinne eines vollständigen Verschwindens der Tumorzeichen, beobachtet. Unter den 51 Respondern betrug die mediane Zeit bis zum Ansprechen 1,84 Monate (Bereich: 1,0 bis 7,5 Monate). Die Response hielt über etwa 18 Monate an (Medianwert). Sehr häufig beobachtete Nebenwirkungen waren Fatigue (20 %), Diarrhö (17 %) und Prellungen (13 %). Die häufigste schwerwiegende unerwünschte Reaktion war eine Neutropenie (10 %). Zwischen dem Ausmaß der Pirtobrutinib-Exposition und der Häufigkeit bzw. Frequenz schwerwiegender behandlungsassoziierter Wirkungen war allerdings kein direkter Zusammenhang feststellbar.

Wirtschaftliche Aspekte

Aufgrund einer fehlenden Alternative erscheint der Preis der Medikation angemessen.

Therapeutische Relevanz

Das Mantelzell-Lymphom ist eine sehr aggressive maligne Erkrankung des lymphatischen Systems und gehört zu den Non-Hodgkin-Lymphomen. In Deutschland liegt die Zahl der Neuerkrankungen bei etwa 1000 pro Jahr, wobei Männer häufiger betroffen sind als Frauen. Die Patienten sind bei der Diagnose durchschnittlich 65 Jahre alt. Die Erkrankung beruht auf einer Mutation reifer B-Zellen in der inneren Mantelzone von Lymphknoten, wodurch die Zellfunktion verloren geht und eine ungebremste Vermehrung einsetzt. Trotz einiger neuer Therapieoptionen kann derzeit keine Heilung erreicht werden. Bei rezidiviertem oder refraktärem Mantelzell-Lymphom, das nicht (mehr) auf die Behandlung von Substanzen wie Fludarabin, den CD20-Antikörper Rituximab, das CAR-T-Zell-Therapeutikum Brexucabtagen Autoleucel oder irreversible Bruton-Tyrosinkinase-Inhibitoren (z. B. Ibrutinib) anspricht, liegt die durchschnittliche Lebenserwartung bei sechs bis zehn Monaten, sodass ein erheblicher therapeutischer Bedarf besteht. Für diese nach bisherigem Stand austherapierten Patienten stellt der neue reversible Bruton-Tyrosinkinase-Inhibitor Pirtobrutinib eine gewisse Hoffnung dar. In der zulassungsrelevanten Studie wurde durch den im September 2024 auf dem deutschen Markt eingeführten Wirkstoff bei 57 % der bereits stark vorbehandelten Patienten ein Ansprechen verzeichnet. Bei 19 % der Studienteilnehmer verschwanden die Tumorzeichen zumindest zeitweise vollständig. Die gute Wirksamkeit von Pirtobrutinib, trotz Vorbehandlung mit anderen Bruton-Tyrosinkinase-Inhibitoren wie Ibrutinib, wird zum einen auf eine selektivere Bindung an die Bruton-Tyrosinkinase und zum anderen auf deren Umkehrbarkeit zurückgeführt. Man geht davon aus, dass die herkömmlichen kovalent und damit irreversibel an derselben Stelle der Bruton-Tyrosinkinase andockenden Substanzen strukturelle Veränderungen des Enzyms verursachen und damit Resistenzentwicklungen begünstigen. Dies ist bei dem reversibel agierenden Pirtobrutinib nicht der Fall. Zudem bindet Pirtobrutinib nicht nur an die Wildtyp-Bruton-Tyrosinkinase, sondern auch an die Tyrosinkinase mit C481-Mutationen. Diese werden bekanntermaßen durch die Vorbehandlung mit irreversiblen BTK ausgelöst und führen zu Resistenzen gegen diese älteren Wirkstoffe. Der Nutzen von Pirtobrutinib wird derzeit auch an stark vorbehandelten Patienten mit anderen B-Zell-Malignomen geprüft. Für die rezidivierte oder refraktäre chronisch-lymphatische Leukämie (CLL) liegen bereits vielversprechende Resultate vor. Die Ansprechraten lagen bei diesen Patienten noch deutlich höher als bei Mantelzell-Lymphomen.

Literatur

[1] Fachinformation zu Jaypirca®, Stand: Oktober 2024

[2] Mato AR, Shah NN, Jurczak W, Cheah CY et al. Pirtobrutinib in relapsed or refractory B-cell malignancies (BRUIN): a phase 1/2 study. Lancet 397(10277): 892–901, 2021

[3] EPAR summary for the public. Jaypirca® Pirtobrutinib. EMA/268681/2023; European Medicines Agency; https://www.ema.europa.eu

[4] The Biology of Cancer, 2nd ed. by Weinberg

28 Quizartinib

Steckbrief

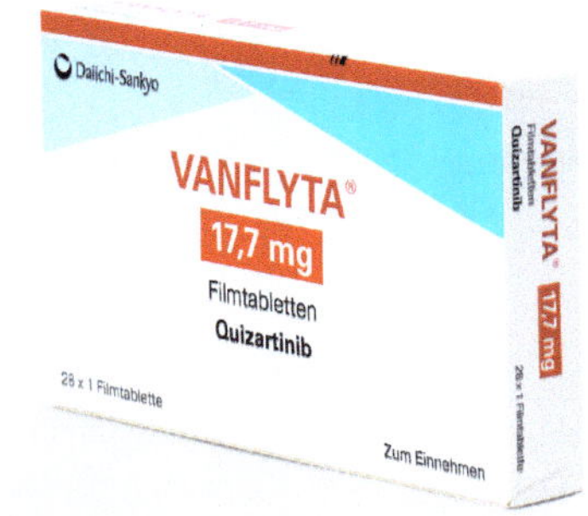

ATC-Code: L01EX11
Name: Quizartinib (Vanflyta®)
Indikation: erwachsene Patienten mit neu diagnostizierter akuter myeloischer Leukämie (AML), die FLT3-ITD-positiv ist, in Kombination mit einer Standard-Cytarabin- und Anthracyclin-Induktions-Chemotherapie und einer Standard-Cytarabin-Konsolidierungs-Chemotherapie, gefolgt von einer Erhaltungstherapie mit Quizartinib als Monotherapeutikum
Wirkmechanismus: Inhibitor der FMS-ähnlichen (like) Tyrosinkinase 3 (FLT3)
Stoffklasse: antineoplastische Mittel, Proteinkinase-Inhibitoren
Zulassungsinhaber: Daiichi Sankyo Europe GmbH, Zielstattstraße 48, 81379 München, Deutschland
Hersteller/Endfreigabe: Daiichi Sankyo Europe GmbH, Luitpoldstraße 1, 85276 Pfaffenhofen, Deutschland
Kontaktadresse in Deutschland: Daiichi Sankyo Europe GmbH, Zielstattstraße 48, 81379 München
Darreichungsformen: Filmtabletten
Packungsgrößen, Preis und PZN: 28 Filmtabletten à 17,7 mg, 9 219,76 Euro, PZN 15623818; 56 Filmtabletten à 26,5 mg, 18 381,87 Euro, PZN 18827622
Zusammensetzung: 20 bzw. 30 mg Quizartinibdihydrochlorid entsprechend 17,7 bzw. 26,5 mg Quizartinib
Sonstige Bestandteile: Hydroxypropylbetadex, mikrokristalline Cellulose (E460), Magnesiumstearat, Hypromellose (E464), Talkum (E553b), Triacetin (E1518), Titandioxid (E171), Eisen(III)-hydroxid-oxid × H_2O (E172, nur 26,5-mg-Filmtablette)
Zulassungsnummer: EU/1/23/1768/001–005
Datum der Markteinführung: 1. Februar 2024
Besondere Lager- und Aufbewahrungshinweise: keine besonderen Anforderungen
Dauer der Haltbarkeit: drei Jahre
Verschreibungsstatus: verschreibungspflichtig
Chemische Struktur:

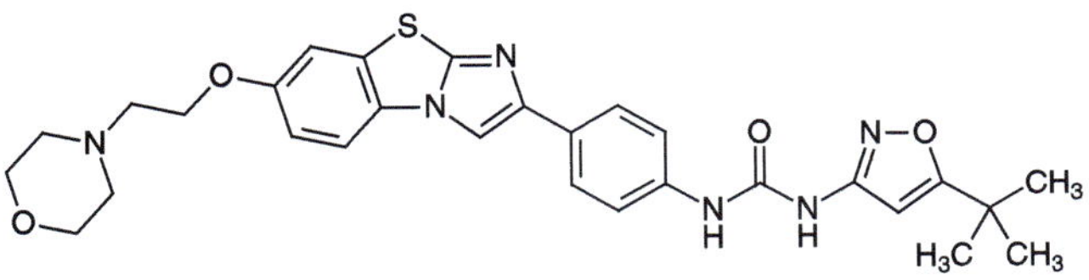

28

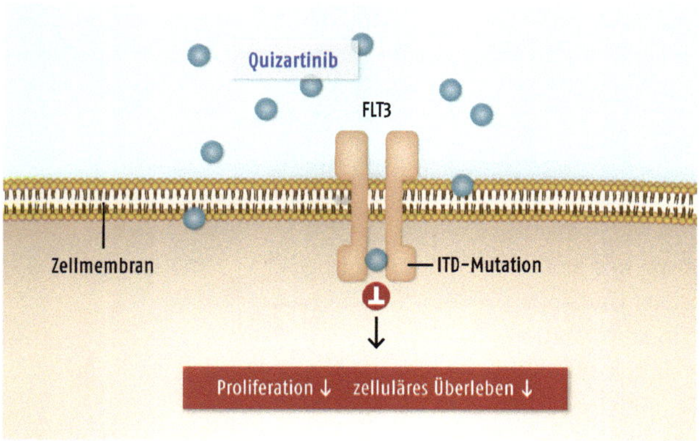

Abb. 28.1 Quizartinib und sein aktiver Metabolit binden kompetitiv an die katalytischen Abschnitte der proliferationsfördernden Tyrosinkinase FMS-like Tyrosin Kinase 3 (FLT3). Als Folge kommt es zu einer Blockade der nachgeschalteten FLT3-Rezeptor-Signalkaskade. Bei Leukämiezellen mit FLT3-interner Tandem-Duplikations(ITD)-Mutation wird die Proliferation gehemmt und damit die Überlebenszeit der Zellen reduziert.

Indikationen

Erwachsene Patienten mit neu diagnostizierter akuter myeloischer Leukämie (AML), die FLT3-ITD-positiv ist, in Kombination mit einer Standard-Cytarabin- und Anthracyclin-Induktions-Chemotherapie und einer Standard-Cytarabin-Konsolidierungs-Chemotherapie, gefolgt von einer Erhaltungstherapie mit Quizartinib als Monotherapeutikum.

Wirkungen und Wirkungsmechanismus

Die akute myeloische Leukämie (AML) ist eine maligne Erkrankung des blutbildenden Systems. Sie führt zu einer massiven Vermehrung unreifer Vorstufen der Myelopoese im Knochenmark und meist auch im Blut. Als ursächlich gelten Mutationen in den hämatopoetischen Vorläuferzellen, beispielsweise der für die Tyrosinkinase FLT3 codierenden Gene. Der neue Wirkstoff Quizartinib und sein Hauptmetabolit AC886 binden kompetitiv und selektiv mit hoher Affinität an die Adenosintriphosphat(ATP)-Bindungstasche der Tyrosinkinase FLT3, wodurch die Autophosphorylierung des Rezeptors und damit die Kinaseaktivität gehemmt wird. Als Folge kommt es zu einer Blockade der nachgeschalteten FLT3-Rezeptor-Signalkaskade. Bei AML-Patienten mit Vorliegen einer FLT3-internen Tandem-Duplikations-Mutation wird die Proliferation der Leukämiezellen nachweislich gehemmt und eine signifikante Verlängerung der Überlebenszeit erreicht.

Dosierung, Art und Dauer der Anwendung

Quizartinib wird normalerweise in einer Dosis von einmal täglich 35,4 mg unabhängig von den Mahlzeiten eingenommen. Während der Induktionsphase der begleitenden Standardchemotherapie erfolgt die tägliche Quizartinib-Applikation über jeweils zwei Wochen pro Zyklus. Versäumte Einnahmen können am selben Tag nachgeholt werden. Patienten, die eine vollständige Remission mit vollständiger oder unvollständiger hämatologischer Erholung erreichen, erhalten in der sich anschließenden Konsolidierungschemotherapie wiederum einmal täglich 35,4 mg Quizartinib über zwei Wochen pro Zyklus. Im Anschluss kann eine Umstellung auf eine Erhaltungstherapie mit einmal täglich 26,5 mg des FLT3-Inhibitors als Monotherapeutikum stattfinden. Falls das Fridericia-Formel-korrigierte QT-Intervall im EKG unterhalb von 450 ms gehalten werden kann, sollte die Dosis auf einmal täglich 53 mg Quizartinib erhöht werden. Die Erhaltungstherapie kann über bis zu 36 Zyklen durchgeführt werden. Bei gleichzeitiger Behandlung mit starken CYP3A4/5-Inhibitoren oder beim Auftreten von starken Nebenwirkungen wie QT-Verlängerungen, Arrhythmien oder Myelosuppression empfiehlt sich eine Dosisreduktion. Bei schwerer Toxizität kann eine zeitweise Unterbrechung oder ein dauerhafter Abbruch der Quizartinib-Einnahme erwogen werden. Patienten, die im Therapieverlauf eine hämatopoetische Stammzelltransplantation erhalten, sollten die FLT3-Inhibitor-Therapie sieben Tage vor Beginn der entsprechenden Konditionierung absetzen. Nach ausreichender hämatologischer Erholung ist die Quizartinib-Einnahme wieder aufzunehmen.

Erwachsene: einmal täglich 35,4 mg Quizartinib über zwei Wochen je Zyklus der begleitenden initalen Chemotherapie
Einmal täglich 26,5 bis 53 mg Quizartinib als Monotherapeutikum während der Erhaltungstherapie

Kinder und Jugendliche: Sicherheit und Wirksamkeit für den Einsatz des FLT3-Inhibitors bei Kindern und Jugendlichen unter 18 Jahren sind nicht erwiesen.

Ältere Patienten: Bei älteren Patienten ist keine Dosisanpassung erforderlich.

Patienten mit Leber- oder Niereninsuffizienz: Aufgrund nicht ausreichender Erfahrungen sollte die Anwendung von Quizartinib bei Patienten mit schwerer Leber- oder Niereninsuffizienz unterbleiben.

DDD: 53 mg peroral

Gegenanzeigen, Kontraindikationen

Bei Überempfindlichkeit gegen Quizartinib, angeborenem Long-QT-Syndrom sowie während der Stillzeit besteht eine Kontraindikation. Zudem darf die Behandlung nur dann begonnen werden, wenn das korrigierte QT-Intervall im EKG 450 ms nicht überschreitet.

Nebenwirkungen

Während der Anwendung von Quizartinib kommt es sehr häufig zu Infektionen der oberen Atemwege, Pilzinfektionen, Herpes-Infektionen, Bakteriämie, Thrombozytopenie, Anämie, Neutropenie, vermindertem Appetit, Kopfschmerzen, Epistaxis, Diarrhö, Übelkeit, Abdominalschmerzen, Erbrechen, Dyspepsie, Ödemen, QT-Verlängerungen im Elektrokardiogramm sowie zu erhöhten ALT-Werten. Häufig muss mit Panzytopenien gerechnet werden. Gelegentlich treten Herzstillstand oder Kammerflimmern auf.

Wechselwirkungen

CYP3A4/5- und/oder P-gp-Induktoren wie Rifampicin, Carbamazepin, Phenytoin oder Johanniskraut beschleunigen die Elimination von Quizartinib, sodass mit einer eingeschränkten Wirkung zu rechnen ist. Entsprechende Kombinationen mit starken Induktoren sind daher zu vermeiden. CYP3A4/5- und/oder P-gp-Inhibitoren wie Azol-Antimykotika, Makrolid-Antibiotika oder Grapefruit reduzieren dagegen die Clearance des FLT3-Hemmers. Wegen der Gefahr einer verstärkten Toxizität empfiehlt sich daher die Umstellung auf in dieser Hinsicht unbedenkliche Arzneistoffe. Falls dies nicht möglich ist, muss beim kombinierten Einsatz starker CYP3A4/5-Inhibitoren eine Reduktion der

Quizartinib-Dosis erfolgen. Die gleichzeitige Anwendung des FLT3-Inhibitors mit Arzneimitteln, die wie Klasse-IA- oder -III-Antiarrhythmika, bestimmte Antipsychotika oder Makrolid-Antibiotika ebenfalls das QT-Intervall verlängern, kann insbesondere bei entsprechend prädisponierten Patienten zu lebensbedrohlichen Torsades-de-pointes-Arrhythmien führen.

Warnhinweise und Vorsichtsmaßnahmen

Vor dem Therapiebeginn mit Quizartinib muss das Vorliegen einer FLT3-Mutation mit interner Tandem-Duplikation (ITD) bestätigt worden sein. Wegen der mit Quizartinib assoziierten Arrhythmiegefahr sollten die Patienten bereits vor und auch während der Behandlung engmaschig hinsichtlich ihres EKGs und der Kalium- und Magnesiumspiegel überwacht werden. Besondere Vorsicht ist bei Personen mit nicht ausreichend kontrollierter oder signifikanter kardiovaskulärer Erkrankung wie AV-Block II. oder III. Grades, Herzinfarkt in den letzten sechs Monaten, unkontrollierter Angina pectoris oder Hypertonie sowie kongestiver Herzinsuffizienz geboten. Zur Anwendung von Quizartinib bei Patienten mit angeborenem Long-QT-Syndrom liegen bislang keine Daten vor. Während der Behandlung mit dem FLT3-Hemmer ist zudem auf das Auftreten von Infektionserkrankungen zu achten. Insbesondere bei älteren Patienten wurden während der Induktionsphase tödliche Verläufe berichtet.

Schwangerschaft und Stillzeit

Schwangerschaft: Aufgrund bislang fehlender Erfahrungen darf die Anwendung von Quizartinib bei schwangeren Frauen nur bei zwingendem Erfordernis erfolgen. Im Tierexperiment wurde embryofetale Toxizität festgestellt. Frauen im gebärfähigen Alter sollten eine Woche vor Behandlungsbeginn eine Schwangerschaft mittels Testung ausschließen und während und bis zu sieben Monaten nach Ende der Behandlung eine sichere Verhütungsmethode einsetzen. Auch zeugungsfähige Männer mit Partnerinnen im gebärfähigen Alter müssen während und bis zu mindestens vier Monaten nach der letzten Einnahme des FLT3-Inhibitors eine wirksame Kontrazeptionsmethode anwenden.

Stillzeit: Es ist nicht bekannt, ob Quizartinib oder seine Metaboliten in die Muttermilch übergehen. Zur Sicherheit muss daher während und bis zu fünf Wochen nach Therapieende auf das Stillen verzichtet werden.

Fertilität: Tierexperimentelle Untersuchungen deuten auf eine potenzielle Beeinträchtigung der männlichen und weiblichen Fertilität unter Quizartinib-Anwendung hin. Klinische Daten liegen aktuell nicht vor.

Pharmakokinetik

Resorption: Nach peroraler Gabe werden innerhalb von vier Stunden maximale Plasmaspiegel gemessen. Die Werte für den aktiven Metaboliten AC886 liegen bei fünf bis sechs Stunden. Die Bioverfügbarkeit wird mit 71 % angegeben und ist nahezu unabhängig von einer gleichzeitigen Nahrungsaufnahme.

Proteinbindung, Verteilung: Quizartinib und AC886 werden zu mehr als 99 % an Plasmaproteine gebunden. Offenbar tritt eine Sättigung der Verteilung in die Erythrozyten auf. Das Verteilungsvolumen von Quizartinib wird auf 3,9 l/kg geschätzt.

Metabolismus: Der FLT3-Inhibitor unterliegt in erster Linie einer oxidativen Biotransformation durch CYP3A4/5. Auch der entstehende aktive Metabolit AC886 wird über diesen Stoffwechselweg weiter metabolisiert.

Exkretion: Quizartinib wird mit etwa 76 % hauptsächlich über die Galle mit den Fäzes ausgeschieden, überwiegend in Form von Metaboliten. Die mittleren Eliminationshalbwertszeiten von Muttersubstanz und AC886 werden mit etwa 80 bzw. 136 Stunden angegeben.

Zulassungsrelevante Studien

Die Zulassung von Quizartinib beruht auf der randomisierten, doppelblinden, placebokontrollierten Phase-III-Studie Quantum-First mit 539 erwachsenen Patienten mit FLT3-ITD-positiver AML [2]. Die Erkrankung der Teilnehmer war vor Studienbeginn neu diagnostiziert worden. Die Behandlung erfolgte zunächst mit Quizartinib oder Placebo in Kombination mit einer bis zu zweiwöchigen Induktions- und einer bis zu vierwöchigen Konsolidierungs-Chemotherapie auf Basis von Anthracyclinen und Cytarabin. Bei einem Ansprechen mit vollständiger Remission, mit zumindest teilweiser hämatologischer Erholung, wurde die Quizartinib- bzw. Placebo-Behandlung ohne begleitende Chemotherapie fortgesetzt. Einige der Patienten erhielten vor der monotherapeutischen Phase eine Blutstammzelltransplantation. Nach dreijähriger Behandlung waren 50 % der Patienten unter Quizartinib-Therapie noch am Leben, in der Placebo-Gruppe waren es 41 %. Die entsprechenden Werte nach vier Jahren wurden mit 48 und 37 % angegeben. In der Verum-Gruppe betrug die mediane Gesamtüberlebenszeit 32 Monate, unter Placebo-Gabe waren es 15 Monate ($p = 0{,}0324$). Die Rate mit vollständiger Remission war in beiden Therapiearmen mit jeweils 55 % annähernd gleich. Auch die Inzidenz von Nebenwirkungen lag unter Quizartinib und Placebo in einem ähnlichen Bereich. In beiden Gruppen wurden febrile Neutropenien, Hypokaliämien und Pneumonien als häufigste schwerwiegende Ereignisse vom Grad 3 oder 4 berichtet. Nach Anwendung von Quizartinib kam es zudem zu schweren Fällen von Neutropenie.

Wirtschaftliche Aspekte

Die Therapiekosten für die Erhaltungtherapie mit Quizartinib belaufen sich auf etwa 10 000 bis 20 000 Euro. Der monatliche Preis für die Behandlung mit dem weiteren FLT3-Inhibitor Gilteritinib liegt im Bereich von 23 000 bis 30 000 Euro.

Therapeutische Relevanz

Die akute myeloische Leukämie ist mit einem Anteil von 25 % die häufigste akute Leukämie bei Erwachsenen. Bei etwa 30 % der Patienten weisen die Tumorzellen eine genetische Veränderung der FLT3-Kinase mit interner Tandem-Duplikations-Mutation auf, was mit einem besonders aggressiven Erkrankungsverlauf assoziiert ist. Die Beeinflussung dieses veränderten Enzyms als unmittelbarer (Mit-) Ursache der AML-Pathogenese wird daher als vielversprechender Therapieansatz angesehen. Seit 2018 bzw. 2019 wurden mit den Tyrosinkinase-Inhibitoren Midostaurin und Gilteritinib bereits zwei Wirkstoffe auf dem europäischen Markt eingeführt, die gezielt gegen Zellen mit FLT3-aktivierenden Mutationen gerichtet sind. Während Gilteritinib neben FLT3 auch noch die AXL-Rezeptor-Tyrosinkinase inhibiert, was die Blockade der Wachstumsimpulse bei malignen Zellen zusätzlich unterstützen dürfte, bewirkt der sogenannte Multikinase-Inhibitor Midostaurin eine Hemmung von weiteren, häufig an malignen Prozessen beteiligten Rezeptor-Tyrosinkinasen, wie z. B. PDGFR (Platelet-Derived Growth Factor-Receptor) oder VEGFR-2 (Vascular Endothelial Growth Factor-Rezeptor 2). Inwiefern der neue Wirkstoff Quizartinib, der im Gegensatz zu den beiden älteren Substanzen ausschließlich die FLT3-Kinase hemmt, einen therapeutischen Fortschritt darstellt, ist anhand der aktuell vorliegenden, sehr heterogenen Daten schwer einzuschätzen. In der zulassungsrelevanten Studie waren nach vierjähriger Quizartinib-Behandlung noch knapp 50 % der Patienten am Leben, in der Placebo-Gruppe, die initial nur eine Standard-Chemotherapie erhalten hatte, waren es 37 % der Teilnehmer. Bezüglich der Raten mit vollständiger Remission konnte für die Quizartinib-Therapie gegenüber Placebo mit jeweils 55 % kein Vorteil festgestellt werden. Unter dem FLT3/AXL-Inhibitor Gilteritinib lag diese Quote in der zugehörigen Zulassungsstudie dagegen doppelt so hoch wie unter Standardchemotherapie. Beide Substanzen führten zu einer signifikanten Verlängerung der Überlebenszeit. Eine genaue Einschätzung des Nutzens ist allerdings nur über direkt vergleichende Studien mit Quizartinib, Midostaurin und Gilteritinib möglich. Auch wären Head-to-Head-Vergleiche mit dem für die AML-Behandlung von Patienten ab 15 Jahren zugelassenen CD33-Antikörper Gemtuzumab Ozogamicin wünschenswert. Der Einsatz dieser sehr effektiven Substanz ist im Gegensatz zu den beschriebenen Tyrosinkinase-Inhibitoren nicht auf Patienten mit einer FLT3-Mutation beschränkt.

Literatur

[1] Fachinformation zu Vanflyta®, Stand November 2023

[2] Erba HP, Montesinos P, Kim HJ, Patkowska E et al. Quizartinib plus chemotherapy in newly diagnosed patients with FLT3-internal-tandem-duplication-positive acute myeloid leukaemia (Quantum-First): a randomised, double-blind, placebo-controlled, phase 3 trial. Lancet 401(10388): 1571–1583, 2023

[3] EPAR summary for the public. Vanflyta® Quizartinib. EMA/426703/2023; European Medicines Agency; https://www.ema.europa.eu

29 rADAMTS13

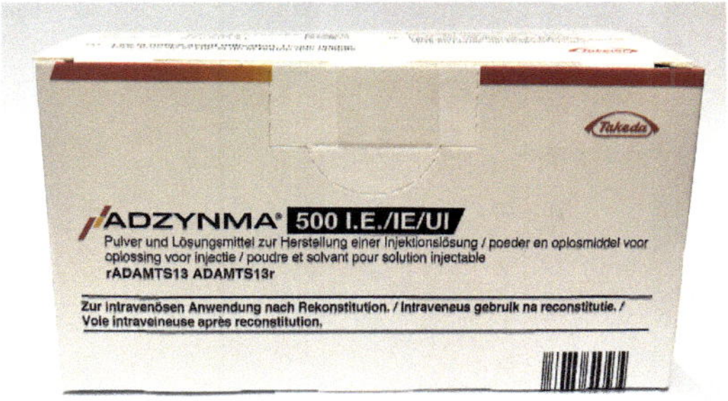

Steckbrief

ATC-Code: B01AD13
Name: rADAMTS13 (Adzynma®)
Indikation: genetisch bedingte (kongenitale) thrombotisch-thrombozytopenische Purpura (cTTP)
Wirkmechanismus: Enzymersatztherapeutikum für ADAMTS13
Stoffklasse: antithrombotische Mittel, Enzyme
Zulassungsinhaber: Takeda Manufacturing Austria AG, Industriestraße 67, 1221 Wien, Österreich
Hersteller/Endfreigabe: Takeda Manufacturing Austria AG, Industriestraße 67, 1221 Wien, Österreich
Kontaktadresse in Deutschland: Takeda GmbH, Byk-Gulden-Straße 2, 78467 Konstanz
Darreichungsformen: Pulver und Lösungsmittel zur Herstellung einer Injektionslösung
Packungsgrößen, Preis und PZN: eine Durchstechflasche à 500 IE, 2306,82 Euro, PZN 19372313; eine Durchstechflasche à 1500 IE, 6895,13 Euro, PZN 19372336
Zusammensetzung: 500 IE bzw. 1500 IE rADAMTS13
Sonstige Bestandteile: Natriumchlorid, Calciumchlorid-Dihydrat, L-Histidin, Mannitol, Saccharose, Polysorbat 80 (E 433), Wasser für Injektionszwecke
Zulassungsnummer: EU/1/24/1837/001; EU/1/24/1837/002
Datum der Markteinführung: 1. September 2024
Besondere Lager- und Aufbewahrungshinweise: vor Licht geschützt im Kühlschrank lagern (2 bis 8 °C), nicht einfrieren
Dauer der Haltbarkeit: drei Jahre
Die chemische und physikalische Stabilität der fertig zubereiteten Lösung wurde für sechs Stunden bei 25 °C nachgewiesen.
Verschreibungsstatus: verschreibungspflichtig

Indikationen

Enzymersatztherapeutikum zur Behandlung eines ADAMTS13-Mangels bei Erwachsenen und Kindern aller Altersgruppen mit kongenitaler thrombotisch-thrombozytopenischer Purpura (cTTP).

Wirkungen und Wirkungsmechanismus

Das Protein ADAMTS13 (**A** **D**isintegrin **a**nd **M**etalloprotease with **T**hrombo**s**pondin-1-like domains) ist eine zinkhaltige Metalloprotease, die im Rahmen der Hämostase den von-Willebrand-Faktor spaltet. Bei Patienten mit thrombotisch-thrombozytopenischer

29

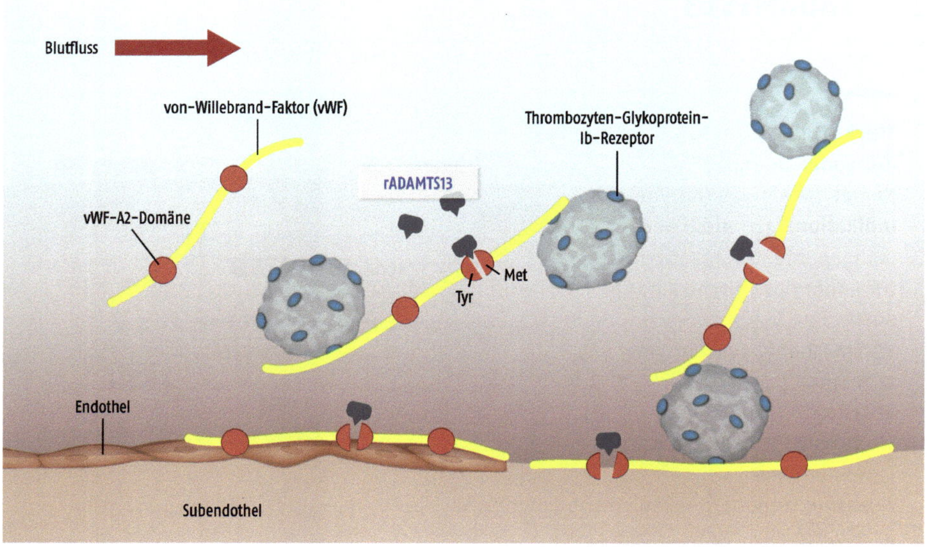

Abb. 29.1 Im Rahmen der Hämostase wird der von-Willebrand-Faktor (vWF) als ungewöhnlich großes Multimer ins Blut freigesetzt. Es kommt zu Anhaftungen an der Endothelzell-Oberfläche, an Regionen mit Gefäßverletzungen und über den Thrombozyten-Glykoprotein-Ib-Rezeptor (GP-Ib) an der Oberfläche von verstärkt rekrutierten Thrombozyten. Die körpereigene Protease ADAMTS13 spaltet die großen vWF-Untereinheiten an einer Tyrosin-Methionin-Einheit in der A2-Domäne und verhindert so die Bildung von vollständigen Gefäßverschlüssen. Bei Patienten mit thrombotisch-thrombozytopenischer Purpura und angeborenem ADAMTS13-Mangel kann die Entstehung von teilweise lebensbedrohlichen Ischämien durch das von außen zugeführte rekombinante ADAMTS13-Enzym (Adzynma®) vermieden werden.

Purpura (TTP) ist die Aktivität von ADAMTS13 vermindert. Als Grenzwert für eine symptomatische Erkrankung gilt eine Enzymaktivität von weniger als 10 %. Während eines TTP-Schubs bilden sich in Arteriolen und Kapillaren Thromben aus überlangen von-Willebrand-Faktor-Multimeren und aktivierten Thrombozyten, wodurch in den nachgeschalteten Geweben Ischämien ausgelöst werden. Aufgrund einer sich hieraus ableitenden Minderdurchblutung von Gehirnarealen werden im weiteren Verlauf Symptome wie Ausfälle der Motorik, der Sensibilität, des Bewusstseins und der Sprache beobachtet. Ebenso kann es zu Nierenschädigungen sowie zu Sehstörungen aufgrund von Netzhautschädigungen kommen. Durch die Fixierung großer Mengen an Thrombozyten fehlen diese an anderen Orten, sodass mitunter Blutungen auftreten, die beispielsweise auf der Haut als Purpura oder in Form von fleckförmigen Einblutungen (Petechien) sichtbar werden. Weiterhin kommt es durch die Gefäßverschlüsse zur mechanischen Schädigung und zum Zerfall von Erythrozyten im Sinne einer Hämolyse. Das Enzymersatzpräparat rADAMTS13 ist für die Behandlung von Patienten mit genetisch bedingter (kongenitaler) thrombotisch-thrombozytopenischer Purpura (cTTP) zugelassen. Auf diese Weise kann die spontane Bildung von Mikrothromben aus von-Willebrand-Faktor-Multimeren und Thrombozyten reduziert oder ganz unterbunden werden.

Dosierung, Art und Dauer der Anwendung

Zur prophylaktischen Enzymersatztherapie werden altersunabhängig einmal alle zwei Wochen 40 IE/kg Körpergewicht gegeben. Die intravenöse Injektion erfolgt mit einer Rate von 2 bis 4 ml pro Minute. Bei Patienten, die ihre Injektionen gut vertragen, kann nach entsprechender Schulung eine häusliche oder selbstständige Verabreichung unter der Aufsicht einer medizinischen Fachkraft in Betracht gezogen werden. Die Dosierungsintervalle können bei nicht ausreichendem klinischem Ansprechen auf einmal wöchentlich 40 IE/kg Körpergewicht angepasst werden. Akute TTP-Episoden werden an Tag 1 mit 40 IE/kg KG behandelt und an Tag 2 mit 20 IE/kg KG. Ab Tag 3 erfolgt die einmal tägliche Applikation von 15 IE/kg KG. Dies wird fortgesetzt, bis die akute Episode mindestens zwei Tage vollständig abgeklungen ist.

Erwachsene: prophylaktische Enzymersatztherapie: 40 IE/kg Körpergewicht einmal alle zwei Wochen, bei nicht ausreichendem Ansprechen Anpassung auf 40 IE/kg Körpergewicht einmal wöchentlich
Bedarfsorientierte Enzymersatztherapie für akute TTP-Episoden: 40 IE/kg Körpergewicht an Tag 1; 20 IE/kg Körpergewicht an Tag 2; 15 IE/kg Körpergewicht ab Tag 3 einmal täglich bis zwei Tage nach Abklingen der akuten Episode

Kinder und Jugendliche: Kinder erhalten prinzipiell das gleiche gewichtsbezogene Dosierungsregime wie Erwachsene. Offenbar muss bei Säuglingen mit einem Körpergewicht unter 10 kg bei der prophylaktischen Gabe häufiger eine Umstellung auf eine wöchentliche Dosierung vorgenommen werden.

Ältere Patienten: Zur Behandlung von Patienten über 65 Jahren liegen nur begrenzte Daten vor. Eine Dosisanpassung erscheint allerdings nicht erforderlich.

Patienten mit Leber- oder Niereninsuffizienz: Bei Patienten mit Leber- oder Niereninsuffizienz ist keine Dosisreduktion notwendig.

DDD: noch nicht bekannt

Gegenanzeigen, Kontraindikationen

Bei lebensbedrohlicher Überempfindlichkeit gegen rADAMTS13 besteht eine Kontraindikation.

Nebenwirkungen

Während der Behandlung mit rADAMTS13 kommt es sehr häufig zu Infektionen der oberen Atemwege, Kopfschmerzen, Schwindelgefühlen, Migräne, Diarrhö und Übelkeit. Häufig wird über Somnolenz, Thrombozytosen, Obstipation, einen aufgetriebenen Bauch, Asthenie und Wärmegefühl berichtet.

Wechselwirkungen

Da die Clearance des Proteins rADAMTS13 ohne Beteiligung von CYP450-Isoenzymen, anderen spezifischen Biotransformationsenzymen oder Effluxpumpen erfolgt und auch keine klassische Bindung an Plasmaproteine stattfindet, sind pharmakokinetische Interaktionen mit anderen Arzneistoffen sehr unwahrscheinlich. Daher wurden bislang keine Studien zur Erfassung von Wechselwirkungen durchgeführt.

Warnhinweise und Vorsichtsmaßnahmen

Die Behandelten müssen bezüglich möglicher Anzeichen von Überempfindlichkeitsreaktionen einschließlich Anaphylaxie aufgeklärt werden. Bei Herzrasen (Tachykardie), Engegefühl in der Brust, Keuchen, akuter Atemnot, Hypotonie, generalisierter Urtikaria, Juckreiz, Rhinokonjunktivitis, Angioödemen, Lethargie, Übelkeit, Erbrechen, Parästhesie oder Unruhe ist die Verabreichung des Arzneimittels unverzüglich abzubrechen und eine angemessene unterstützende Behandlung einzuleiten. Aufgrund der Bildung von Antikörpern gegen rADAMTS13 ist ein vermindertes Ansprechen auf das Enzymersatzpräparat möglich. In diesen Fällen sollten andere therapeutische Strategien in Betracht gezogen werden.

Schwangerschaft und Stillzeit

Schwangerschaft: Aufgrund bislang nur sehr begrenzter Erfahrungen darf rADAMTS13 nur nach sorgfältiger Nutzen-Risiko-Abwägung während der Schwangerschaft angewendet werden. Tierexperimentelle Studien ergaben allerdings keine Hinweise auf Reproduktionstoxizität.

Stillzeit: Obwohl ein Übertritt von rADAMTS13 in die Muttermilch aufgrund seines hohen Molekulargewichts als unwahrscheinlich gilt, sollte dennoch eine Entscheidung getroffen werden, ob auf das Stillen oder die Enzymersatztherapie verzichtet wird.

Fertilität: Daten aus Tierstudien ergaben keine Hinweise bezüglich direkter oder indirekter schädlicher Auswirkungen auf die männliche oder weibliche Fertilität. Klinische Fertilitätsdaten liegen derzeit nicht vor.

Pharmakokinetik

Resorption: Das ADAMTS13-Protein wird ausschließlich intravenös appliziert, daher liegt die Bioverfügbarkeit bei 100 %. Die Enzym-Aktivität erreicht innerhalb von etwa einer Stunde nach der Verabreichung ihr Maximum.

Proteinbindung, Verteilung: Eine Proteinbindung im eigentlichen Sinn findet nicht statt. Die ADAMTS13-Aktivität liegt in einem Zeitraum von durchschnittlich etwa neun Tagen (Spanne 4,5 bis 14 Tage) in einem noch ausreichend effektiven Bereich von mehr als 10 %.

Metabolismus: Das rekombinante Enzym unterliegt dem physiologischen Protein-Katabolismus zu kleineren Peptiden und einzelnen Aminosäuren, die in den Nährstoffpool übergehen.

Exkretion: Die mittlere Eliminationshalbwertszeit liegt bei etwa 48 Stunden. Die pharmakokinetischen Eigenschaften sind bei cTTP-Patienten aller Altersgruppen ähnlich.

Zulassungsrelevante Studien

Die Zulassung des rekombinanten ADAMTS13-Präparats beruht auf einer randomisierten, offenen, Cross-over Phase-III-Studie, an der 48 Kinder und Erwachsene im Alter zwischen drei und 58 Jahren mit schwerer cTTP, entsprechend einer Restenzymaktivität von weniger als 10 %, teilnahmen. Die Untersuchung erstreckte sich über drei jeweils sechsmonatige Phasen. Zunächst erhielt die Hälfte der Patienten zur Prophylaxe von TTP-Episoden rADAMTS13, die andere Hälfte ihre übliche Behandlung, meist über die Gabe von frischem gefrorenem Plasma. Die Applikation erfolgte in Abhängigkeit vom vorherigen Behandlungszeitplan einmal wöchentlich oder alle zwei Wochen. In der zweiten Phase erfolgte ein Tausch zwischen den Gruppen. Patienten, die weiterhin ihre übliche plasmabasierte Behandlung erhalten hatten, wurden nun auf rADAMTS13 umgestellt, während die Patienten der ursprünglichen Verum-Gruppe wiederum ihre Standardbehandlung bekamen. In der dritten und letzten sechsmonatigen Phase wurden alle Patienten mit rADAMTS13 behandelt. In der Gruppe der Patienten, die während der Studie ihre übliche Behandlung erhielten, trat eine akute TTP-Episode auf. Unter dem Enzymersatzpräparat war dies bei keinem der Teilnehmer der Fall. Die entsprechenden Werte für subakute TTP-Ereignisse lagen bei 1 vs. 7, wobei nur vier der Teilnehmer mit plasmabasierter Therapie eine zusätzliche Behandlungsdosis benötigten. Weiterhin wurden andere TTP-Symptome wie Thrombozytopenien (13 vs. 23 Patienten) und mikroangiopathische hämolytische Anämien (8 vs. 12 Patienten) in den Verum-Gruppen weniger häufig beobachtet als unter einer plasmabasierten Standardtherapie. Lediglich Nierenfunktionsstörungen kamen unter dem Enzymersatzpräparat mit 5 vs. 2 Patienten etwas häufiger vor.

An der Studie nahmen zudem fünf cTTP-Patienten teil, die im Falle einer akuten TTP-Episode rADAMTS13 oder ihre übliche Standardbehandlung erhielten. Insgesamt traten sieben Ereignisse auf. Zwei Patienten wurden erfolgreich mit rADAMTS13 und vier mit der plasmabasierten Therapie behandelt. Alle akuten Episoden klangen innerhalb von fünf Tagen ab.

Unter rADAMTS13 wurden bei 9 % der Teilnehmer Behandlungs-assoziierte Nebenwirkungen berichtet, nach Anwendung der Standardtherapie waren es 48 %. Eine Unterbrechung oder ein Abbruch der Behandlung erfolgte bei keinem der Patienten unter dem rekombinanten Enzymersatztherapeutikum, während der Gabe der üblichen Therapie war dies bei acht der Teilnehmer der Fall. Eine Entwicklung neutralisierender rADAMTS13-Antikörper wurde nicht beobachtet. Die mittlere maximale ADAMTS13-Enzymaktivität betrug nach Anwendung des rekombinanten Wirkstoffs 101 % des Normalwerts, im Vergleich zu 19 % nach Gabe einer plasmabasierten Standardtherapie.

Wirtschaftliche Aspekte

Aufgrund einer fehlenden Alternative erscheint der Preis der Medikation angemessen.

Therapeutische Relevanz

Anders als die immunvermittelte oder erworbene thrombotisch-thrombozytopenische Purpura (iTTP oder aTTP) tritt die genetisch bedingte cTTP mit einem Anteil von nur etwa 5 % aller TTP-Erkrankungen viel seltener auf. Die auch Upshaw-Shulman-Syndrom genannte cTTP beruht auf einem angeborenen Defekt am ADAMTS13-Gen auf dem Chromosom 9 q34. Dieses kodiert für die Zinkprotease ADAMTS13, die den von-Willebrand-Faktor, ein Element der Gerinnungskaskade, spaltet. Die autosomal-rezessiv vererbte Krankheit manifestiert sich meist bereits kurz nach der Geburt, jedoch sind die Ausprägungen sehr variabel. Bislang sind etwa 40 verschiedene Mutationen des Gens identifiziert worden. In manchen Fällen verläuft die Erkrankung durchgehend unauffällig, andere Patienten entwickeln gelegentlich eine Thrombozytopenie oder mikroangiopathische hämolytische Anämien und benötigen lediglich eine zeitweise unterstützende Behandlung. Bei schwerwiegenden Enzymdefekten mit Langzeitschüben ist jedoch eine dauerhafte Therapie erforderlich, da es anderenfalls aufgrund verlegter kleiner Blutgefäße, insbesondere von Gehirn und Nieren, zu mitunter lebensbedrohlichen Organschäden kommt. Eine sichere Korrelation zwischen Genotyp und Erkrankungshäufigkeit und -schwere konnte bisher nicht nachgewiesen werden, da offenbar weitere Einflussfaktoren vorliegen. Auslöser eines Schubs können Fieber, Infektionserkrankungen, Impfungen, Operationen oder auch eine bestehende Schwangerschaft sein. Zur Schubtherapie werden normalerweise bis zur Remission tägliche Plasmainfusionen vorgenommen. Bei Neugeborenen ist in der Regel eine Austauschtransfusion erforderlich. Bei chronisch-rezidivierendem Krankheitsverlauf ist eine prophylaktische Plasmatherapie empfohlen. Während der Schwangerschaft müssen regelmäßige Plasmainfusionen erfolgen, um eine ADAMTS13-Aktivität von mindestens 15 % aufrechtzuerhalten. Während des dritten Trimesters kann ein therapeutischer Plasmaaustausch erforderlich sein. Seit September 2024 steht nun mit dem Präparat Adzynma® eine innovative Behandlungsoption für Patienten mit genetisch bedingter thrombotisch-thrombozytopenischer Purpura zur Verfügung. Das kausal wirkende Enzymersatztherapeutikum enthält rekombinantes ADAMTS13 und kann bei Erwachsenen und Kindern jeden Alters mit cTTP einen entsprechenden Mangel ausgleichen. Das Präparat hat sich in den Zulassungsstudien im Vergleich zur plasmabasierten Standardtherapie als gut wirksam erwiesen, zumal die erreichten ADAMTS13-Spiegel wesentlich näher an die physiologischen Werte heranreichen als nach Gabe von Frischplasma. Allerdings ist die Aussagekraft der Untersuchungen aufgrund der niedrigen Fallzahlen begrenzt. Von besonderem Interesse wären zudem tiefergehende Informationen zum Einsatz von rekombinantem ADAMTS13 bei schwangeren cTTP-Patientinnen, da die Schwangerschaft selbst, wie erwähnt, einen Erkrankungsschub begünstigen kann und es in dieser Situation besonders wichtig ist, eine ausreichend hohe Enzymaktivität zu gewährleisten.

Literatur

[1] Fachinformation zu Adzynma®, Stand August 2024

[2] Scully M, Antun A, Cataland SR, Coppo P et al. Recombinant ADAMTS13 in congenital thrombotic thrombocytopenic purpura. N Engl J Med 390(17): 1584–1596, 2024

[3] EPAR summary for the public. Adzynma® rADAMTS13. EMA/861969/2022; European Medicines Agency; https://www.ema.europa.eu

30 Rezafungin

Steckbrief

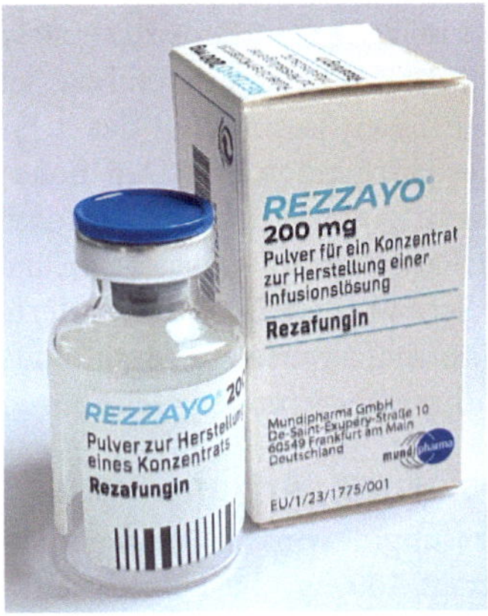

ATC-Code: J02AX08
Name: Rezafungin (Rezzayo®)
Indikation: invasive Candida-Infektionen
Wirkmechanismus: 1,3-β-D-Glucansynthase-Inhibitor
Stoffklasse: Antimykotika zur systemischen Anwendung; andere Antimykotika zur systemischen Anwendung
Zulassungsinhaber: Mundipharma GmbH, De-Saint-Exupéry-Straße 10, 60549 Frankfurt am Main, Deutschland
Hersteller/Endfreigabe: Fareva Mirabel, Route de Marsat Riom, Clermont-Ferrand, 63963, Frankreich
Mundipharma DC B.V., Leusderend 16, Leusden, Utrecht, 3832 RC, Niederlande
Kontaktadresse in Deutschland: Mundipharma GmbH, De-Saint-Exupéry-Straße 10, 60549 Frankfurt am Main
Darreichungsformen: Pulver für ein Konzentrat zur Herstellung einer Infusionslösung
Packungsgrößen, Preis und PZN: eine Durchstechflasche, 3044,69 Euro, PZN 18818244
Zusammensetzung: 200 mg Rezafungin als Acetat
Sonstige Bestandteile: Mannitol, Histidin, Polysorbat 80, Salzsäure (zur pH-Wert-Einstellung), Natriumhydroxid (zur pH-Wert-Einstellung)
Zulassungsnummer: EU/1/23/1775/001
Datum der Markteinführung: 1. Februar 2024
Besondere Lager- und Aufbewahrungshinweise: vor Licht geschützt, nicht über 25 °C lagern
Dauer der Haltbarkeit: drei Jahre
Aus mikrobiologischer Sicht sollten die rekonstituierte Lösung und die verdünnte Infusionslösung sofort angewendet werden. Die chemische und physikalische Stabilität nach Rekonstitution mit Wasser für Injektionszwecke wurde für bis zu 24 Stunden bei 25 °C und bei 2 bis 8 °C gezeigt.
Verschreibungsstatus: verschreibungspflichtig
Chemische Struktur:

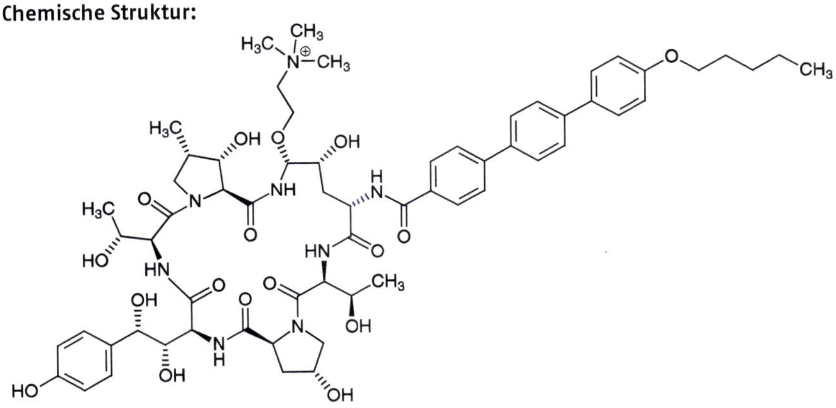

Indikationen

Behandlung der invasiven Candida-Infektion bei Erwachsenen.

Wirkungen und Wirkungsmechanismus

Eine invasive Candidose ist eine schwere, mitunter tödlich verlaufende Infektion der Blutbahn und/oder des tiefen bzw. viszeralen Gewebes. Die Zellwand von Pilzen enthält als essenziellen Bestandteil das 1,3-β-D-Glucan, ein Polysaccharid, das in Säugetierzellen nicht vorhanden ist. Der neue Wirkstoff Rezafungin hemmt selektiv die 1,3-β-D-Glucansynthase des Pilzes und wirkt somit rasch und konzentrationsabhängig fungizid. Bei Patienten mit invasiver Candidose kann innerhalb weniger Wochen eine Heilung erreicht werden. Eine verminderte Empfindlichkeit gegen Echinocandine wie Rezafungin ist normalerweise auf Mutationen der für die katalytischen Untereinheiten der Glucansynthase kodierenden Gene zurückzuführen.

Dosierung, Art und Dauer der Anwendung

Rezafungin wird in wöchentlichen Abständen intravenös appliziert. Die Initialdosis beträgt 400 mg, die Folgedosen liegen bei jeweils 200 mg. Die Infusion sollte langsam, über den Zeitraum von einer Stunde stattfinden. Beim Auftreten von infusionsbedingten Reaktionen ist eine Verlängerung des Applikationszeitraums auf 180 Minuten angeraten. Versäumte Anwendungen können innerhalb von drei Tagen nachgeholt werden, ohne die nachfolgenden Infusionen zu verschieben. Bei längerem Verzug sollten bis zur nächsten Gabe mindestens vier Tage vergehen. Falls die Infusionen von Rezafungin mehr als zwei Wochen ausgesetzt werden, ist die Behandlung mit der Initialdosis von 400 mg wiederaufzunehmen. Die Therapiedauer richtet sich nach dem klinischen und mikrobiologischen Ansprechen des Patienten. Im Allgemeinen sollte eine antimykotische Therapie über mindestens 14 Tage nach dem letzten positiven Kulturergebnis fortgesetzt werden. Die Sicherheitsdaten zu einer Rezafungin-Behandlung über mehr als vier Wochen sind jedoch begrenzt.

Erwachsene: initial 400 mg, danach 200 mg Rezafungin einmal pro Woche

Kinder und Jugendliche: Sicherheit und Wirksamkeit für die Anwendung des Antimykotikums sind bei Kindern und Jugendlichen unter 18 Jahren bisher noch nicht erwiesen.

Ältere Patienten: Bei älteren Patienten ist keine Dosisanpassung notwendig.

Patienten mit Leber- oder Niereninsuffizienz: Bei Leber- oder Niereninsuffizienz ist keine Dosisreduktion erforderlich. Bei Patienten mit terminaler Nierenfunktionsstörung kann Rezafungin unabhängig vom Zeitpunkt einer Hämodialyse gegeben werden.

DDD: 28,6 mg parenteral

Gegenanzeigen, Kontraindikationen

Bei Überempfindlichkeit gegen Rezafungin oder andere Echinocandine besteht eine Kontraindikation.

Nebenwirkungen

Während und nach der Anwendung von Rezafungin kommt es sehr häufig zu Hypokaliämie, Diarrhö und Fieber. Häufig wird über Anämie, Hypomagnesiämie, Hypophosphatämie, Hypotonie, Giemen, Erbrechen, Übelkeit, Abdominalschmerzen, Obstipation, Erytheme und andere Hautausschläge, infusionsbedingte Reaktionen sowie über erhöhte Alkalische-Phosphatase-, Leberenzym-, Transaminasen- und Bilirubin-Werte berichtet. Gelegentlich muss mit Hyperphosphatämie, Hyponatriämie, Fototoxizität, Tremor und erhöhten Eosinophilen-Zahlen gerechnet werden.

Wechselwirkungen

Das Interaktionspotenzial des weitgehend metabolisch stabilen Wirkstoffs ist gering, zumal Rezafungin auch kein Substrat gängiger Transportproteine ist. Derzeit gilt es als unwahrscheinlich, dass Dosisanpassungen des Antimykotikums oder dessen Begleitmedikationen erfolgen müssen. Klinische Wechselwirkungsstudien mit einer ganzen Reihe von Substanzen ergaben keine entsprechenden Hinweise.

Warnhinweise und Vorsichtsmaßnahmen

In klinischen Studien kam es bei einigen Patienten unter Rezafungin-Therapie zu erhöhten Leberenzym-Werten. Bei einigen Personen mit schwerwiegenden Grunderkrankungen und mehreren Begleitmedikationen wurden klinisch signifikante Leberfunktionsstörungen berichtet. Ein Kausalzusammenhang mit dem Antimykotikum war zwar bislang nicht nachweisbar, zur Sicherheit werden dennoch unter einer Rezafungin-Behandlung regelmäßige Kontrollen der Leberfunktion empfohlen. Der intravenös zu verabreichende Wirkstoff ist mit vorübergehenden infusionsbedingten Reaktionen wie Rötung, Gefühl der Wärme, Übelkeit und Brustenge assoziiert. Die Symptome klingen meist innerhalb von Minuten ab, teilweise sogar ohne Unterbrechung oder Abbruch der Infusion. Die Anwendung von Rezafungin kann weiterhin zu Fototoxizität führen. Die Patienten sind daher anzuweisen, während und bis zu sieben Tage nach Beendigung der Therapie eine Exposition gegenüber Sonnenlicht und anderer UV-Strahlung zu vermeiden bzw. angemessene Schutzmaßnahmen zu ergreifen.

Schwangerschaft und Stillzeit

Schwangerschaft: Aufgrund bislang fehlender Erfahrungen wird die Anwendung von Rezafungin während der Schwangerschaft und bei nicht verhütenden Frauen im gebärfähigen Alter allenfalls nach strenger Nutzen-Risiko-Abwägung empfohlen. Die Substanz überwindet im Tierexperiment die Plazentaschranke, Hinweise auf eine Reproduktions- oder Entwicklungstoxizität liegen allerdings nicht vor.

Stillzeit: Es ist nicht bekannt, ob Rezafungin oder seine Metaboliten in die Muttermilch übergehen. Im Tierversuch bei Ratten war dies der Fall. Da ein Risiko für den gestillten Säugling derzeit nicht ausgeschlossen werden kann, muss eine Entscheidung getroffen werden, ob das Stillen zu unterbrechen ist oder auf die Behandlung mit Rezafungin verzichtet werden soll.

Fertilität: Das Antimykotikum zeigte in präklinischen Studien bei weiblichen Ratten keine Störungen der Fertilität. Trotz reversibler Auswirkungen auf die Hoden männlicher Ratten waren keine Beeinträchtigung von deren Fortpflanzungsleistung feststellbar. Klinische Fertilitätsdaten zu Rezafungin liegen derzeit nicht vor.

Pharmakokinetik

Resorption: Rezafungin wird ausschließlich intravenös appliziert, daher beträgt die Bioverfügbarkeit 100 %.

Proteinbindung, Verteilung: Die Plasmaproteinbindung wird mit mehr als 97 % angegeben, das Verteilungsvolumen entspricht mit etwa 0,6 l/kg Körpergewicht dem Gesamtkörperwasser.

Metabolismus: Rezafungin wird nur sehr wenig biotransformiert.

Exkretion: Das Antimykotikum wird zu etwa 74 % in überwiegend unveränderter Form mit den Fäzes ausgeschieden. Etwa 26 % einer Dosis erscheinen im Urin, hauptsächlich als Metaboliten. Die terminale Halbwertszeit liegt im Bereich von 127 bis 146 Stunden.

Zulassungsrelevante Studien

Die Zulassung von Rezafungin beruht auf der randomisierten, doppelblinden, aktiv kontrollierten Phase-III-Studie ReSTORE mit insgesamt 187 Erwachsenen, die unter einer invasiven Candidiasis litten [2]. Die Teilnehmer wurden über bis zu vier Wochen einmal wöchentlich mit Rezafungin oder täglich mit dem weiteren Echinocandin-Antimykotikum Caspofungin intravenös behandelt, wobei in jeder Gruppe zur Gewährleistung der Verblindung ein zusätzliches Placebo eingesetzt wurde. Unter Rezafungin war bereits nach fünf Tagen bei 56 % (52 von 93) der Patienten ein Ansprechen auf die Therapie im Sinne eines vollständigen Verschwindens von klinischen, mykologischen und radiologischen Anzeichen der Candida-Infektion feststellbar. Unter Caspofungin waren es 52 % der Teilnehmer (49 von 94). Nach 14-tägiger Behandlung waren die Erkrankungszeichen bei 59 % der Patienten aus der Verum-Gruppe verschwunden (primärer Wirksamkeitsendpunkt!). In der Vergleichs-Gruppe war dies bei 61 % der Teilnehmer der Fall. Somit konnte eine Nichtunterlegenheit des neuen Wirkstoffs gegenüber der Standardsubstanz gezeigt werden. Auch bezüglich der Gesamtmortalität erwies sich Rezafungin als ebenbürtig. Innerhalb von 30 Tagen verstarben 24 % der Patienten aus dem Verum- und 21 % aus dem Caspofungin-Arm. Bei 91 bzw. 85 % der Teilnehmer kam es zu mindestens einem behandlungsassoziierten unerwünschten Ereignis, bei 56 bzw. 53 % war(en) diese Nebenwirkung(en) schwerwiegend. In beiden Gruppen trat bei 5 % der Patienten eine Pyrexie, eine Hypokaliämie, eine Pneumonie, ein septischer Schock oder eine Anämie auf.

Wirtschaftliche Aspekte

Der Preis für die wöchentliche Applikation von Rezafungin liegt etwa im Bereich von dem für die tägliche Gabe des weiteren Echinocandin-Antimykotikums Caspofungin.

Therapeutische Relevanz

Eine Besiedlung mit Hefepilzen der Gattung Candida, z. B. *Candida albicans*, gehört zur physiologischen Flora des Menschen. Durch eine Schwächung des Immunsystems oder eine übermäßige Zunahme der Kolonisation, beispielsweise nach einer Antibiotikatherapie, besteht die Gefahr einer systemischen Infektion mit hoher Sterblichkeitsrate. Ein erhöhtes Risiko tragen Patienten nach einer Organtransplantation, Patienten auf Intensivstationen sowie Patienten mit HIV-Infektion, malignen Erkrankungen (insbesondere Leukämie), Diabetes mellitus, Verbrennungen, Verletzungen oder Operationen im Bauchraum. Auch die Therapie mit Immunsuppressiva wie Corticosteroiden kann eine invasive Candidiasis begünstigen. Neben Mykosen des tiefen, viszeralen Gewebes kommt es am häufigsten zu einer Manifestation in der Blutbahn. Eine solche Candidämie wird meist durch Verletzungen der Haut oder Schleimhaut ausgelöst. Im weiteren Verlauf kann der Erreger über die Blutbahn in andere Organe wie Leber, Nieren, Milz oder Augen übergehen, man spricht von einer akuten disseminierten Candidiasis. Insbesondere bei Patienten mit Neutropenie ist zudem eine chronische disseminierte Candidiasis mit Befall von Leber und Milz möglich. Neben Polyenen wie Amphotericin B, Azolen wie Itraconazol oder Voriconazol und Nucleosidanaloga wie Flucytosin werden bei invasiven Candidosen häufig auch Substanzen aus der Gruppe der Echinocandine wie Caspofungin und Micafungin angewendet. Aktuell wurde das therapeutische Spektrum durch Rezafungin, einen weiteren Vertreter aus dieser letztgenannten Substanzklasse, bereichert. In der Zulassungsstudie hat sich der neue Wirkstoff gegenüber dem bereits etablierten Wirkstoff Caspofungin als nicht unterlegen erwiesen. Die Ansprechraten lagen bei beiden Substanzen im Bereich von 60 %, die Todesraten bei 24 % für Rezafungin und 21 % für Caspofungin. Ein Vorteil von Rezafungin liegt in der Tatsache begründet, dass die Substanz als erster Vertreter der Echinocandine nur einmal wöchentlich intravenös gegeben werden muss, während Caspofungin täglich, ebenfalls intravenös, appliziert wird.

Literatur

[1] Fachinformation zu Rezzayo®, Stand Dezember 2023

[2] Thompson GR 3rd, Soriano A, Cornely OA, Kullberg BJ et al. Rezafungin versus caspofungin for treatment of candidaemia and invasive candidiasis (ReSTORE): a multicentre, double-blind, double-dummy, randomised phase 3 trial. Lancet 401(10370): 49–59, 2023

[3] EPAR summary for the public. Rezzayo® Rezafungin. EMA/547608/2023; European Medicines Agency; https://www.ema.europa.eu

31 Rozanolixizumab

Steckbrief

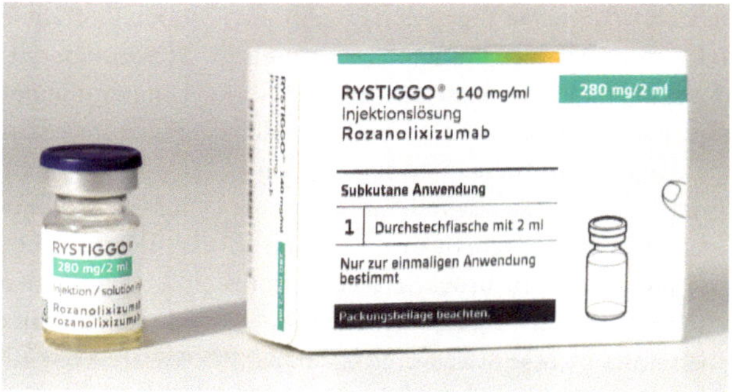

ATC-Code: L04AG16
Name: Rozanolixizumab (Rystiggo®)
Indikation: Add-on-Therapeutikum für generalisierte Myasthenia gravis
Wirkmechanismus: Antikörper gegen den neonatalen Fc-Rezeptor (FcRn)
Stoffklasse: Immunsuppressiva, monoklonale Antikörper
Zulassungsinhaber: UCB Pharma S. A., Allée de la Recherche 60, B-1070 Bruxelles, Belgien
Hersteller/Endfreigabe: UCB Pharma S. A., Chemin du Foriest, B-1420 Braine-l'Alleud, Belgien
Kontaktadresse in Deutschland: UCB Pharma GmbH, Rolf-Schwarz-Schütte-Platz 1, 40789 Monheim am Rhein
Darreichungsformen: Injektionslösung
Packungsgrößen, Preis und PZN: Durchstechflasche mit 2 ml, 10 415,62 Euro, PZN 18227247
Zusammensetzung: 140 mg Rozanolixizumab pro ml Lösung
Sonstige Bestandteile: Histidin, Histidinhydrochlorid-Monohydrat, Prolin, Polysorbat 80, Wasser für Injektionszwecke
Zulassungsnummer: EU/1/23/1780/001
Datum der Markteinführung: 1. März 2024
Besondere Lager- und Aufbewahrungshinweise: im Umkarton im Kühlschrank lagern (2 bis 8 °C), nicht einfrieren
Dauer der Haltbarkeit: zwei Jahre
Die chemische und physikalische Stabilität nach Anbruch wurde für einen Zeitraum von 19 Stunden bei 25 °C belegt.
Verschreibungsstatus: verschreibungspflichtig

Indikationen

Zusatzbehandlung zur Standardtherapie von generalisierter Myasthenia gravis (gMG) bei erwachsenen Patienten, die Antikörper gegenüber dem Acetylcholin-Rezeptor oder der muskelspezifischen Tyrosinkinase aufweisen.

Wirkungen und Wirkungsmechanismus

Patienten mit Myasthenia gravis leiden unter einer muskulären Schwäche, die alle Muskelgruppen betreffen kann. Etwa 90 % der Betroffenen entwickeln eine generalisierte Erkrankung. Häufig fallen initial hängende Augenlider oder eine Sehschwäche wie Diplopie auf. Bei der überwiegenden Mehrzahl der Betroffenen sind spezifisch gegen Acetylcholin-Rezeptoren gerichtete Autoantikörper nachweisbar, die über eine Aktivierung des Komplementsystems eine Schädigung der postsynaptischen Membran an der motorischen Endplatte hervorrufen. In selteneren Fällen liegen Antikörper gegen die muskelspezifische Tyrosinkinase vor. Über eine Verlinkung der Acetylcholin-Rezeptor-Moleküle führt der Autoantikörper zudem eine verstärkte Internalisierung dieser Rezeptoren und eine Verarmung an Neurotransmittern herbei. Weiterhin kommt es durch die Autoantikörper zu einer Rezeptorblockade und damit auch zu einer direkten Hemmung der Übertragung von Nervenimpulsen. Unter physiologischen Bedingungen sind die körpereigenen IgG-Antikörper durch ihren neonatalen Fc-Rezeptor (FcRn) vor intrazellulärem Abbau geschützt. Zudem sorgt das Rezeptorprotein dafür, dass IgG zurück an die Zelloberfläche kommt und recycelt wird. Auf diese Weise können Autoimmunreaktionen wie im Fall der Myasthenia gravis verstärkt ablaufen. Der Wirkstoff Rozanolixizumab ist ein humanisierter monoklonaler IgG4-Antikörper, der die Bindung von körpereigenem IgG an den schützenden neonatalen Fc-Rezeptor hemmt, sodass die Konzentration der gegen

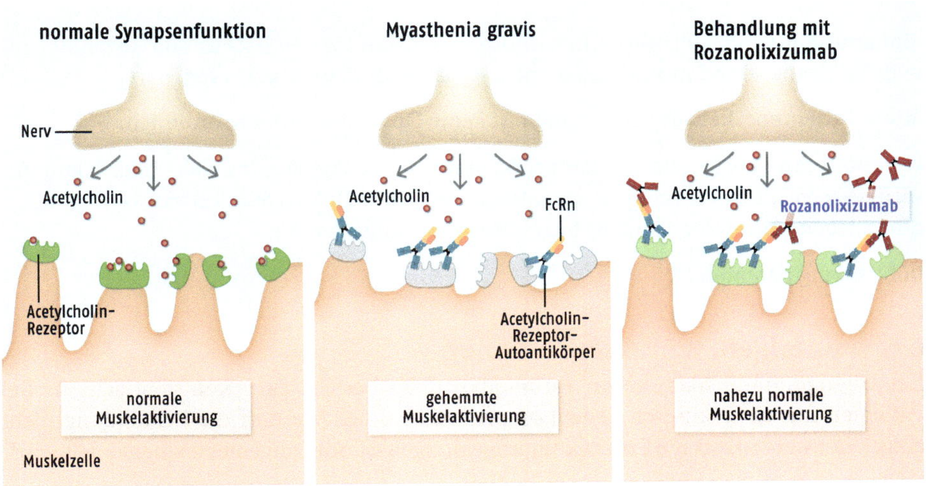

Abb. 31.1 Die Übertragung von Nervenimpulsen auf Muskelzellen erfolgt durch den Neurotransmitter Acetylcholin, der als Agonist an postsynaptischen nicotinergen Acetylcholin-Rezeptoren (AChR) wirkt (**links**). Bei 85 % der Patienten mit Myasthenia gravis sind spezifisch gegen Acetylcholin-Rezeptoren gerichtete Autoantikörper nachweisbar, die an der postsynaptischen Membran der motorischen Endplatte eine Schädigung durch das Komplementsystem auslösen. Zudem kommt es über eine verstärkte Internalisierung der Rezeptoren, eine Verarmung an Acetylcholin und eine direkte Rezeptorblockade zu einer gehemmten Muskelaktivierung (**Mitte**). Der IgG4-Antikörper Rozanolixizumab führt über eine spezifische Bindung an den neonatalen Fc-Rezeptor (FcRn) von körpereigenen AChR-Antikörpern zu deren beschleunigter Inaktivierung. Bei Patienten mit Myasthenia gravis wird eine Verbesserung der Muskelaktivierung erreicht (**rechts**). Rozanolixizumab ist auch bei Patienten effektiv, die unter einer selteneren Erkrankungsform mit Autoantikörpern gegen die muskelspezifische Tyrosinkinase leiden.

den Acetylcholin-Rezeptor oder die muskelspezifische Tyrosinkinase gerichteten Autoantikörper im Serum absinkt. Durch die wöchentliche Applikation von Rozanolixizumab wird bei Patienten mit Myasthenia gravis eine rasch eintretende und anhaltende Reduktion der Gesamt-IgG-Serumkonzentrationen um bis zu 75 % erreicht.

Dosierung, Art und Dauer der Anwendung

Rozanolixizumab wird im ersten Therapiezyklus einmal wöchentlich über sechs Wochen mithilfe einer Infusionspumpe subkutan injiziert, vorzugsweise in den unteren rechten oder linken Teil des Bauches, unterhalb des Bauchnabels. Bereiche mit empfindlicher, erythematöser oder verhärteter Haut sind zu vermeiden. Die Dosierung erfolgt gewichtsbezogen, wobei Personen ab 35 bis zu 50 kg Körpergewicht jeweils 280 mg, Personen ab 50 bis zu 70 kg Körpergewicht 420 mg, Personen ab 70 bis zu 100 kg 650 mg und Personen ab 100 kg Körpergewicht 840 mg Rozanolixizumab erhalten. Die Infusionsgeschwindigkeit liegt bei 20 ml/Stunde. In den nachfolgenden Behandlungszyklen richten sich Dosierung und Häufigkeit der Applikation nach der klinischen Beurteilung. Normalerweise liegen zwischen den Zyklen vier- bis 13-wöchige behandlungsfreie Intervalle. Eine versäumte Infusion kann bis zu vier Tage nach dem geplanten Zeitpunkt nachgeholt werden, danach ist das ursprüngliche Dosierungsschema wieder aufzunehmen.

Erwachsene: einmal wöchentlich gewichtsabhängig 280 bis 840 mg Rozanolixizumab pro sechswöchigem Therapiezyklus

Kinder und Jugendliche: Sicherheit und Wirksamkeit für den Einsatz von Rozanolixizumab bei Kindern und Jugendlichen unter 18 Jahren sind nicht erwiesen.

Ältere Patienten: Bei älteren Personen ist keine Dosisanpassung erforderlich.

Patienten mit Leber- oder Niereninsuffizienz: Bei Personen mit Leber- oder Niereninsuffizienz ist nach derzeitigem Kenntnisstand keine Dosisreduktion notwendig, allerdings liegen keine oder allenfalls begrenzte Erfahrungen vor.

DDD: 80 mg parenteral

Gegenanzeigen, Kontraindikationen

Bei Überempfindlichkeit gegen Rozanolixizumab besteht eine Kontraindikation. Bei Patienten mit einer klinisch bedeutsamen aktiven Infektion darf die Behandlung nicht eingeleitet werden, bis die Erkrankung abgeklungen ist oder angemessen behandelt wird.

Nebenwirkungen

Während der Behandlung mit Rozanolixizumab kommt es sehr häufig zu Kopfschmerzen, Diarrhö und Fieber. Häufig wird über Hautausschläge, Angioödeme, Arthralgien und Reaktionen an der Injektionsstelle berichtet.

Wechselwirkungen

Aufgrund seiner Bindung an den neonatalen Fc-Rezeptor kann Rozanolixizumab die Konzentrationen von zirkulierenden Substanzen verringern, die ebenfalls diese typische Domäne der IgG-Subklasse enthalten. Betroffen sind Immunglobulin-Arzneimittel, monoklonale Antikörper oder Antikörper-Derivate. Um das Risiko einer möglicherweise eingeschränkten Effektivität dieser Wirkstoffe sowie auch von Rozanolixizumab zu reduzieren, sollte der Behandlungsbeginn mit entsprechenden Zubereitungen auf zwei Wochen nach Applikation der letzten Rozanolixizumab-Dosis verschoben werden. Falls dies nicht möglich ist, muss eine engmaschige Überwachung der Wirksamkeit der beteiligten Substanzen erfolgen. Zudem sollten alle Impfstoffe wegen der Gefahr einer eingeschränkten Immunantwort mindestens vier Wochen vor Beginn oder frühestens zwei Wochen nach Ende eines Behandlungszyklus appliziert werden. Aufgrund eines potenziellen Risikos für Infektionen wird während der gesamten Antikörper-Therapie vom Einsatz attenuierter und nicht attenuierter Lebendimpfstoffe abgeraten.

Warnhinweise und Vorsichtsmaßnahmen

Insbesondere im ersten und zu Beginn des zweiten Behandlungszyklus sollte eine Überwachung durch medizinische Fachkräfte erfolgen, die bezüglich neuromuskulärer oder neuroinflammatorischer Erkrankungen erfahren sind und im Fall von Überempfindlichkeitsreaktionen umgehend eine effektive Notfallbehandlung durchführen können. Während der Behandlung mit Rozanolixizumab muss mit dem Auftreten einer aseptischen Meningitis gerechnet werden, die normalerweise nach Absetzen des Antikörpers ohne Folgeschäden ausheilt. Auf entsprechende Symptome wie Kopfschmerzen, Fieber, Nackensteifigkeit, Übelkeit und Erbrechen ist zu achten. Aufgrund der durch Rozanolixizumab hervorgerufenen, vorübergehenden Verringerung der IgG-Spiegel besteht ein erhöhtes Infektionsrisiko, insbesondere für Atemwegs- und Herpes-simplex-Infektionen. In schweren Fällen kann bis zum Abklingen der Infektionen eine Unterbrechung oder ein Aufschub der FcRn-Antikörper-Therapie erwogen werden. Die subkutane Applikation von Rozanolixizumab ist mit dem Auftreten von infusionsbedingen Reaktionen, beispielsweise Hautausschlägen oder Angioödemen, assoziiert. Diese sind meist leicht bis mittelschwer und machen nur selten eine zeitweise Unterbrechung der Behandlung erforderlich. Mehr als die Hälfte der Behandelten entwickelt im Verlauf der Therapie gegen Rozanolixizumab gerichtete Antikörper, die zu einer Abnahme der Bioverfügbarkeit des Wirkstoffs führen. Die Immunogenität hat allerdings keinen erkennbaren Einfluss auf die Wirksamkeit und die Sicherheit der Medikation.

Schwangerschaft und Stillzeit

Schwangerschaft: Aufgrund bisher nur sehr begrenzter Erfahrungen sollte Rozanolixizumab bei Schwangeren allenfalls nach eingehender Nutzen-Risiko-Abwägung angewendet werden. Im Tierexperiment wiesen die Nachkommen von behandelten Muttertieren bei der Geburt sehr niedrige IgG-Spiegel auf. Zudem ist davon auszugehen, dass Rozanolixizumab auch die mütterlichen Antikörper-Spiegel senkt und deren Übertragung auf den Fötus gehemmt wird. Als Folge muss mit einer Verringerung des Nestschutzes des Neugeborenen gerechnet werden. Bei der Gabe von attenuierten und nicht attenuierten Lebendimpfstoffen an in utero exponierte Säuglinge ist daher Vorsicht geboten.

Stillzeit: Bekanntermaßen gehen IgG-Antikörper wie Rozanolixizumab in den ersten Tagen nach der Geburt in die Muttermilch über. Daher kann in diesem kurzen Zeitraum ein Risiko für gestillte Säuglinge nicht ausgeschlossen werden. Danach ist die Anwendung des Wirkstoffs bei stillenden Frauen vertretbar.

Fertilität: Tierexperimentelle Studien ergaben keine Hinweise auf schädliche Wirkungen in Bezug auf die Fertilität. Klinische Daten sind derzeit nicht verfügbar.

Pharmakokinetik

Resorption: Nach subkutaner Anwendung werden nach etwa zwei Tagen maximale Plasmaspiegel gemessen. Die Bioverfügbarkeit von Rozanolixizumab liegt im Bereich von etwa 70 %.

Proteinbindung, Verteilung: Das Verteilungsvolumen beträgt 0,1 l/kg. Abgesehen von der Bindung an FcRn findet keine Proteinbindung statt.

Metabolismus: Der Antikörper unterliegt dem Protein-Katabolismus zu kleineren Peptiden und einzelnen Aminosäuren, die in den Nährstoffpool übergehen.

Exkretion: Innerhalb einer Woche nach der Applikation ist Rozanolixizumab nicht mehr im Plasma nachweisbar. Die Eliminationshalbwertszeit ist konzentrationsabhängig und kann daher nicht berechnet werden.

Zulassungsrelevante Studien

Die Zulassung von Rozanolixizumab beruht auf der randomisierten, doppelblinden, placebokontrollierten Phase-III-Studie MycarinG mit 200 Myasthenia-gravis-Patienten [2]. Die Teilnehmer litten unter einer mittelschweren bis schweren generalisierten Erkrankungsform mit Antikörperbildung gegen Acetylcholin-Rezeptoren oder die muskelspezifische Tyrosinkinase. Die Patienten wurden über sechs Wochen mit zwei verschiedenen Rozanolixizumab-Dosen (7 bzw. 10 mg/kg) oder Placebo behandelt und anschließend über acht Wochen nachbeobachtet. Als primärer Endpunkt wurde die Veränderung der Erkrankungssymptomatik festgelegt, die anhand des Scores Myasthenia Gravis – Activities of Daily Living (MG-ADL) bestimmt wurde. Dieses System mit einer Skala zwischen 0 und 24 Punkten erfasst die Auswirkungen der Krankheit auf das tägliche Leben eines Patienten, wobei höhere Werte auf schwerere Symptome hindeuten. Im Studienkollektiv lag der mediane MG-ADL-Ausgangswert bei 8,4. Nach 43 Behandlungstagen wiesen die mit Rozanolixizumab behandelten Patienten bei beiden Dosen gleichermaßen eine Verringerung des MG-ADL-Scores um etwa 3,4 Punkte auf, in der Placebo-Gruppe waren es etwa 0,8 Punkte ($p < 0{,}001$). Auch bezüglich des Parameters Myasthenia-Gravis-Score konnte ein signifikanter Vorteil für die Behandlung mit dem FcRn-Antikörper nachgewiesen werden. In der therapeutisch relevanten Gruppe mit 7 mg/kg Rozanolixizumab erfüllten 72 % der Patienten die MG-ADL-Responder-Kriterien, unter Placebo waren es 31 %. Bei 81 bzw. 83 % der Teilnehmer aus den Verum-Gruppen wurden behandlungsassoziierte Nebenwirkungen berichtet, im Placebo-Arm waren es 67 %. Unter Rozanolixizumab kam es am häufigsten zu Kopfschmerzen, Diarrhö und Pyrexie.

Wirtschaftliche Aspekte

Der Preis für die Behandlung mit Rozanolixizumab liegt in einem ähnlichen Bereich wie der für den weiteren FcRn-Inhibitor Antikörper Efgartigimod alfa.

Therapeutische Relevanz

Die seltene Erkrankung generalisierte Myasthenia gravis tritt mit einer Prävalenz von etwa 100 bis 350 Fällen pro eine Million Menschen auf und führt zu einer muskulären Schwäche, die alle Muskelgruppen betreffen kann. Oftmals werden zunächst Symptome im Bereich des Auges diagnostiziert, die sich im Bereich des Kopfes ausbreiten. Es kommt zu Kau- und

Schluckbeschwerden, Schwäche der Gesichtsmuskeln, des Kopfhalteapparates und zu Sprechschwierigkeiten, im weiteren Verlauf zu Schwäche der Atemmuskulatur, Gewichtsabnahme und zu einer sehr schnellen Ermüdung der großen körpernahen Muskelgruppen. Die Therapie von leichten Myasthenia-gravis-Formen ist zunächst abwartend, da in manchen Fällen eine spontane Remission stattfindet. Aufgrund der Erkrankungs-assoziierten Autoimmunreaktion muss anderenfalls nach spätestens einem Jahr eine Resektion des Thymus zur Elimination der Antikörper-bildenden Strukturen erfolgen. Dennoch ist bei vielen Patienten weiterhin eine unterstützende Immunsuppression mithilfe von Glucocorticoiden oder den Zytostatika Azathioprin bzw. Mycophenolatmofetil erforderlich. Zur Symptomlinderung kann zusätzlich die Gabe von Acetylcholinesterase-Hemmern wie Pyridostigmin oder Neostigmin erfolgen. Dennoch ist es aktuell nicht möglich, alle Patienten mit generalisierter Myasthenia gravis zufriedenstellend zu behandeln, sodass noch immer Bedarf an effektiven und gut verträglichen Therapeutika besteht. Ein neuerer Therapieansatz beruht darauf, mithilfe von Substanzen wie Eculizumab, Ravulizumab und Zilucoplan der Komplementaktivierung und damit der Zerstörung der neuromuskulären Endplatte entgegenzuwirken. Der nun im März 2024 neu auf dem Markt eingeführte Wirkstoff Rozanolixizumab ist ein Antikörper mit einem anderen Wirkprinzip, der spezifisch an den neonatalen Fc-Rezeptor (FcRn) bindet und damit die Konzentration (pathogener) IgG-Antikörper verringert. In der Zulassungsstudie wurde durch Rozanolixizumab in Kombination mit verschiedenen Standardtherapeutika gegenüber Placebo eine signifikante Verbesserung der Symptomatik erreicht. Der bereits seit 2022 auf dem deutschen Markt erhältliche Wirkstoff Efgartigimod alfa, ein Fc-Fragment des Immunglobulins G1, wirkt auf ähnliche Weise wie Rozanolixizumab über eine Bindung an FcRn. Während der neuere Wirkstoff mittels einer Pumpe subkutan appliziert wird, muss Efgartigimod alfa intravenös verabreicht werden. Zudem ist Efgartigimod alfa nur für Patienten mit Acetylcholin-Rezeptor (AChR)-Antikörpern erprobt, während Rozanolixizumab das bislang einzige Therapeutikum ist, das auch bei generalisierter Myasthenia gravis aufgrund von Antikörpern gegen die muskelspezifische Tyrosinkinase zugelassen ist. Aktuell wird der neue FcRn-Antikörper bei weiteren Autoimmunerkrankungen wie Immunthrombozytopenie, Autoimmunenzephalitis, chronisch-inflammatorischer demyelinisierender Polyneuropathie und Fibromyalgie geprüft.

Literatur

[1] Fachinformation zu Rystiggo®, Stand Januar 2024

[2] Bril V, Drużdż A, Grosskreutz J, Habib AA et al. Safety and efficacy of rozanolixizumab in patients with generalised myasthenia gravis (MycarinG): a randomised, double-blind, placebo-controlled, adaptive phase 3 study. Lancet Neurol 22(5): 383–394, 2023

[3] EPAR summary for the public. Rystiggo® Rozanolixizumab. EMA/19100/2024; European Medicines Agency; https://www.ema.europa.eu

32 Sotatercept

Steckbrief

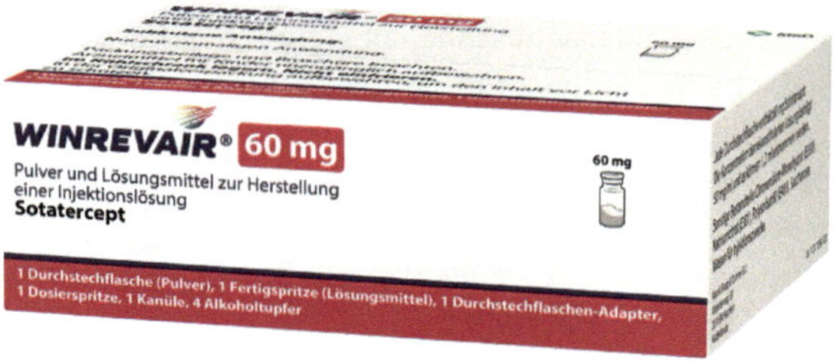

ATC-Code: C02KX06
Name: Sotatercept (Winrevair®)
Indikation: pulmonale arterielle Hypertonie (PAH)
Wirkmechanismus: Aktivin-A-Inhibitor
Stoffklasse: Antihypertensiva, Antihypertensiva zur Behandlung der pulmonalen arteriellen Hypertonie
Zulassungsinhaber: Merck Sharp & Dohme B.V., Waarderweg 39, 2031 BN Haarlem, Niederlande
Hersteller/Endfreigabe: Merck Sharp & Dohme B.V., Waarderweg 39, 2031 BN Haarlem, Niederlande
Kontaktadresse in Deutschland: MSD Sharp & Dohme GmbH, Levelingstr. 4a, 81673 München
Darreichungsformen: Pulver und Lösungsmittel zur Herstellung einer Injektionslösung
Packungsgrößen, Preis und PZN: eine Durchstechflasche mit 45 mg Sotatercept, 7893,73 Euro, PZN 19158442; zwei Durchstechflaschen mit 45 mg Sotatercept, 15 729,81 Euro, PZN 19159281; eine Durchstechflasche mit 60 mg Sotatercept, 10 505,76 Euro, PZN 19159298; zwei Durchstechflaschen mit 60 mg Sotatercept, 20 953,88 Euro, PZN 19159306
Zusammensetzung: 45 mg bzw. 60 mg Sotatercept
Sonstige Bestandteile: Citronensäure-Monohydrat (E330), Natriumcitrat (E331), Polysorbat 80 (E433), Saccharose, Wasser für Injektionszwecke
Zulassungsnummer: EU/1/24/1850/001-004
Datum der Markteinführung: 15. September 2024
Besondere Lager- und Aufbewahrungshinweise: in der Originalverpackung im Kühlschrank lagern (2 bis 8 °C), nicht einfrieren
Dauer der Haltbarkeit: drei Jahre
Die biochemische und biophysikalische Stabilität nach Rekonstitution wurde für vier Stunden bei 30 °C nachgewiesen.
Verschreibungsstatus: verschreibungspflichtig

Indikationen

Add-on-Therapeutikum zur Verbesserung der körperlichen Leistungsfähigkeit bei erwachsenen Patienten mit pulmonaler arterieller Hypertonie (PAH) der WHO-Funktionsklasse (FK) II bis III.

Wirkungen und Wirkungsmechanismus

Die pulmonale arterielle Hypertonie geht mit einer Erhöhung des Gefäßwiderstands und einer Drucksteigerung im Lungenkreislauf einher. Bei den Patienten sind unter anderem erhöhte Aktivin-A-Spiegel feststellbar. Hierbei handelt es sich um ein dimeres Glykoprotein, das zur Liganden-Superfamilie des Transforming-Wachstumsfaktors β (transforming growth factor, TGF-β) gehört. Aktivin A bindet an den Aktivin-Rezeptor Typ IIA (ActRIIA), der Schlüsselsignale bei Inflammation, Zellproliferation, Apoptose und Gewebehomöostase reguliert. Es fördert die proliferative Signalübertragung, während die Signalübertragung des antiproliferativen knochenmorphogenetischen Proteinrezeptors Typ II (bone morphogenetic protein receptor type II, BMPRII) abnimmt. In den Lungengefäßen von PAH-Patienten kommt es durch das Ungleichgewicht der ActRIIA/BMPRII-Kaskaden zur Hyperproliferation von vaskulären Zellen, insbesondere der Intima und der Media. Aufgrund des verengten Arterienlumens steigen der vaskuläre Widerstand und der Druck an. Im weiteren Verlauf erfolgt ein rechtsventrikuläres Remodeling, das letztlich zur Rechtsherzinsuffizienz bis hin zum Rechtsherzversagen führt. Sotatercept ist ein Inhibitor des Aktivin-Signalwegs mit hoher Selektivität für Aktivin A. Das Fusionsprotein besteht aus einem rekombinanten Aktivin-Rezeptor-Typ-IIA (extrazelluläre Domäne) und der Fc-Domäne eines Immunglobulins (ActRIIA-Fc). Der Wirkstoff fungiert als

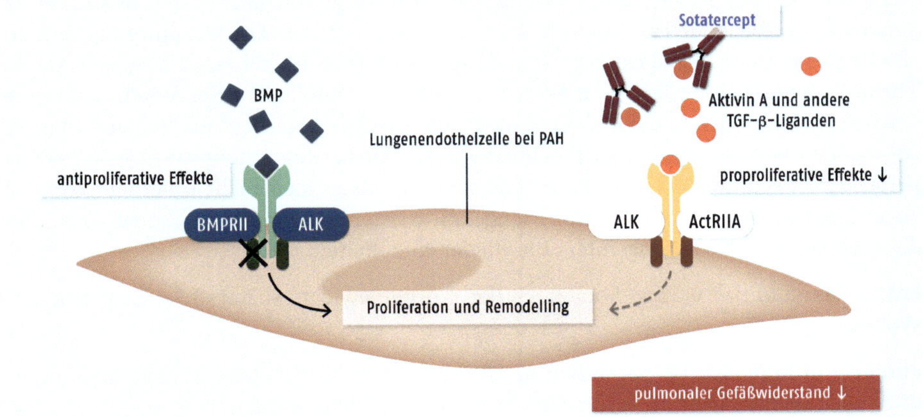

Abb. 32.1 Aktivin A bindet an den zugehörigen Aktivin-Rezeptor Typ IIA (ActRIIA) und fördert die proliferative Signalübertragung, beispielsweise in vaskulären Zellen der Lunge. Normalerweise besteht ein Gleichgewicht mit der antiproliferativ wirkenden Kaskade des knochenmorphogenetischen Proteinrezeptors Typ II (bone morphogenetic protein receptor type II, BMPRII). Bei Patienten mit pulmonaler arterieller Hypertonie (PAH) wird Aktivin A überexprimiert und es überwiegen wachstumsfördernde gegenüber hemmenden Signalen, die insbesondere die Lungengefäße und auch die Zellen des rechten Ventrikels betreffen. Der Wirkstoff Sotatercept enthält die extrazelluläre Domäne des Aktivinrezeptors Typ IIA und wirkt daher als Ligandenfalle. Es bindet Liganden von ActRIIA wie Aktivin A und andere TGF-β-Botenstoffe, sodass diese nicht mehr an den eigentlichen Rezeptor andocken können. Als Folge wird die überschießende proproliferative Aktivin-A-Signalübertragung reduziert und das System wieder ins Gleichgewicht gebracht. Nun kommt die antiproliferative und Apoptose-begünstigende BMP-Kaskade mit knochenmorphogenetischen Proteinen als Liganden wieder verstärkt zum Tragen. Bei PAH-Patienten sinkt der pulmonale Gefäßwiderstand.

Ligandenfalle und fängt überschüssiges Aktivin und andere ActRIIA-Liganden aus der TGF-β-Superfamilie ab. Aufgrund der somit reduzierten Aktivin-Signalübertragung verbessert Sotatercept das Gleichgewicht aus proliferativer ActRIIA- und antiproliferativer BMPRII-Wirkung. Im Mausmodell wurde neben der Entzündungshemmung eine Reduktion der Proliferation von Endothel und glatter Muskulatur erkrankter Gefäße mit verbesserter Hämodynamik nachgewiesen. In gewissem Ausmaß konnten die pathologischen Veränderungen der Gefäße und der rechten Herzkammer im Tiermodell sogar rückgängig gemacht werden. Bei PAH-Patienten wird eine Reduktion des pulmonalen Gefäßwiderstands erreicht.

Dosierung, Art und Dauer der Anwendung

Sotatercept wird nach Rekonstitution alle drei Wochen in einer gewichtsbezogenen Dosis als subkutane Einzelinjektion appliziert. Als Initialdosis werden 0,3 mg/kg Körpergewicht eingesetzt. Die Applikation erfolgt in stets wechselnde Stellen am Oberarm, Oberschenkel oder Bauch, mindestens 5 cm vom Nabel entfernt. Nach entsprechender Schulung kann die Injektion auch durch den Patienten selbst durchgeführt werden. Bei Vorliegen akzeptabler Hämoglobin-Werte und Thrombozyten-Zahlen sollte ab der zweiten Injektion auf die Zieldosis von 0,7 mg/kg erhöht werden. Wenn der Hb-Wert über dem oberen Grenzwert liegt und um mehr als 1,24 mmol/l (2 g/dl) gegenüber der vorherigen Dosis oder um mehr als 2,48 mmol/l (4 g/dl) gegenüber dem Ausgangswert angestiegen ist, muss die Sotatercept-Gabe jedoch um drei Wochen verschoben werden. Das Gleiche gilt, wenn der Hb-Wert um mehr als 1,24 mmol/l (2 g/dl) über den oberen Grenzwert ansteigt oder die Thrombozyten-Zahl unter einen Wert von $50 \times 10^9/l$ abfällt. Vor der Wiederaufnahme der Behandlung müssen beide Parameter erneut bestimmt werden. Bei Behandlungsverzögerungen von mehr als neun Wochen sollte die Dosierung erneut mit 0,3 mg/kg Körpergewicht begonnen werden. Falls versäumte Applikationen nicht innerhalb von drei Tagen nach dem geplanten Termin nachgeholt werden, ist der Zeitplan anzupassen, um die dreiwöchigen Dosierungsintervalle wieder einzuhalten.

Erwachsene: initial 0,3 mg Sotatercept/kg Körpergewicht, später 0,7 mg/kg alle drei Wochen

Kinder und Jugendliche: Sicherheit und Wirksamkeit für die Behandlung von Kindern und Jugendlichen unter 18 Jahren sind bisher noch nicht erwiesen.

Ältere Patienten: Ältere Patienten ab 65 Jahren benötigen keine Dosisanpassung.

Patienten mit Leber- oder Niereninsuffizienz: Bei Patienten mit Leber- oder Niereninsuffizienz sind keine Dosisanpassungen erforderlich. Allerdings liegen zum Einsatz von Sotatercept bei Leber- oder schwerer Nierenfunktionsstörung keine Erfahrungen vor.

DDD: 2,3 mg parenteral

Gegenanzeigen, Kontraindikationen

Bei Überempfindlichkeit gegen Sotatercept sowie bei konstanter Thrombozyten-Zahl unterhalb von $50 \times 10^9/l$ vor Beginn der Behandlung besteht eine Kontraindikation.

Nebenwirkungen

Während der Anwendung von Sotatercept kommt es sehr häufig zu Thrombozytopenien, erhöhten Hämoglobin-Werten, Schwindelgefühlen, Kopfschmerzen, Epistaxis, Diarrhö, Teleangiektasien und Hautausschlägen. Häufig wird über Zahnfleischbluten, Erytheme, Jucken an der Injektionsstelle und erhöhten Blutdruck berichtet.

Wechselwirkungen

Aufgrund der Struktur und der Eliminationswege des Proteins Sotatercept sind keine pharmakokinetischen oder relevanten pharmakodynamischen Interaktionen mit anderen Arzneistoffen zu erwarten. Aus diesem Grund wurde bislang auf die Durchführung von klinischen Studien zur Erfassung von Wechselwirkungen verzichtet. Die Kombination mit Prostacyclin oder Thrombozytenaggregationshemmern wie Acetylsalicylsäure oder Clopidogrel erhöht jedoch möglicherweise das Risiko für schwere Blutungen.

Warnhinweise und Vorsichtsmaßnahmen

Während der Anwendung von Sotatercept muss mit einer Erhöhung der Hämoglobin-Werte gerechnet werden. Eine schwere Erythrozytose mit erhöhten Erythrozyten-, Hämoglobin- und Hämatokrit-Werten oberhalb des Normbereichs kann verstärkt zu thromboembolischen Ereignissen und Hyperviskositätssyndromen führen. Insbesondere bei entsprechend prädisponierten Patienten ist daher eine engmaschige Überwachung empfohlen. Bei Entwicklung einer Erythrozytose sollte zudem die Applikationstechnik des Patienten oder der Pflegekraft überprüft werden. Sotatercept beeinflusst weiterhin die Thrombozyten-Zahlen. Bei einigen Patienten wurden schwere Thrombozytopenien mit Werten unterhalb von 50×10^9/l beobachtet. Betroffen waren vor allem ältere Patienten oder Personen, die zusätzlich eine Prostacyclin-Infusion oder eine antithrombotische Therapie erhalten hatten. Als Folge ist möglicherweise das Risiko von schwerwiegenden Blutungen erhöht. Eine regelmäßige Kontrolle der Thrombozyten-Werte ist daher angeraten, insbesondere vor jeder der ersten fünf Applikationen. Falls eine schwerwiegende Blutung eintritt, darf Sotatercept nicht angewendet werden.

Schwangerschaft und Stillzeit

Schwangerschaft: Aufgrund fehlender Erfahrungen sollte die Anwendung von Sotatercept bei schwangeren oder nicht verhütenden Frauen im gebärfähigen Alter unterbleiben. Während und bis zu vier Monate nach Ende der Behandlung muss eine effektive Kontrazeptionsmethode eingesetzt werden. Tierexperimentelle Studien haben Reproduktionstoxizität gezeigt, es kam zu Postimplantationsverlusten, Verringerungen des Körpergewichts des Fetus und zu Verzögerungen bei der Ossifikation.

Stillzeit: Da nicht bekannt ist, ob Sotatercept oder seine Metaboliten in die Muttermilch übergehen, sollte das Stillen während der Therapie und für vier Monate nach der letzten Behandlungsdosis unterbrochen werden.

Fertilität: Tierversuche ergaben eine mögliche Beeinträchtigung der weiblichen und männlichen Fertilität durch Sotatercept. Klinische Fertilitätsdaten liegen derzeit nicht vor.

Pharmakokinetik

Resorption: Nach subkutaner Gabe werden innerhalb von etwa sieben Tagen maximale Plasmaspiegel gemessen. Die Bioverfügbarkeit liegt im Bereich von 66 %.

Proteinbindung, Verteilung: Das zentrale Verteilungsvolumen von Sotatercept beträgt ungefähr 3,6 l, das periphere etwa 1,7 l.

Metabolismus: Das Fusionsprotein unterliegt dem physiologischen Protein-Katabolismus zu kleineren Peptiden und einzelnen Aminosäuren, die in den Nährstoffpool übergehen.

Exkretion: Die terminale Eliminationshalbwertszeit von Sotatercept wird mit etwa 21 Tagen angegeben.

Zulassungsrelevante Studien

Die Zulassung von Sotatercept beruht auf der 1:1-randomisierten, doppelblinden, placebokontrollierten Phase-III-Studie STELLAR mit 323 PAH-Patienten (Funktionsklasse II bis III). Im Studienverlauf wurden die bestehenden PAH-Medikationen in beiden Behandlungsarmen beibehalten. Als primärer Wirksamkeitsendpunkt wurde die Veränderung im Sechs-Minuten-Gehtest als Maß für die körperliche Belastbarkeit festgelegt. Nach 24 Wochen konnte in der Sotatercept-Gruppe eine mediane Verlängerung um 34,4 m erreicht werden, gegenüber 1,0 m unter Placebo-Gabe, was einer hochsignifikanten Verbesserung entsprach. Die Placebo-bereinigte mediane Steigerung betrug 40,8 m Gehstrecke ($p < 0{,}001$). Der Behandlungseffekt begann in Woche 10 und hielt für die Dauer der Studie an. Auch bezüglich der meisten sekundären Endpunkte (8 von 9) zeigte sich Sotatercept der Placebo-Gabe überlegen, beispielsweise hinsichtlich eines verringerten Risikos für die Zeit bis zum ersten Auftreten einer klinischen Verschlechterung, eines Krankenhausaufenthalts aufgrund von pulmonaler arterieller Hypertonie oder eines Todes aus beliebiger Ursache. In der Verum-Gruppe wurden neun Patienten mit Todesfällen oder klinischen Verschlechterungen gemeldet (5,5 % der Teilnehmer), in der Placebo-Gruppe waren es 42 Patienten (26 %). Insgesamt wurde unter Sotatercept gegenüber Placebo eine signifikante Reduktion des Lungenarteriendrucks, des Wedge-Drucks (pulmonalkapillärer Verschlussdruck), des Herzzeitvolumens und des BNP (natriuretisches Peptid) erzielt. Auch der kombinierte Endpunkt aus Zunahme der Sechs-Minuten-Gehstrecke um mindestens 30 Meter, einem NT-proBNP-Wert unter 300 pg/ml und der Beibehaltung oder Verbesserung der WHO-Funktionsklasse wurde unter Sotatercept signifikant häufiger erreicht (38,9 vs. 10 % unter Placebo, $p < 0{,}001$). Der sekundäre Endpunkt bezüglich der kognitiven bzw. emotionalen Auswirkungen ergab allerdings keine signifikante Verbesserung unter dem Aktivin-A-Inhibitor. Unerwünschte Ereignisse wie Nasenbluten, Schwindel, Teleangiektasien, erhöhte Hb-Werte, Thrombozytopenie und erhöhter Blutdruck wurden im Verum-Arm häufiger als unter Placebo berichtet.

Wirtschaftliche Aspekte

Aufgrund einer fehlenden Alternative erscheint der Preis der Medikation angemessen.

Therapeutische Relevanz

Die pulmonale arterielle Hypertonie ist eine nicht heilbare, mit hoher Sterblichkeit einhergehende Erkrankung. In Industrienationen weist sie eine Inzidenz von etwa 6 % und eine Prävalenz von 48 bis 55 Fällen pro Millionen Einwohner auf. Betroffen sind hauptsächlich Frauen im Alter zwischen 30 und 60 Jahren. Mit 50 bis 60 % gilt die idiopathische pulmonale arterielle Hypertonie als häufigste Erkrankungsform, gefolgt von PAH bei Kollagenosen. Als Therapieoptionen stehen seit einigen Jahren die Prostacyclin-Analoga Iloprost, Epoprostenol, Treprostinil und Selexipag, die Endothelin-Rezeptorantagonisten Bosentan, Macitentan und Ambrisentan, die Stimulatoren der löslichen Guanylatcyclase Riociguat und Vericiguat sowie die Inhibitoren der Phosphodiesterase 5 (PDE-5-Hemmer) Sildenafil und Tadalafil zur Verfügung. Dennoch ist es nach wie vor bei vielen der physisch und psychisch stark belasteten PAH-Patienten nicht möglich, eine zufriedenstellende Therapie anzubieten. Aktuell ist fünf bis sieben Jahre nach Diagnose nur etwa die Hälfte der Patienten am Leben. Der seit September 2024 neu auf dem deutschen Markt verfügbare Wirkstoff Sotatercept stellt nach derzeitigem Kenntnisstand einen erheblichen therapeutischen Gewinn für die Betroffenen dar. Mit seinem völlig innovativen Wirkmechanismus greift der First-in-Class-Wirkstoff als Aktivin-A-Inhibitor direkt in die Pathogenese der Erkrankung ein und bringt wachstumsfördernde und wachstumshemmende Signale wieder ins Gleichgewicht. Der bindegewebige Umbau und die Verlegung der Lungengefäße werden unmittelbar reduziert. In der Zulassungsstudie konnte mit Sotatercept als Add-on-Therapeutikum in nahezu allen Endpunkten eine hochsignifikante Verbesserung erreicht werden, insbesondere bezüglich der körperlichen Leistungsfähigkeit. Auch das Risiko, dass sich der Zustand der Patienten verschlechterte oder diese verstarben, sank im Vergleich zur Standardtherapie um 82 %. Substanz-assoziierte schwere Nebenwirkungen wie Bluthochdruck, Thrombozytopenie und erhöhte Hämoglobin-Konzentrationen gelten als beherrschbar. Weitere Erkenntnisse zur Sicherheit und Wirksamkeit des neuen Orphan-Drugs Sotatercept werden erwartet. Unter anderem prüft man derzeit die Effektivität bei der Behandlung von Kindern. Inwiefern Sotatercept möglicherweise sogar zur Rückbildung der PAH-assoziierten Veränderungen in der Lunge beitragen kann, bleibt abzuwarten.

32

Literatur

[1] Fachinformation zu Winrevair®, Stand August 2024

[2] Hoeper MM, Badesch DB, Ghofrani HA, Gibbs JSR et al. Phase 3 trial of sotatercept for treatment of pulmonary arterial hypertension. N Engl J Med 388(16): 1478–1490, 2023

[3] EPAR summary for the public. Winrevair® Sotatercept. EMA/313481/2024; European Medicines Agency; https://www.ema.europa.eu

33 Sparsentan

Steckbrief

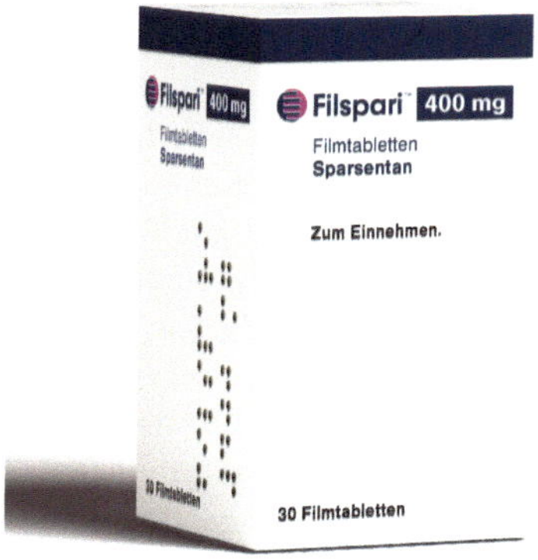

ATC-Code: C09XX01
Name: Sparsentan (Filspari®)
Indikation: primäre Immunglobulin-A-Nephropathie (IgAN)
Wirkmechanismus: dualer Endothelin-Angiotensin-Rezeptorantagonist
Stoffklasse: Mittel mit Wirkung auf das Renin-Angiotensin-System
Zulassungsinhaber: Vifor France, 100–101 Terrasse Boieldieu, Tour Franklin La Défense 8, 92042 Paris La Défense Cedex, Frankreich
Hersteller/Endfreigabe: Vifor France, 100–101 Terrasse Boieldieu, Tour Franklin La Défense 8, 92042 Paris La Défense Cedex, Frankreich
Kontaktadresse in Deutschland: Vifor Pharma Deutschland GmbH, Gmunder Straße 25, 81379 München
Darreichungsformen: Filmtabletten
Packungsgrößen, Preis und PZN: 30 Filmtabletten à 200 mg, 4935,94 Euro, PZN 18829199; 30 Filmtabletten à 400 mg, 4935,94 Euro, PZN 18829207
Zusammensetzung: 200 mg bzw. 400 mg Sparsentan
Sonstige Bestandteile: mikrokristalline Cellulose, Laktose, Natriumstärkeglykolat (Typ A), kolloidales Siliciumdioxid wasserfrei, Magnesiumstearat, Poly(vinylalkohol), Macrogol, Talk, Titandioxid (E 171)
Zulassungsnummer: EU/1/23/1788/001, EU/1/23/1788/002
Datum der Markteinführung: 1. August 2024
Besondere Lager- und Aufbewahrungshinweise: keine besonderen Anforderungen
Dauer der Haltbarkeit: vier Jahre
Verschreibungsstatus: verschreibungspflichtig
Chemische Struktur:

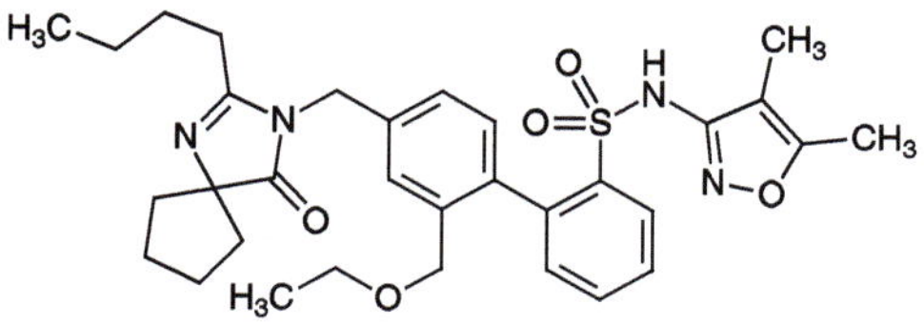

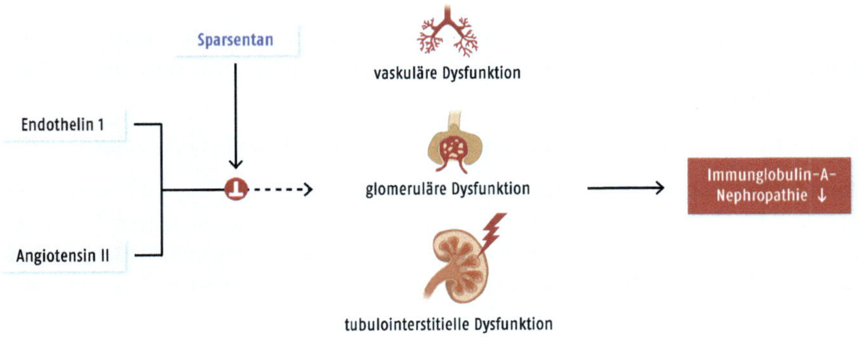

Abb. 33.1 Die Peptidhormone Endothelin 1 und Angiotensin II begünstigen über eine Interaktion mit ihren Rezeptoren die Entstehung von vaskulären, glomerulären und tubulointerstitiellen Dysfunktionen und tragen so zur Pathogenese der Immunglobulin-A-Nephropathie bei. Der duale Endothelin-Angiotensin-Rezeptorantagonist Sparsentan unterbindet die Interaktion von Endothelin 1 und Angiotensin II mit Endothelin-A- bzw. Angiotensin-1-Rezeptoren und führt bei Patienten mit Immunglobulin-A-Nephropathie zu einer verlangsamten Erkrankungsprogression.

Indikationen

Behandlung von Erwachsenen mit primärer Immunglobulin-A-Nephropathie (IgAN) mit einer renalen Ausscheidung von mindestens 1,0 g Protein pro Tag oder einem Protein/Kreatinin-Quotienten im Urin von mindestens 0,75 g/g.

Wirkungen und Wirkungsmechanismus

Bei Patienten mit Immunoglobulin-A-Nephropathie ist eine Ablagerung von IgA_1-Immunkomplexen in den Glomeruli feststellbar. Im Erkrankungsverlauf kommt es zu einer langsam progredienten Hämaturie, Proteinurie und häufig auch zu einer Niereninsuffizienz. Mit dem neuen Wirkstoff Sparsentan ist es möglich, das Fortschreiten der Erkrankung zu verlangsamen. Die Substanz ist ein hochaffiner, dualer Endothelin-A- und Angiotensin-1-Rezeptorantagonist. Als Folge werden die über Endothelin 1 und Angiotensin II an ihren Rezeptoren ausgelösten Prozesse, die zur Progression einer Immunoglobulin-A-Nephropathie führen können, unterbunden. Neben verschiedenen hämodynamischen Effekten bewirkt Sparsentan eine Reduktion der Mesangialzell-Proliferation und der Podozyten-Schädigung, eine verminderte Expression und Aktivität von proinflammatorischen und profibrotischen Mediatoren sowie eine Abnahme von oxidativem Stress. Dies führt insgesamt zu einer Verlangsamung der Erkrankungsprogression.

Dosierung, Art und Dauer der Anwendung

Sparsentan wird initial über einen Zeitraum von 14 Tagen in einer Dosis von einmal täglich 200 mg unabhängig von den Mahlzeiten eingenommen. Bei guter Verträglichkeit erfolgt im weiteren Verlauf eine Dosiserhöhung auf einmal täglich 400 mg. Versäumte Dosen sollten nicht nachgeholt werden. Falls die Sparsentan-Therapie wegen Nebenwirkungen wie Hypotonie, Ödemen oder Hyperkaliämien zeitweise unterbrochen wird, sollte erneut mit dem Titrationsvorgang begonnen werden.

Erwachsene: initial täglich 200 mg Sparsentan, Erhaltungsdosis 400 mg pro Tag

Kinder und Jugendliche: Sicherheit und Wirksamkeit für den Einsatz von Sparsentan bei Kindern unter 18 Jahren mit primärer Immunglobulin-A-Nephropathie sind bisher noch nicht erwiesen.

Ältere Patienten: Bei älteren Patienten ist keine Dosisanpassung notwendig.

Patienten mit Leber- oder Niereninsuffizienz: Aufgrund bislang fehlender oder nur begrenzter Erfahrungen wird eine Anwendung von Sparsentan bei Patienten mit schwerer Leberfunktionsstörung sowie schwerer oder terminaler Niereninsuffizienz nicht empfohlen. Bei Patienten mit mäßiggradiger Leberinsuffizienz oder nach Nierentransplantation ist Vorsicht geboten.

DDD: 0,4 g peroral

Gegenanzeigen, Kontraindikationen

Bei Überempfindlichkeit gegen Sparsentan, während der Schwangerschaft und für die gleichzeitige Verabreichung von Angiotensin-Rezeptorblockern, Endothelin-Rezeptorantagonisten oder Renin-Hemmern besteht eine Kontraindikation. Wegen einer begrenzten Datenlage zur Therapie von Patienten mit Transaminase-Werten, die mehr als das Zweifache der Obergrenze des Normalbereichs betragen, sollte von der Einleitung einer Sparsentan-Behandlung abgesehen werden. Auch vom Einsatz von Sparsentan bei Patienten mit einem Serumkalium-Spiegel oberhalb von 5,5 mmol/l, bereits vor Therapiebeginn, wird abgeraten.

Nebenwirkungen

Während der Anwendung von Sparsentan kommt es häufig zu Hyperkaliämien, Schwindel, Kopfschmerzen, Hypotonie, Orthostase-Syndromen, Niereninsuffizienz, akuten Nierenschädigungen, peripheren Ödemen, Ermüdung sowie zu erhöhten Kreatinin- und Transaminase-Werten. Gelegentlich muss mit Anämien gerechnet werden.

Wechselwirkungen

Eine duale Blockade des Renin-Angiotensin-Aldosteron-Systems durch die kombinierte Anwendung von ACE-Hemmern und Angiotensin-II-Rezeptorblockern oder Aliskiren ist mit dem verstärkten Auftreten von Hypotonie, Hyperkaliämie und Nierenfunktionsstörungen verbunden. Die gleichzeitige Anwendung von Sparsentan mit Sartanen oder dem Renin-Hemmer Aliskiren ist daher bis auf Fälle mit zwingendem Erfordernis kontraindiziert. Zur kombinierten Gabe von ACE-Hemmern wie Enalapril oder Lisinopril liegen keine Daten vor. Daher sollten diese Begleitmedikationen nur mit Vorsicht zusammen mit Sparsentan verwendet werden, insbesondere sind hier der Blutdruck, der Kalium-Spiegel und die Nierenfunktion zu überwachen. Die gleichzeitige Verabreichung von Sparsentan mit kaliumsparenden Diuretika wie Spironolacton, Eplerenon, Finerenon, Triamteren oder Amilorid sowie mit Kaliumpräparten ist mit einem erhöhten Hyperkaliämie-Risiko assoziiert und wird daher nicht empfohlen. Auch der kombinierte Einsatz von mäßiggradigen bis starken CYP3A-Inhibitoren wie Itraconazol, Clarithromycin, Ritonavir oder Grapefruit sollte allenfalls mit Vorsicht erfolgen. Mäßige oder starke CYP3A-Induktoren wie Rifampicin, Carbamazepin, Phenytoin und Johanniskraut-Extrakte beschleunigen dagegen die Biotransformation von Sparsentan, sodass das Risiko einer reduzierten Wirkung besteht. Der Wirkstoff selbst beeinflusst möglicherweise die Biotransformation durch CYP3A4, CYP2C9 oder CYP2C19, sodass die Kombination mit entsprechenden Substraten wie Phenytoin, Ibuprofen, Omeprazol, Alfentanil, Indinavir, Ciclosporin oder Tacrolimus bis zur Klärung der klinischen Relevanz dieses Befundes nur mit Vorsicht stattfinden sollte. Die Bedeutung der Sparsentan-assoziierten Hemmung von Transportern wie P-gp, BCRP, OATP1B3 und OAT3 ist bislang ebenfalls noch nicht ausreichend untersucht.

Warnhinweise und Vorsichtsmaßnahmen

Insbesondere bei älteren Patienten kann es unter einer Sparsentan-Therapie zu Hypotonien kommen. Bei prädisponierten Patienten ist daher eine Dosisreduktion oder ein Absetzen von begleitend eingesetzten Antihypertensiva zu erwägen. Zudem muss auf einen angemessenen Volumenstatus geachtet werden. In schweren Fällen ist eine Reduktion der Sparsentan-Dosis oder, bis zur Stabilisierung des Blutdrucks, eine zeitweise Unterbrechung der Einnahme angeraten. Vor allem zu Beginn der Anwendung von Sparsentan muss mit einem vorübergehenden Anstieg der Serumkreatinin-Werte gerechnet werden. Bei Risikopatienten ist daher eine regelmäßige Kontrolle der Nierenfunktion erforderlich. Patienten mit beidseitiger Stenose der Nierenarterie sollten Sparsentan nur unter Vorsicht anwenden. Endothelin-A-Rezeptorantagonisten wie Sparsentan können zu Flüssigkeitsretentionen führen. Bei stärkerer Ödembildung kann eine Behandlung mit Diuretika erfolgen oder deren Dosis erhöht werden. Falls diese Maßnahmen nicht ausreichen, ist zusätzlich eine Reduktion der Sparsentan-Dosis empfohlen. Der Einsatz des dualen Antagonisten wurde bislang nicht bei Patienten mit Herzinsuffizienz untersucht, sodass in diesen Fällen Vorsicht geboten ist. Während der Anwendung von Sparsentan sind regelmäßige Kontrollen der Transaminasen- und Bilirubin-Werte angeraten. Wegen der Gefahr von Hepatotoxizität bis hin zum Leberversagen ist auf Anzeichen einer Leberschädigung zu achten. Bei den Betroffenen muss die Behandlung bis zum Abklingen der Symptomatik und der völligen Erholung der Leberfunktions-Werte abgebrochen werden. Besonders bei Patienten mit Nieren- und/oder Herzinsuffizienz besteht unter Sparsentan die Gefahr einer Hyperkaliämie. Bei entsprechenden Risikopatienten wird daher eine genaue Überwachung des Kaliums im Serum empfohlen. Im Fall einer klinisch signifikanten Hyperkaliämie wird zu einer Anpassung der Begleitmedikation, einer vorübergehenden Dosisreduktion von Sparsentan oder zu dessen (zeitweisem) Absetzen geraten.

Schwangerschaft und Stillzeit

Schwangerschaft: Aufgrund bislang nur sehr begrenzter Erfahrungen ist die Anwendung von Sparsentan bei schwangeren Frauen kontraindiziert. Tierexperimentelle Studien haben Reproduktionstoxizität gezeigt. Bei Frauen im gebärfähigen Alter darf die Behandlung nur begonnen werden, wenn eine Schwangerschaft ausgeschlossen ist. Auch müssen diese Patientinnen während und bis zu einen Monat nach Abschluss der Behandlung eine zuverlässige Verhütungsmethode anwenden.

Stillzeit: Derzeit geht man davon aus, dass Sparsentan in die menschliche Muttermilch übergeht. Da ein Risiko für den gestillten Säugling nicht ausgeschlossen werden kann, sollte die Anwendung während der Stillzeit unterbleiben.

Fertilität: Tierexperimentelle Daten ergaben keine Hinweise auf eine mögliche Beeinträchtigung der männlichen oder weiblichen Fertilität. Klinische Studien sind aktuell nicht verfügbar.

Pharmakokinetik

Resorption: Nach peroraler Gabe werden innerhalb von durchschnittlich drei Stunden maximale Plasmakonzentrationen gemessen. Eine gleichzeitige Nahrungsaufnahme hat keine klinisch relevante Auswirkung auf die Bioverfügbarkeit von Sparsentan.

Proteinbindung, Verteilung: Die Plasmaproteinbindung liegt bei mehr als 99 %, sie erfolgt bevorzugt an Albumin und in geringerem Ausmaß an saures Alpha-1-Glykoprotein. Das scheinbare Verteilungsvolumen im Steady State beträgt 0,88 l/kg Körpergewicht.

Metabolismus: Sparsentan wird in erster Linie durch CYP3A4, weiterhin auch durch CYP2C8, CYP2C9 und CYP3A5 metabolisiert. Unter anderem kommt es zur Oxidation und Dealkylierung. Dennoch macht die Muttersubstanz mit ungefähr 90 % den überwiegend im Plasma zirkulierenden Anteil aus.

Exkretion: Die Ausscheidung erfolgt zu etwa 80 % mit den Fäzes und zu 2 % renal. Die Eliminationshalbwertszeit von Sparsentan liegt bei 9,6 Stunden.

Zulassungsrelevante Studien

Die Zulassung von Sparsentan beruht auf der randomisierten, doppelblinden, aktiv kontrollierten Phase-III-Studie PROTECT mit 404 Erwachsenen, die unter Immunglobulin-A-Nephropathie mit starker Proteinurie litten [2]. Die Teilnehmer hatten im Vorfeld über mindestens drei Monate die maximal verträgliche Dosis eines ACE-Hemmers und/oder eines Sartans zur Verlangsamung der Erkrankungsprogression erhalten. Im Studienverlauf wurden diese Medikationen abgesetzt und es erfolgte eine Therapie mit Sparsentan oder dem reinen Angiotensin-1-Rezeptorantagonisten Irbesartan als Standardbehandlung der Immunglobulin-A-Nephropathie. Nach 36-wöchiger Therapie wurde im Verum-Arm eine durchschnittlich etwa 50%ige Reduktion des Proteinurie-Grads festgestellt, im Vergleich zu 15 % unter Irbesartan ($p < 0{,}0001$). Nach zwei Jahren lagen die entsprechenden Werte bei 43 bzw. 4 %, ebenfalls zugunsten von Sparsentan. Unter dem dualen Antagonisten war die geschätzte glomeruläre Filtrationsrate zu diesem Zeitpunkt jährlich um 2,9 ml/min × 1,73 m^2 gesunken. Im Irbesartan-Arm wurde eine Reduktion um 3,9 ml/min × 1,73 m^2 pro Jahr festgestellt ($p = 0{,}058$). Hieraus konnte geschlossen werden, dass der neue Wirkstoff die Verschlechterung der Nierenfunktion gegenüber Irbesartan signifikant verlangsamte. Der kombinierte Endpunkt „Nierenversagen“ aus den Ereignissen mindestens 40%ige Reduktion der geschätzten glomerulären Filtrationsrate, Nierenversagen oder Tod wurde in der Sparsentan-Gruppe bei 9 % der Teilnehmer erreicht, in der Irbesartan-Gruppe waren es 13 % der Patienten. Behandlungsassoziierte Nebenwirkungen traten unter Sparsentan und Irbesartan mit ähnlicher Häufigkeit auf.

Wirtschaftliche Aspekte

Aufgrund einer fehlenden Alternative erscheint der Preis der Medikation angemessen.

Therapeutische Relevanz

Die Erkrankung Immunglobulin-A-Nephropathie gilt als die weltweit häufigste Form einer Glomerulonephritis. Männer sind etwa zwei- bis dreimal häufiger betroffen als Frauen, wobei eine gewisse genetische Disposition besteht. Auch Grundschulkinder können bereits erkranken. Normalerweise kommt es unmittelbar nach einem viralen oder bakteriellen Atemwegsinfekt, möglicherweise aufgrund einer Dysregulation des mukosalen Immunsystems, zur Bildung von IgA_1-Antikörpern, die in geringerem Ausmaß als physiologisch üblich mit Galactose konjugiert sind. Im weiteren Verlauf werden IgA- oder IgG-Autoantikörper gegen diese vermindert galactosylierten Immunglobuline gebildet. Die Serumspiegel der Autoantikörper korrelieren mit der IgAN-Erkrankungsaktivität und der Progression. Die entstehenden Immunkomplexe lagern sich im Mesangium der Nieren ab. Es kommt zur Aktivierung des Komplementsystems und des Renin-Angiotensin-Aldosteron-Systems (RAAS), woraufhin die mesangiale Proliferation gesteigert und eine glomeruläre Entzündung ausgelöst wird. IgAN-Patienten zeigen Symptome wie Hypertonie, Hämaturie und Proteinurie. Nach Erhöhung der Kreatinin-Werte entwickelt sich ein nephritisches bzw. nephrotisches Syndrom bis hin zum Nierenversagen aufgrund einer progressiven Glomerulonephritis. Insgesamt kommt es bei einem Viertel der Erkrankten innerhalb von 20 Jahren nach Diagnosestellung zu einer terminalen Niereninsuffizienz. Bei Patienten mit zunächst geringgradiger Proteinurie, normaler Nierenfunktion und normalem Blutdruck ist keine spezielle Therapie notwendig. Lediglich eine Verringerung des Risikos für Atemwegsinfekte sollte angestrebt werden. Bei Betroffenen mit persistierender Proteinurie und Ausscheidungswerten oberhalb von 500 mg/Tag sind supportive Maßnahmen wie die mehrmonatige Gabe von ACE-Hemmern oder Sartanen angeraten. Für schwere Erkrankungsverläufe kam bislang nur die zusätzliche Gabe von Glucocorticoiden und Cyclophosphamid infrage. Für diese Patienten stellt nun der neue Wirkstoff Sparsentan nach derzeitigem Kenntnisstand einen relevanten therapeutischen Fortschritt dar. In der Zulassungsstudie konnte das Fortschreiten der Niereninsuffizienz im Vergleich zur Standardmedikation Irbesartan verlangsamt werden, und es war eine hochsignifikante Reduktion des Proteinurie-Grads feststellbar. Dies ist von besonderem Belang, da das Ausmaß der renalen Proteinausscheidung nach Einschätzung der Deutschen Gesellschaft für Nephrologie für die Prognose entscheidend ist. Der Wirkmechanismus von Sparsentan mit einem dualen Antagonismus an Endothelin-A- und Angiotensin-1-Rezeptoren ist innovativ und effektiver als die bislang praktizierte alleinige Inhibition des Angiotensin-II-Wegs durch ACE-Hemmer oder Sartane. Resultate von bereits laufenden klinischen Studien zu weiteren alternativen Behandlungen von IgAN-Patienten werden erwartet. So wird aktuell beispielsweise eine Targeted-Release-Zubereitung mit Budesonid und Sparsentan untersucht.

Literatur

[1] Fachinformation zu Filspari®, Stand Juli 2024

[2] Rovin BH, Barratt J, Heerspink HJL, Alpers CE et al. Efficacy and safety of sparsentan versus irbesartan in patients with IgA nephropathy (PROTECT): 2-year results from a randomised, active-controlled, phase 3 trial. Lancet 402(10417): 2077–2090, 2023

[3] EPAR summary for the public. Filspari® Sparsentan. EMA/150262/2024; European Medicines Agency; https://www.ema.europa.eu

33

34 Tislelizumab

Steckbrief

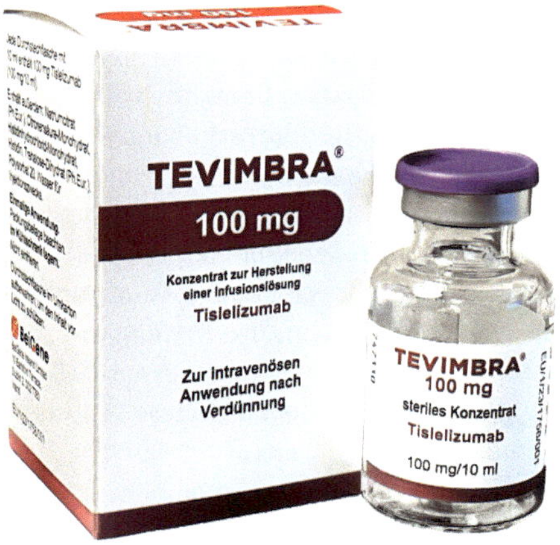

ATC-Code: L01FF09
Name: Tislelizumab (Tevimbra®)
Indikation: Nicht-kleinzelliges Lungenkarzinom (non-small cell lung cancer, NSCLC); Plattenepithelkarzinom des Ösophagus (oesophageal squamous cell carcinoma, OSCC)
Wirkmechanismus: Checkpoint-Rezeptor Programmed-Death-1(PD-1)-Antikörper
Stoffklasse: antineoplastische Wirkstoffe, monoklonale Antikörper und Antikörper-Wirkstoff-Konjugate
Zulassungsinhaber: Beigene Ireland Limited, 10 Earlsfort Terrace, Dublin 2, D02 T380, Irland
Hersteller/Endfreigabe: Beigene Switzerland GmbH Dutch Branch, Evert Van De Beekstraat 1/104, Schiphol, 1118 CL, Niederlande
Kontaktadresse in Deutschland: Beigene Germany GmbH, Theresienhöhe 12, 80339 München
Darreichungsformen: Konzentrat zur Herstellung einer Infusionslösung
Packungsgrößen, Preis und PZN: eine Durchstechflasche mit 10 ml, 2288,43 Euro, PZN 19158287
Zusammensetzung: 100 mg Tislelizumab pro 10 ml
Sonstige Bestandteile: Natriumcitrat (Ph. Eur.), Citronensäure-Monohydrat, Histidinhydrochlorid-Monohydrat, Histidin, Trehalose-Dihydrat (Ph. Eur.), Polysorbat 20 (E 432), Wasser für Injektionszwecke
Zulassungsnummer: EU/1/23/1758/001–002
Datum der Markteinführung: 1. September 2024
Besondere Lager- und Aufbewahrungshinweise: im Umkarton im Kühlschrank bei 2 bis 8 °C lagern, nicht einfrieren
Nach dem erstmaligen Öffnen muss das Arzneimittel verdünnt und sofort infundiert werden. Die chemische und physikalische Stabilität nach Anbruch wurde für 24 Stunden bei 2 bis 8 °C nachgewiesen.
Dauer der Haltbarkeit: drei Jahre
Verschreibungsstatus: verschreibungspflichtig

Indikationen

In Kombination mit Pemetrexed und platinhaltiger Chemotherapie zur Erstlinienbehandlung des nicht-plattenepithelialen NSCLC mit PD-L1-Expression auf mindestens 50 % der Tumorzellen ohne EGFR- oder ALK-positive Mutationen bei erwachsenen

Patienten, die ein lokal fortgeschrittenes NSCLC haben und nicht für eine chirurgische Resektion oder eine platinbasierte Radiochemotherapie infrage kommen oder ein metastasiertes NSCLC haben.

In Kombination mit Carboplatin und entweder Paclitaxel oder Nanopartikel-Albumin-gebundenem Paclitaxel zur Erstlinien-Behandlung des plattenepithelialen NSCLC bei erwachsenen Patienten, die ein lokal fortgeschrittenes NSCLC haben und nicht für eine chirurgische Resektion oder eine platinbasierte Radiochemotherapie infrage kommen oder ein metastasiertes NSCLC haben.

Als Monotherapeutikum zur Behandlung des lokal fortgeschrittenen oder metastasierten NSCLC nach vorheriger platinbasierter Therapie bei Erwachsenen, wobei Patienten mit EGFR-mutiertem oder ALK-positivem NSCLC vor der Behandlung mit Tislelizumab ebenfalls zielgerichtete Therapien erhalten haben sollen.

Als Monotherapeutikum zur Behandlung des nicht resezierbaren, lokal fortgeschrittenen oder metastasierten Plattenepithelkarzinoms des Ösophagus nach vorheriger platinbasierter Chemotherapie bei erwachsenen Patienten.

Wirkungen und Wirkungsmechanismus

Manche Tumorzellen und/oder tumorinfiltrierende Immunzellen aus dem Mikromilieu eines Tumors exprimieren die programmierten Zelltod-Liganden 1 und 2 (Programmed-Death-L1 und -2, PD-L1 und PD-L2). Diese binden an den zugehörigen Checkpoint-Rezeptor Programmed-Death-1 (PD-1) auf T-Zellen und bewirken so eine Unterdrückung von deren Immunantwort. Auf diese Weise wehren Tumorzellen aktivierte T-Zellen ab und entgehen der Zerstörung durch das Immunsystem. Der humanisierte monoklonale Immunglobulin-G4-Antikörper Tislelizumab ist gegen eine extrazelluläre Domäne von PD-1 gerichtet. Als Folge wird die Bindung der Liganden PD-L1 und PD-L2 kompetitiv gehemmt. So ist es möglich, die im Tumormilieu heruntergefahrene Immun-

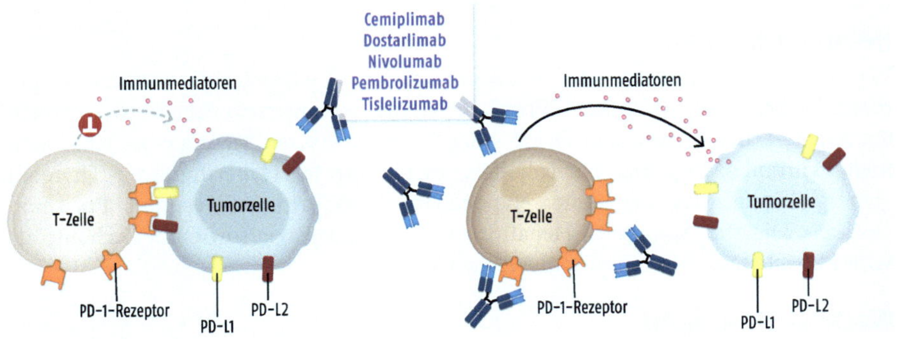

Abb. 34.1 Manche Zellen aus dem Tumor-Mikromilieu exprimieren Programmed-Death-1- und -2-Liganden (PD-L1 und PD-L2), die über eine Bindung an Programmed-Death-1-Rezeptoren (PD-1-Rezeptoren) zu einer Unterdrückung der Immunantwort von T-Zellen führen (**links**). Auf diese Weise schützen sich die Tumorzellen vor einer Zerstörung durch das körpereigene Immunsystem. PD-1-Antikörper wie Tislelizumab binden hochselektiv an den PD-1-Rezeptor (**rechts**) und unterbinden so dessen Interaktion mit den Liganden PD-L1 und PD-L2. Somit wird die Suppression von zytotoxischen T-Zellen aufgehoben und die körpereigene Abwehrreaktion gegen das Tumorgewebe wiederhergestellt.

34

abwehr auf Basis von T-Zellen zu reaktivieren. Die Wirkung von Tislelizumab ist für verschiedene fortgeschrittene und/oder metastasierte solide Tumoren nachgewiesen.

Dosierung, Art und Dauer der Anwendung

Tislelizumab wird sowohl als Monotherapeutikum als auch in Kombination mit anderen Chemotherapeutika alle drei Wochen in einer Dosis von 200 mg intravenös gegeben. Die erste Infusion muss über einen Zeitraum von 60 Minuten verabreicht werden. Bei guter Verträglichkeit ist eine Verkürzung des Infusionsintervalls auf 30 Minuten möglich. Falls die Applikation von Tislelizumab am selben Tag wie ein Chemotherapeutikum erfolgt, ist der PD-1-Inhibitor jeweils zuerst zu infundieren. Die Behandlung sollte bis zum Fortschreiten der Erkrankung oder bis zum Auftreten inakzeptabler Toxizität, beispielsweise aufgrund immunvermittelter Nebenwirkungen, fortgeführt werden. Eine Dosisreduktion zur Abmilderung dieser Reaktionen wird nicht empfohlen, allenfalls kommt ein zeitweises Aussetzen der Therapie infrage (s. Warnhinweise).

Erwachsene: alle drei Wochen 200 mg Tislelizumab intravenös

Kinder und Jugendliche: Sicherheit und Wirksamkeit von Tislelizumab für den Einsatz bei Patienten unter 18 Jahren sind nicht erwiesen.

Ältere Patienten: Für Patienten ab 65 Jahren ist keine Dosisanpassung notwendig.

Patienten mit Leber- oder Niereninsuffizienz: Zur Behandlung von Patienten mit schwerer Leber- oder Nierenfunktionsstörung kann aufgrund der begrenzten Datenlage derzeit keine Dosierungsempfehlung gegeben werden.

DDD: 9,5 mg parenteral

Gegenanzeigen, Kontraindikationen

Bei Überempfindlichkeit gegen Tislelizumab besteht eine Kontraindikation.

Nebenwirkungen

Während der Anwendung von Tislelizumab kommt es sehr häufig zu Anämie, Hypothyreose, Husten, Hautausschlägen, Pruritus, Fatigue, verringertem Appetit sowie zu erhöhten Aspartat- bzw. Aminotransferase- oder Bilirubin-Werten. Häufig wird über Pneumonien, Thrombozytopenie, Neutropenie, Lymphopenie, Hyperthyreose, Thyreoiditis, Hyperglykämie, Hyponatriämie, Hypokaliämie, Hypertonie, Dyspnoe, Pneumonitis, Übelkeit, Diarrhö, Stomatitis, Hepatitis, Arthralgie, Myalgie sowie über erhöhte alkalische-Phosphatase- oder Kreatinin-Werte berichtet.

Wechselwirkungen

Aufgrund der Proteinstruktur und der Eliminationswege des Antikörpers Tislelizumab sind weder pharmakokinetische noch relevante pharmakodynamische Interaktionen mit anderen Arzneistoffen zu erwarten. Aus diesem Grund wurde bislang auf die Durchführung von klinischen Studien zur Erfassung von Wechselwirkungen verzichtet. Systemische Corticosteroide oder andere Immunsuppressiva können die pharmakodynamische Aktivität von Tislelizumab beeinträchtigen. Dennoch ist deren Anwendung in einer Tagesdosis von 10 mg Prednison oder ein Äquivalent eines anderen Corticosteroids zur

Beherrschung von immunvermittelten Reaktionen oder als antiemetische Prämedikation im Rahmen einer kombinierten Chemotherapie vertretbar.

Warnhinweise und Vorsichtsmaßnahmen

Unter Tislelizumab-Behandlung muss aufgrund der Hemmung des PD-1-Signalwegs mit teilweise tödlich verlaufenden immunvermittelten Reaktionen wie Pneumonitis, Hepatitis, Kolitis, Nephritis, Arthritis, Myositis, Myokarditis, Polymyalgia rheumatica, Perikarditis, Guillain-Barré-Syndrom und schweren Hautreaktionen wie Stevens-Johnson-Syndrom oder toxisch-epidermaler Nekrolyse, Schilddrüsenfunktionsstörungen, Nebenniereninsuffizienz sowie mit Diabetes mellitus Typ 1 bis hin zu Ketoazidosen gerechnet werden. Die Mehrzahl dieser Reaktionen ist allerdings reversibel und kann durch vorübergehendes Absetzen von Tislelizumab, die Gabe von Corticosteroiden oder anderen systemischen Immunsuppressiva sowie durch weitere unterstützende Maßnahmen, wie der Applikation von Schilddrüsenhormonen oder Insulin, kontrolliert werden. Tislelizumab muss dauerhaft abgesetzt werden, wenn eine immunvermittelte Nebenwirkung vom Grad 3 wiederholt auftritt sowie bei jeder immunvermittelten Reaktion vom Grad 4. Ausgenommen hiervon sind Endokrinopathien wie Hypothyreose, Hyperthyreose, Nebenniereninsuffizienz, Hypophysitis und Diabetes mellitus Typ 1, die mit Hormonsubstitutionstherapien oder anderen geeigneten Maßnahmen kontrolliert werden können. Eine Behandlung mit Tislelizumab erhöht möglicherweise das Risiko der Abstoßung von soliden Organtransplantaten. Während der Applikation kann es weiterhin zu infusionsbedingten Reaktionen wie Fieber, Schüttelfrost, Dyspnoe, Urtikaria, Rücken- und Abdominalschmerzen kommen. Dem sollte durch die Gabe einer entsprechenden Prämedikation mit Antihistaminika und Antipyretika, dem Herabsetzen der Infusionsgeschwindigkeit sowie durch zeitweises oder dauerhaftes Unterbrechen der Infusion begegnet werden. Zur Behandlung von Patienten mit aktiven Hirn- oder leptomeningealen Metastasen, Autoimmunerkrankungen, schweren Infektionserkrankungen, Immunsuppression sowie nach Applikation von Lebendimpfstoffen innerhalb der letzten 14 Tage vor Therapiebeginn liegen keine Erfahrungen vor.

Schwangerschaft und Stillzeit

Schwangerschaft: Wegen bislang fehlender präklinischer und klinischer Daten ist die Anwendung von Tislelizumab während der Schwangerschaft auf zwingende Indikationen zu begrenzen. IgG4-Immunglobuline überwinden bekanntermaßen die Plazentaschranke, sodass ein Risiko für den Fetus nicht auszuschließen ist. Die Hemmung der PD-1-Signalübertragung kann zu einer immunvermittelten Abstoßungsreaktion gegen den Fetus und so zu dessen Tod führen. Daher wird Frauen im gebärfähigen Alter während und bis zu vier Monate nach Ende der Tislelizumab-Therapie zum Einsatz einer sicheren Kontrazeptionsmethode geraten.

Stillzeit: Es ist nicht bekannt, ob der IgG4-Antikörper in die Muttermilch übergeht. Daher muss eine Entscheidung darüber getroffen werden, ob auf das Stillen oder die Behandlung mit Tislelizumab verzichtet werden soll.

Fertilität: Nach dreimonatiger wiederholter Gabe von Tislelizumab bei Cynomolgus-Affen traten keine nennenswerten Auswirkungen auf die männlichen und weiblichen Fortpflanzungsorgane auf. Studien zur Reproduktions- und Entwicklungstoxizität wurden bislang nicht durchgeführt. Klinische Daten über mögliche Auswirkungen von Tislelizumab auf die Fertilität liegen aktuell nicht vor.

Pharmakokinetik

Resorption: Tislelizumab wird intravenös verabreicht, sodass die Bioverfügbarkeit 100 % beträgt.

Proteinbindung, Verteilung: Das mittlere Verteilungsvolumen im Steady State liegt bei 6,4 Litern. Abgesehen von der Bindung an den PD-1-Rezeptor findet keine Proteinbindung statt.

Metabolismus: Tislelizumab unterliegt dem physiologischen Proteinkatabolismus zu kleineren Peptiden oder einzelnen Aminosäuren, die in den Nährstoffpool zurückgelangen.

Exkretion: Die mittlere terminale Eliminationshalbwertszeit wird mit etwa 24 Tagen angegeben.

Zulassungsrelevante Studien

Nicht-kleinzelliges Lungenkarzinom (NSLCL)

Die Zulassung von Tislelizumab für die Behandlung von Patienten mit verschiedenen NSCLC-Varianten und fortgeschrittenen oder metastasierten Tumoren beruht auf drei randomisierten, aktiv- oder placebokontrollierten Phase-III-Studien.

An der ersten offenen Studie nahmen 360 nicht vorbehandelte Patienten mit plattenepithelialem NSCLC teil [2]. In der ersten Verum-Gruppe unter Tislelizumab in Kombination mit einer Chemotherapie auf Basis von Paclitaxel und Carboplatin betrug die mediane Zeit bis zum Fortschreiten der Erkrankung 7,7 Monate. In der zweiten Verum-Gruppe mit Tislelizumab und Nanopartikel-Albumin-gebundenem Paclitaxel plus Carboplatin lag die progressionsfreie Überlebenszeit bei 9,6 Monaten, während unter den Standardchemotherapeutika allein Werte von 5,5 Monaten erreicht wurden ($p < 0{,}001$ für beide Vergleiche). Die Ansprechraten in den Verum-Armen werden mit 62 % und in der Vergleichs-Gruppe mit 37 % angegeben.

In die offene Studie Rationale-304 waren 334 Patienten mit nicht-plattenepithelialem NSCLC einbezogen, deren Tumore eine PD-L1-Expression von mehr als 50 % zeigten [3]. Die Teilnehmer erhielten Tislelizumab zusammen mit Pemetrexed plus Cis- oder Carboplatin oder diese Standard-Chemotherapeutika allein. In der Verum-Gruppe lag die mediane progressionsfreie Überlebenszeit bei 14,6 Monaten, im Vergleichs-Arm waren es nur 4,6 Monate. Die entsprechende Werte für die Responseraten betrugen 70 und 31 %.

Im Rahmen der Studie Rationale-303 wurde Tislelizumab als Zweitlinien-Monotherapeutikum bei 805 Patienten mit nicht-plattenepithelialem NSCLC geprüft [4]. Die mediane Gesamtüberlebenszeit in der Verum-Gruppe wurde mit 16,9 Monaten ermittelt, unter Docetaxel lag der Wert bei 11,9 Monaten ($p < 0{,}001$). Die progressionsfreien Überlebenszeiten betrugen entsprechend 4,2 bzw. 2,6 Monate. Die PD-L1-Expression zeigte keine relevante Auswirkung auf das Ansprechen auf Tislelizumab.

Ösophaguskarzinom

Der Nutzen des PD-1-Inhibitors bei Patienten mit fortgeschrittenem oder metastasiertem Plattenepithelkarzinom des Ösophagus wurde in der offenen Phase-III-Studie Rationale 302 getestet [5]. Die Tumorerkrankung der 512 Teilnehmer hatte sich nach einer Behandlung mit einer platinbasierten Chemotherapie verschlimmert. In der Gruppe der mit Tislelizumab Behandelten lag die mediane Gesamtüberlebenszeit bei 8,6 Monaten, im Vergleich zu 6,3 Monaten unter den Chemotherapeutika Paclitaxel, Docetaxel oder Irinotecan ($p < 0,001$). Die Ansprechraten betrugen 15,2 vs. 6,6 %. Schwerwiegende therapieassoziierte Ereignisse traten unter Tislelizumab mit 18,8 vs. 55,8 % deutlich seltener auf.

Wirtschaftliche Aspekte

Für die Patienten mit stark fortgeschrittener Erkrankung erscheint der Preis der Medikation aufgrund begrenzter Alternativen angemessen.

Therapeutische Relevanz

In Deutschland erkranken jährlich etwa 5000 Personen an einem Ösophaguskarzinom. In etwa zwei Drittel der Fälle handelt es sich um ein Plattenepithelkarzinom. Als Risikofaktoren gelten Alkohol- und Nicotin-Abusus sowie eine vermehrte Aufnahme von Nitrosaminen. Nach Diagnosestellung liegt die Fünf-Jahres-Überlebensrate bei nur 20 %. Bei fortgeschrittenem oder metastasiertem Tumor ist von einer Lebenserwartung von etwa einem halben Jahr auszugehen. Auch die Prognose von Patienten mit Lungenkarzinomen, der dritthäufigsten Krebsart in Europa, gilt trotz sich stetig verbessernder Therapieoptionen als schlecht. In etwa 80 bis 90 % der Fälle handelt es sich um ein nicht-kleinzelliges Lungenkarzinom (NSCLC), wovon wiederum etwa 30 % der Betroffenen ein Plattenepithelkarzinom aufweisen. In Europa werden pro Jahr etwa 480 000 Fälle neu diagnostiziert. Die Fünf-Jahres-Überlebensrate beträgt je nach Tumorgröße 40 bis 60 %, beim Vorliegen von Lymphknotenmetastasen ist der Wert auf 20 % reduziert. Mit dem programmierten Zelltod-Rezeptor (PD-1) bzw. seinem Liganden PD-L1 haben sich in den letzten Jahren zwei vielversprechende Angriffspunkte für neue Antitumorwirkstoffe herauskristallisiert. Mithilfe von sogenannten PD-1- bzw. PD-L1-Inhibitoren, auch Checkpoint-Inhibitoren genannt, ist es möglich, die tumor-bedingt heruntergefahrene Immunabwehr wieder zu aktivieren. Die Substanzen sind bereits bei unterschiedlichen soliden Tumoren und auch hämatologischen Malignitäten erprobt. Insbesondere auf dem Gebiet des malignen Melanoms wurden durch Wirkstoffe wie Nivolumab und Pembrolizumab bahnbrechende therapeutische Fortschritte mit deutlich verbesserten Überlebensraten erreicht. Mit dem neuen PD-1-Inhibitor Tislelizumab steht nun für Patienten mit fortgeschrittenem oder metastasiertem Ösophaguskarzinom oder NSCLC eine weitere effektive neue Therapieoption zur Verfügung. In den Zulassungsstudien wurden bei beiden Indikationen gegenüber Standardchemotherapeutika signifikante Vorteile bezüglich der Ansprechraten und der Steigerung der Überlebenszeit um einige Monate bis wenige Jahre gezeigt. Möglicherweise wären beim Einsatz in früheren Erkrankungsstadien weitere Verbesserungen erzielbar. Tislelizumab wird aktuell in verschiedenen klinischen Studien bezüglich seines Nutzens bei einer Vielzahl weiterer Tumorerkrankungen in unterschiedlichen Szenarien geprüft. Erste vielversprechende Ergebnisse liegen für die Behandlung von Magen-, Leberzell- und Nasopharynx-Karzinomen vor.

Literatur

[1] Fachinformation zu Tevimbra®, Stand Juli 2024

[2] Wang J, Lu S, Yu X, Hu Y et al. Tislelizumab plus chemotherapy vs chemotherapy alone as first-line treatment for advanced squamous non-small-cell lung cancer: a phase 3 randomized clinical trial. JAMA Oncol 7(5): 709–717, 2021

[3] Lu S, Wang J, Yu Y, Yu X et al. Tislelizumab plus chemotherapy as first-line treatment for locally advanced or metastatic nonsquamous NSCLC (RATIONALE 304): a randomized phase 3 trial. J Thorac Oncol 16(9): 1512–1522, 2021

[4] Zhou C, Huang D, Fan Y, Yu X et al. Tislelizumab versus docetaxel in patients with previously treated advanced NSCLC (RATIONALE-303): a phase 3, open-label, randomized controlled trial. J Thorac Oncol 18(1): 93–105, 2023

[5] Shen L, Kato K, Kim SB, Ajani JA et al. Tislelizumab versus chemotherapy as second-line treatment for advanced or metastatic esophageal squamous cell carcinoma (RATIONALE-302): a randomized phase III study. J Clin Oncol 40(26): 3065–3076, 2022

[6] EPAR summary for the public. Tevimbra® Tislelizumab. EMA/340170/2024; European Medicines Agency; https://www.ema.europa.eu

35 Tofersen

Steckbrief

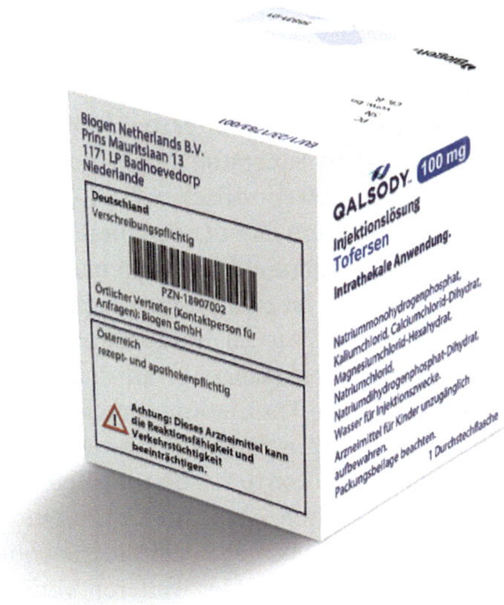

ATC-Code: N07XX22
Name: Tofersen (Qalsody®)
Indikation: amyotrophe Lateralsklerose mit einer Mutation im Superoxid-Dismutase-1(SOD1)-Gen
Wirkmechanismus: Antisense-Oligonukleotid
Stoffklasse: andere Mittel für das Nervensystem
Zulassungsinhaber: Biogen Netherlands B.V., Prins Mauritslaan 13, 1171 LP Badhoevedorp, Niederlande
Hersteller/Endfreigabe: Biogen Netherlands B.V., Prins Mauritslaan 13, 1171 LP Badhoevedorp, Niederlande
Kontaktadresse in Deutschland: Biogen Deutschland, Riedenburger Str. 7, 81677 München
Darreichungsformen: Injektionslösung
Packungsgrößen, Preis und PZN: 15-ml-Durchstechflasche, 28 931,47 Euro, PZN 18907002
Zusammensetzung: 100 mg Tofersen
Sonstige Bestandteile: Natriummonohydrogenphosphat, Kaliumchlorid, Calciumchlorid-Dihydrat, Magnesiumchlorid-Hexahydrat, Natriumchlorid, Natriumdihydrogenphosphat-Dihydrat, Wasser für Injektionszwecke
Zulassungsnummer: EU/1/23/1783/001
Datum der Markteinführung: 1. Juli 2024
Besondere Lager- und Aufbewahrungshinweise: in der Originalverpackung im Kühlschrank lagern (2 bis 8 °C), nicht einfrieren
Die Durchstechflasche kann im Originalumkarton bis zu 14 Tage bei Raumtemperatur (nicht über 30 °C) gelagert werden. Ungeöffnete Flaschen dürfen nach der Entnahme aus dem Kühlschrank gegebenenfalls wieder dorthin zurückgestellt werden. Sie können an maximal sechs Tagen bei Raumtemperatur für maximal sechs Stunden pro Tag aus dem Originalumkarton entnommen werden.
Nach dem Aufziehen in die Spritze sollte die Lösung sofort, innerhalb von vier Stunden nach der Entnahme aus dem Kühlschrank, bei Raumtemperatur verabreicht werden, andernfalls ist die Lösung zu verwerfen.
Dauer der Haltbarkeit: 30 Monate
Verschreibungsstatus: verschreibungspflichtig

35

Indikationen

Behandlung von Erwachsenen mit amyotropher Lateralsklerose (ALS), die mit einer Mutation im Superoxid-Dismutase-1(SOD1)-Gen assoziiert ist.

Wirkungen und Wirkungsmechanismus

Die genaue Pathogenese der neurodegenerativen Erkrankung amyotrophe Lateralsklerose ist unbekannt. Einige Patienten weisen genetische Veränderungen im SOD1-Gen auf. Dieses kodiert für das Enzym Superoxid-Dismutase 1, das im Körper die Umwandlung von Superoxid (O_2-) in Sauerstoff (O_2) und Wasserstoffperoxid (H_2O_2) katalysiert. Bislang wurden mehr als 200 spezifische SOD1-Mutationen identifiziert, die bei den ALS-Patienten zur Akkumulation einer (neuro)toxischen Form des SOD1-Proteins führen. Als Folge kommt es zur Schädigung von Axonen und zur Neurodegeneration. Das Antisense-Oligonukleotid Tofersen ist komplementär zu einem Teil der 3' untranslatierten Region der SOD1-mRNA. Der aus 20 Basenresten bestehende Strang bindet über Watson-Crick-Basenpaarung (Hybridisierung) an diesen Ausschnitt und führt zu dessen Abbau. Auf diese Weise wird die Translation und damit die Biosynthese des SOD1-Proteins reduziert. Tofersen wird direkt in den Liquor cerebrospinalis mittels Lumbalpunktion appliziert, um eine hohe Wirkstoffkonzentration im Bereich des Rückenmarks zu erzielen. Im Rahmen von klinischen Studien wurde im Liquor eine Abnahme der Gesamtmenge an SOD1-Protein im Bereich von etwa 35 % gefunden, wobei dieser im Zeitraum von etwa zwei Monaten erreichte Minimalwert im weiteren Verlauf unter Tofersen stabil blieb. Als Biomarker für axonale Schäden und die Neurodegeneration dienen Neurofilament-Leichtketten. Auch hier war nach Therapiebeginn über einen Zeitraum von mehreren Wochen eine stetige Abnahme um insgesamt etwa 60 % (placebobereinigt) feststellbar.

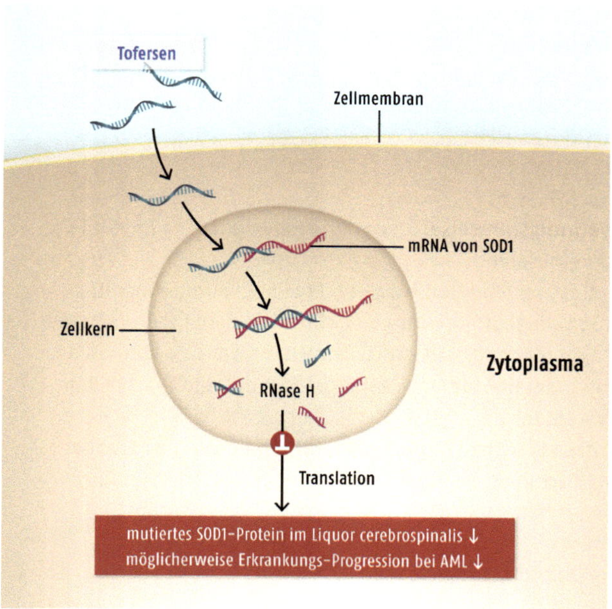

Abb. 35.1 Das Antisense-Oligonucleotid Tofersen überwindet die Zellmembran und dringt in den Zellkern ein. Hier bindet es an einen Teil der Messenger-RNA (mRNA) des Gens SOD1, das für das Enzym Superoxid-Dismutase 1 kodiert, und führt deren Abbau durch die Ribonuclease RNase H herbei. Als Folge kann die Translation des SOD1-Proteins nicht stattfinden. Die exakte molekulare Rolle, die dieses bei manchen ALS-Patienten mutierte, neurotoxische Protein bei der Pathogenese spielt, ist allerdings derzeit nicht bekannt. Dennoch kann möglicherweise eine gewisse Verzögerung der Erkrankungs-Progression erhofft werden.

Dosierung, Art und Dauer der Anwendung

Vor der intrathekalen Anwendung von Tofersen sollten etwa 10 ml Liquor mithilfe einer Lumbalpunktionsnadel entnommen werden. Das ALS-Therapeutikum wird in einer Dosis von 100 mg über eine bis drei Minuten verabreicht. Hierbei ist zu beachten, dass die Lösung in der Durchstechflasche bereits gebrauchsfertig verdünnt ist. Die Behandlung beginnt mit drei Aufsättigungsdosen im Abstand von jeweils 14 Tagen. Danach wird auf einen vierwöchentlichen Applikationsrhythmus umgestellt. Versäumte Anwendungen sind baldmöglichst nachzuholen. Im Anschluss sollten wiederum die empfohlenen Abstände eingehalten werden. Der Bedarf für eine Fortsetzung der Therapie ist in regelmäßigen Abständen anhand des klinischen Erscheinungsbilds und des Ansprechens des Patienten zu prüfen.

Erwachsene: dreimal 100 mg Tofersen alle 14 Tage als Bolusgabe mittels Lumbalpunktion, danach alle 28 Tage

Kinder und Jugendliche: Sicherheit und Wirksamkeit für den Einsatz von Tofersen bei Kindern und Jugendlichen unter 18 Jahren sind nicht erwiesen.

Ältere Patienten: Trotz begrenzter Erfahrungen geht man davon aus, dass das Wirksamkeits- und Sicherheitsprofil von Tofersen bei älteren Patienten ähnlich wie in den anderen untersuchten Altersgruppen ist. Dosisanpassungen sind nach derzeitigem Kenntnisstand nicht notwendig.

Patienten mit Leber- oder Niereninsuffizienz: Zur Behandlung von Patienten mit Leber- oder Niereninsuffizienz liegen keine Daten vor.

DDD: 3,57 mg parenteral

Gegenanzeigen, Kontraindikationen

Bei Überempfindlichkeit gegen Tofersen besteht eine Kontraindikation.

Nebenwirkungen

Während der Anwendung von Tofersen kommt es sehr häufig zu erhöhten Leukozyten-Zahlen und Protein-Konzentrationen im Liquor sowie zu Arthralgien, Myalgien, allgemeinen Schmerzen, Ermüdung und Fieber. Häufig wird über Papillenödeme, Neuralgien, aseptische Meningitis, Radikulitis, Myelitis und muskuloskelettale Steifigkeit berichtet.

Wechselwirkungen

Aufgrund der Struktur und der Eliminationswege von Tofersen sind weder pharmakokinetische noch relevante pharmakodynamische Interaktionen mit anderen Arzneistoffen zu erwarten. Tofersen ist zudem kein Induktor oder Inhibitor des CYP450-vermittelten oxidativen Stoffwechsels. Aus diesem Grund wurde bislang auf die Durchführung von klinischen Studien zur Erfassung von Wechselwirkungen verzichtet.

Warnhinweise und Vorsichtsmaßnahmen

Die im Rahmen der Applikation erforderliche Lumbalpunktion ist mit einem erhöhten Risiko für unerwünschte Wirkungen wie Kopfschmerzen, Rückenschmerzen, Post-Lumbalpunktion-Syndromen und Infektionen assoziiert. Bei mit Tofersen behandelten Patienten wurden schwerwiegende Fälle von erhöhtem intrakraniellem Druck, Papillenödemen, Myelitis (Rückenmarksentzündung) und Radikulitis mit Reizungen oder Schädigungen einer Nervenwurzel berichtet. Gegebenenfalls ist nach entsprechender Diagnostik eine geeignete Standardbehandlung einzuleiten. Andere subkutan oder intravenös angewendete Antisense-Oligonukleotide haben zu Thrombozytopenien und Blutgerinnungsstörungen geführt, sodass dies für Tofersen aktuell nicht ausgeschlossen werden kann. Vor Therapiebeginn wird vor allem bei entsprechend prädisponierten Patienten geraten, eine Bestimmung der Thrombozytenzahl und der Gerinnungsparameter durchzuführen. Nach Gabe anderer subkutan und intravenös angewendeter Antisense-Oligonukleotide wurde zudem renale Toxizität beobachtet. Wenn klinisch angezeigt, ist eine Urinuntersuchung auf Proteine empfohlen. Bei anhaltender Proteinurie sollte eine weitere Abklärung erfolgen.

Schwangerschaft und Stillzeit

Schwangerschaft: Aufgrund bislang fehlender klinischer Daten wird die Anwendung von Tofersen während der Schwangerschaft nicht empfohlen. Im Tierexperiment ergaben sich allerdings keine Hinweise auf Reproduktionstoxizität.

Stillzeit: Tofersen geht in die Milch laktierender Tiere über. Da ein Risiko für den gestillten Säugling nicht ausgeschlossen werden kann, muss eine Entscheidung getroffen werden, ob auf das Stillen oder die Behandlung mit Tofersen verzichtet werden soll bzw. diese zeitweise zu unterbrechen ist.

Fertilität: Toxizitätsstudien an Tieren haben keine schädlichen Wirkungen auf die männliche oder weibliche Fertilität gezeigt. Klinische Daten liegen derzeit nicht vor.

Pharmakokinetik

Resorption: Nach intrathekaler Applikation wurde die maximale Tiefstkonzentration im Liquor bei der dritten und letzten Aufsättigungsdosis gemessen. Tofersen geht aus dem Liquor rasch in den systemischen Kreislauf über. Maximale Plasmakonzentrationen treten im Bereich von zwei bis sechs Stunden nach der Anwendung auf.

Proteinbindung, Verteilung: Die Substanz verteilt sich in großem Umfang im ZNS und erreicht in den Zielgeweben des Rückenmarks therapeutische Konzentrationen. Das mediane Verteilungsvolumen im Plasma wird auf 0,73 l/kg Körpergewicht geschätzt. Die Plasmaproteinbindung wurde nicht bestimmt.

Metabolismus: Tofersen unterliegt einer hydrolytischen Spaltung durch Exonukleasen.

Exkretion: Die Substanz wird in erster Linie über die Niere ausgeschieden. Die im Tierexperiment im ZNS-Gewebe von Cynomolgus-Affen bestimmte terminale Eliminationshalbwertszeit lag bei durchschnittlich 31 bis 40 Tagen.

Zulassungsrelevante Studien

Die Zulassung von Tofersen beruht auf der 2:1 randomisierten, doppelblinden, placebokontrollierten Phase-III-Studie VALOR mit 108 Patienten, die unter amyotropher Lateralsklerose litten [2]. Die Teilnehmer wiesen eine Mutation im SOD1-Gen auf und erhielten über 28 Wochen acht Dosen des Antisense-Oligonukleotids oder Placebo. Bei etwa zwei Dritteln der Patienten lag eine ALS-Erkrankung mit potenziell starker Progression vor. Primärer Wirksamkeitsendpunkt war die Häufigkeit, mit der sich die Krankheitssymptome im Studienverlauf verschlechterten. Zur Bewertung wurde die Standardskala „ALS Functional Rating Scale Revised" herangezogen, die Aspekte der körperlichen Funktionsfähigkeit wie Schwierigkeiten beim Sprechen, Atmen, Essen und anderen normalen täglichen Aktivitäten berücksichtigt. Der Gesamtscore liegt im Bereich von null Punkten für keine Funktion bis hin zu 48 Punkten für normale Funktion. Nach 28 Wochen sank der Score bei Patienten der Tofersen-Gruppe um 4,5 Punkte, in der Placebo-Gruppe waren es 5,8 Punkte. Allerdings war dieser Unterschied nicht signifikant. In den Subgruppen mit rascher Progression wurde unter Tofersen eine Abnahme von 7,0 und unter Placebo mit 8,1 Punkten festgestellt (Unterschied ebenfalls nicht signifikant). Andere Messungen, insbesondere Langzeitdaten, deuten dennoch darauf hin, dass Tofersen das Fortschreiten der ALS-Erkrankung in gewissem Ausmaß verlangsamen kann. In der Verum-Gruppe konnte eine stärkere Reduktion der SOD1-Proteinspiegel im Liquor als im Placebo-Arm gefunden werden, was die erwartete Wirkung des Arzneimittels bestätigt. Zudem wurde im Vergleich zu Placebo ein 60%iger Rückgang der Konzentration an Neurofilament-Leichtketten-Protein im Plasma gemessen, einem Biomarker für axonale Schäden und die Neurodegeneration. Die häufigsten Nebenwirkungen unter Tofersen waren Schmerzen, Fatigue, Fieber, Gelenk- und Muskelschmerzen.

95 Teilnehmer wurden im Anschluss an die 28-wöchige erste Phase in die offene Verlängerungsphase der Studie aufgenommen. Alle Teilnehmer erhielten nun Tofersen. Nach 52 Wochen war der ALS-Score bei den Patienten aus dem ursprünglichen Verum-Arm um 6,0 Punkte reduziert, in der ursprünglichen Placebo-Gruppe betrug die Verschlechterung 9,5 Punkte. Möglicherweise besteht somit ein gewisser Vorteil für einen frühzeitigeren Einsatz von Tofersen.

Wirtschaftliche Aspekte

Aufgrund einer fehlenden Alternative erscheint der Preis der Medikation angemessen.

Therapeutische Relevanz

Die amyotrophe Lateralsklerose (ALS) ist eine fortschreitende, chronisch-degenerative Erkrankung des zentralen Nervensystems. Aufgrund bislang fehlender effektiver Behandlungsmöglichkeiten verläuft sie innerhalb von durchschnittlich etwa zwei bis fünf Jahren nach Diagnosestellung tödlich. Männer sind etwas häufiger als Frauen betroffen. Die Manifestierung erfolgt eher in der zweiten Lebenshälfte, die Prävalenz liegt im Bereich von 3:100 000. Ursächlich werden Störungen der Translation, der Proteinfaltung, mitochondrialer Funktion und des axonalen Transports angenommen, wobei die Ursachen nicht eindeutig geklärt sind. Auch genetische Faktoren scheinen eine wichtige Rolle zu spielen, allerdings können lediglich bei 10–15 % aller Patienten krankheitsverursachende Gene identifiziert werden. Bei etwa 11 % aller ALS-Patienten und 40 % der familiären Fälle ist eine Mutation im Sinne einer Hexanucleotid-Expansion im C9orf72-Gen auffindbar, die auch bei frontotemporaler Demenz beobachtet wird. Ein Teil der Patienten weist Veränderungen im TDP-43-Gen auf, das für ein Nucleoprotein codiert. Etwa 1–2 % der Patienten tragen eine primär autosomal-dominante Mutation des SOD1-Gens, das die Information für das Enzym Superoxid-Dismutase 1 trägt. Im Erkrankungsverlauf der ALS wird eine fortschreitende Degeneration bestimmter Hirnareale, von Motoneuronen im Gehirn und Rückenmark beobachtet. Als Folge kommt es zu einer

Muskelatrophie, die an den Extremitäten und im Bereich der Zungen- und Schlundmuskulatur beginnt. Als Symptome werden zunächst oft Muskelfaszikulationen und Krämpfe, später schlaffe und spastische Lähmungen festgestellt. Im weiteren Verlauf manifestieren sich Lähmungen der Zungen- und Gaumenmuskulatur. Charakteristisch ist eine progressive Bulbärparalyse, die zu Lähmungen des Pharynx und Larynx und schließlich zum Tod durch Atemlähmung führt. Bislang kann die ALS nicht geheilt oder zumindest aufgehalten werden. Die Behandlung erfolgt daher symptomorientiert, mit unterstützender physiotherapeutischer Betreuung. Anticholinergika wie Amitriptylin oder Scopolamin können der Hypersalivation entgegenwirken, ebenso Injektionen von Botox in die Speicheldrüsen. Insbesondere bei weiter fortgeschrittener Erkrankung ist eine nicht-invasive Unterstützung der Atmung sowie eine Sondenernährung angeraten. Als einziges krankheitsmodifizierendes Arzneimittel wird der Glutamat-Antagonist Riluzol (Rilutek®) eingesetzt, wenngleich diese Therapie nur einen sehr begrenzten Effekt hat. Ein innovativer Therapieansatz ist das nun neu auf dem deutschen Markt eingeführte Antisense-Oligonukleotid Tofersen. Hierbei handelt es sich um das erste Arzneimittel, das sich spezifisch gegen eine bestimmte genetische ALS-Gruppe richtet. Die Substanz kommt somit ausschließlich für die etwa 1–2 % der ALS-Patienten infrage, bei denen eine SOD1-Mutation vorliegt. Der Wirkmechanismus ähnelt dem von Nusinersen (Spinraza®) und Volanesorsen (Waylivra®), die bei anderen Indikationen verwendet werden. Durch Bindung an die SOD1-mRNA supprimiert Tofersen die SOD1-Proteinsynthese. Zudem kommt es zu einer Verringerung der Neurofilament-Leichtketten im Plasma. Abgesehen von der positiven Beeinflussung dieser Biomarker konnte in der Zulassungsstudie allerdings keine signifikante Verbesserung der Symptomatik und der Lebenserwartung erreicht werden. Tendenziell ist jedoch eine Verzögerung der Krankheitsprogression festzustellen. Dennoch ist die Entwicklung von Tofersen als Schritt in die richtige Richtung anzusehen. Von besonderem Interesse wäre, ob der Wirkstoff die klinische Manifestation der Erkrankung bei noch präsymptomatischen SOD1-ALS-Patienten verzögern kann. Insgesamt ist es sehr zu begrüßen, dass weiterhin große Anstrengungen vonseiten der ALS-Forschung unternommen werden. Dies lässt hoffen, dass die bislang dramatisch, quälend und letztlich tödlich verlaufende Erkrankung eines Tages effektiv behandelt werden kann.

Literatur

[1] Fachinformation zu Qalsody®, Stand Mai 2024

[2] Miller TM, Cudkowicz ME, Genge A, Shaw PJ et al. Trial of antisense oligonucleotide tofersen for SOD1 ALS. N Engl J Med 387(12): 1099–1110, 2022

[3] EPAR summary for the public. Qalsody® Tofersen. EMA/93332/2024; European Medicines Agency; https://www.ema.europa.eu

[4] Ludolph A, Petri S, Grosskreutz J, et al. Motoneuronerkrankungen, S1-Leitlinie, 2021. In: Deutsche Gesellschaft für Neurologie (Hrsg.), Leitlinien für Diagnostik und Therapie in der Neurologie. https://dgn.org/leitlinien

[5] Meyer T, Schumann P, Grehl T, Weyen U, et al. SOD1 gene screening in ALS – frequency of mutations, patients' attitudes to genetic information and transition to tofersen treatment in a multi-center program. Amyotroph Lateral Scler Frontotemporal Degener Sep 13:1–10, 2024. Epub ahead of print

36 Ublituximab

Steckbrief

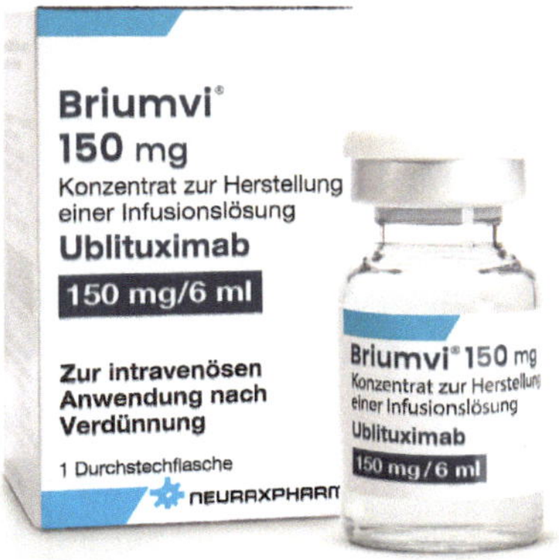

ATC-Code: L04AG14
Name: Ublituximab (Briumvi®)
Indikation: erwachsene Patienten mit schubförmiger multipler Sklerose und aktiver Erkrankung, definiert durch klinischen Befund oder Bildgebung
Wirkmechanismus: CD20-Antikörper
Stoffklasse: selektive Immunsuppressiva
Zulassungsinhaber: Neuraxpharm Pharmaceuticals, S. L., Avda. Barcelona 69, 08970 Sant Joan Despí, Barcelona, Spanien
Hersteller/Endfreigabe: Millmount Healthcare, Block 7, City North Business Campus, Stamullen, Co. Meath, Irland, K32 YD60
Neuraxpharm Pharmaceuticals, S. L., Avda. Barcelona 69, 08970 Sant Joan Despí, Barcelona, Spanien
Kontaktadresse in Deutschland: Neuraxpharm Arzneimittel GmbH, Elisabeth-Selbert-Straße 23, 40764 Langenfeld
Darreichungsformen: Konzentrat zur Herstellung einer Infusionslösung
Packungsgrößen, Preis und PZN: eine Durchstechflasche mit 150 mg, 4131,06 Euro, PZN 08819521
Zusammensetzung: 150 mg Ublituximab in 6 ml (25 mg/ml)
Sonstige Bestandteile: Natriumchlorid, Natriumcitrat (E 331), Polysorbat 80 (E 433), Salzsäure (zur pH-Wert-Einstellung) (E 507), Wasser für Injektionszwecke
Zulassungsnummer: EU/1/23/1730/001
Datum der Markteinführung: 01. Februar 2024
Besondere Lager- und Aufbewahrungshinweise: im Umkarton im Kühlschrank bei 2 bis 8 °C lagern, nicht schütteln oder einfrieren
Dauer der Haltbarkeit: drei Jahre
Die chemische und physikalische Stabilität nach der Zubereitung wurde für 24 Stunden bei 2 bis 8 °C und danach für acht Stunden bei Raumtemperatur nachgewiesen.
Verschreibungsstatus: verschreibungspflichtig

Indikationen

Erwachsene Patienten mit schubförmiger multipler Sklerose und aktiver Erkrankung, definiert durch klinischen Befund oder Bildgebung.

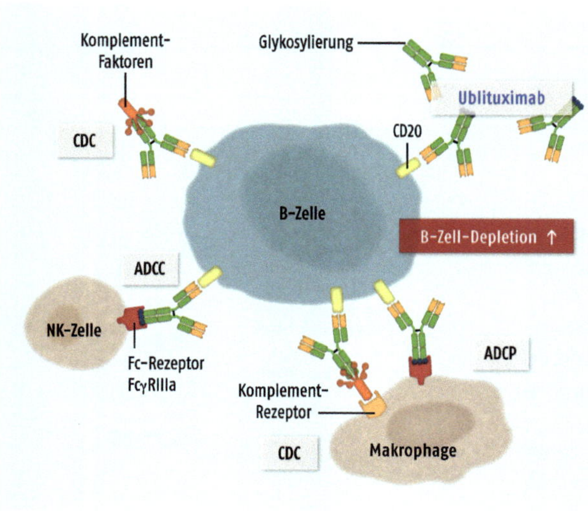

Abb. 36.1 Der monoklonale Antikörper Ublituximab bindet spezifisch an das Oberflächenantigen CD20 auf B-Zellen. Die somit markierten B-Lymphozyten werden daraufhin durch verschiedene Mechanismen eliminiert. Im Rahmen der antikörperabhängigen zellulären Zytotoxizität (ADCC) und Phagozytose (ADCP) erkennen beispielsweise natürliche Killerzellen (NK-Zellen) oder Makrophagen über den Fc-Rezeptor FcγRIIIa den mit einem spezifischen Glykosylierungsmuster ausgestatteten Fc-Teil von Ublituximab und zerstören die assoziierten B-Zellen. Weiterhin kommt es durch komplementabhängige Zytotoxizität (CDC) über die Aktivierung der Komplementkaskade zur B-Zell-Lyse. (modifiziert nach [4])

Wirkungen und Wirkungsmechanismus

Die Pathogenese der multiplen Sklerose ist mit einer Einwanderung von autoreaktiven T- und B-Lymphozyten in das Zentralnervensystem assoziiert. Über eine Autoimmunreaktion kommt es zu einer Demyelinisierung von Nervenscheiden im Gehirn, Rückenmark und im Sehnerv. Auf den erkrankungsauslösenden Prä-B-Zellen, reifen B-Lymphozyten sowie B-Gedächtniszellen wird das transmembranäre Protein CD20 exprimiert, das sich somit als therapeutisches Target eignet. Der mithilfe rekombinanter DNA-Technologie auf Basis einer Ratten-Myelom-Zelllinie produzierte IgG1-Antikörper Ublituximab ist selektiv gegen CD20 gerichtet. Über die spezifische Bindung an CD20-exprimierende B-Zellen führt Ublituximab bereits ab dem ersten Tag der Applikation zu einer antikörperabhängigen zellvermittelten Zytotoxizität. Eine Besonderheit des Antikörpers liegt in einem spezifischen Glykosylierungsmuster seiner Fc-Region. Sie führt zu einer erhöhten Affinität von Ublituximab zu dem auf natürlichen Killerzellen, Neutrophilen, Monozyten, Makrophagen und bestimmten T-Zellen exprimierten Fc-Rezeptor FcγRIIIa (CD16). Als Folge wird die zytotoxische Aktivität dieser Immunzellen verstärkt und eine anhaltende Depletion von B-Zellen um etwa 97 % des Ausgangswerts herbeigeführt. In geringerem Ausmaß beruht die Ublituximab-Wirkung auch auf einer komplementabhängigen Zytotoxizität gegenüber B-Zellen. Erst etwa 70 Wochen nach Absetzen der Antikörpertherapie erreicht die Anzahl der B-Zellen ihr Ausgangsniveau.

Dosierung, Art und Dauer der Anwendung

Zur Vermeidung von infusionsbedingten Reaktionen ist vor jeder Applikation eine Prämedikation mit Corticosteroiden und Antihistaminika, gegebenenfalls auch mit Antipyretika angeraten. Ublituximab wird initial einmalig in einer reduzierten Dosierung von 150 mg intravenös verabreicht. Zwei Wochen später beginnt die intravenöse Erhaltungstherapie mit 450 mg alle 24 Wochen. Nach einer versäumten Applikation sollte die Verabreichung so schnell wie möglich nachgeholt werden. Der Mindestabstand zwischen zwei Anwendungen liegt bei fünf Monaten.

Erwachsene: 450 mg Ublituximab alle 24 Wochen intravenös

Kinder und Jugendliche: Sicherheit und Wirksamkeit sind für die Anwendung von Ublituximab bei Kindern und Jugendlichen unter 18 Jahren noch nicht erwiesen.

Ältere Patienten: Bei älteren Patienten von über 55 Jahren wird eine Dosisanpassung nicht für erforderlich gehalten.

Patienten mit Leber- oder Niereninsuffizienz: Bei Patienten mit Leber- oder Niereninsuffizienz ist nach derzeitigem Kenntnisstand offenbar keine Dosisreduktion notwendig.

DDD: 2,68 mg parenteral

Gegenanzeigen, Kontraindikationen

Bei Überempfindlichkeit gegen Ublituximab, schwerer aktiver Infektion (z. B. einer Hepatitis-B-Virus-Infektion), starker Immunsuppression oder aktiver maligner Erkrankung besteht eine Kontraindikation.

Nebenwirkungen

Während der Anwendung von Ublituximab kommt es sehr häufig zu Infektionen der oberen Atemwege sowie zu infusionsbedingten Reaktionen. Häufig wird über Herpesvirus-Infektionen, Infektionen der unteren Atemwege, Neutropenien und über Schmerzen in einer Extremität berichtet.

Wechselwirkungen

Da die Clearance von Ublituximab ohne Beteiligung von CYP450-Isoenzymen, anderen spezifischen Biotransformationsenzymen oder Effluxpumpen erfolgt und auch keine klassische Bindung an Plasmaproteine stattfindet, sind pharmakokinetische Interaktionen mit anderen Arzneistoffen sehr unwahrscheinlich. Wegen der hohen Affinität zur Zielstruktur ist auch nicht davon auszugehen, dass Ublituximab Arzneimittel-metabolisierende Enzyme verändert. Klinisch relevante pharmakodynamische Wechselwirkungen sind aufgrund der hohen Wirkspezifität ebenfalls nicht zu erwarten. Zur Sicherheit und Wirksamkeit einer Immunisierung mit attenuierten und nicht attenuierten Lebendimpfstoffen liegen keine Daten vor. Entsprechende Impfungen sollten daher mindestens vier Wochen vor Beginn der Ublituximab-Behandlung abgeschlossen sein, da sie während der Antikörper-Therapie und nach deren Absetzen bis zur B-Zell-Depletion unterbleiben müssen. Der empfohlene Sicherheitsabstand für inaktivierte Impfstoffe liegt bei mindestens zwei Wochen vor Beginn der Ublituximab-Anwendung. Beim kombinierten Einsatz des CD20-Antikörpers mit anderen Immunsuppressiva besteht die Gefahr von additiven Effekten. Für eine Behandlung von Schüben der Grunderkrankung ist der Einsatz von Glucocorticoiden allerdings möglich.

Warnhinweise und Vorsichtsmaßnahmen

Insbesondere während und innerhalb von ein bis zwei Tagen nach den ersten Infusionen sollten die Patienten wegen der Gefahr infusionsbedingter Reaktionen überwacht werden. Auf entsprechende Symptome wie Pyrexie, Schüttelfrost, Kopfschmerzen, Tachykardie, Übelkeit, Abdominalschmerzen, Rachenreizungen, Erytheme und anaphylaktische Reaktionen ist zu achten. Je nach Schweregrad sollte die Infusionsgeschwindigkeit reduziert oder die Applikation unterbrochen werden, eine Dosisreduktion wird allerdings nicht empfohlen. Bei lebensbedrohlichen oder potenziell zu einer Behinderung führenden Infusionsreaktionen ist eine dauerhafte Beendigung der Therapie angeraten. Ublituximab kann das Risiko für möglicherweise lebensbedrohliche Infektionserkrankungen erhöhen. Patienten mit bereits vorliegender aktiver Infektion oder schwerer Immunsuppression dürfen erst behandelt werden, wenn die Infektion abgeklungen oder der Immunstatus wiederhergestellt ist. Bei Patienten mit chronischer Hepatitis-B-Virus-Infektion kann es unter CD20-Antikörpern zu einer Erkrankungsreaktivierung mit fulminanter Hepatitis, Leberversagen und Tod kommen. Gefährdete Patienten sind engmaschig dahingehend zu überwachen. Ebenso muss während der Ublituximab-Behandlung mit einer durch das John-Cunningham-Virus ausgelösten progressiven multifokalen Leukenzephalopathie gerechnet werden. Entsprechende Anzeichen sind beispielsweise das Neuauftreten oder die Verschlechterung vorbestehender neurologischer Symptome. Gegebenenfalls ist die Ublituximab-Therapie bis zum sicheren Ausschluss einer solchen Erkrankung zu unterbrechen.

Schwangerschaft und Stillzeit

Schwangerschaft: Ublituximab darf wegen begrenzter Erfahrungen nur nach strenger Nutzen-Risiko-Abwägung in der Schwangerschaft angewendet werden. Frauen im gebärfähigen Alter müssen während und bis zu vier Monate nach Beendigung der Therapie eine sichere Verhütungsmethode einsetzen. Tierexperimentelle Studien ergaben Reproduktionstoxizität. Zudem ist bekannt, dass IgG1-Antikörper wie Ublituximab nach dem ersten Trimenon die Plazentaschranke überwinden. Daher muss bei exponierten Feten bzw. Neugeborenen mit vorübergehenden B-Zell-Depletionen und Lymphozytopenien gerechnet werden. Die entsprechenden Auswirkungen auf die Sicherheit und Wirksamkeit von Impfstoffen sind nicht bekannt, sodass die Impfung mit (attenuierten) Lebendimpfstoffen bei den betroffenen Säuglingen verschoben werden sollte, bis sich ihre B-Zell-Werte normalisiert haben. Inaktivierte Impfstoffe können dagegen bereits vor der B-Zell-Depletion verabreicht werden, allerdings ist zu überprüfen, ob eine schützende Immunantwort ausgelöst wurde.

Stillzeit: Wegen eines möglichen Übertritts des Antikörpers Ublituximab in die Muttermilch in den ersten Tagen nach der Geburt wird während dieses kurzen Zeitraums vom Stillen abgeraten. Danach kann der Wirkstoff, sofern klinisch erforderlich, während der Stillzeit angewendet werden.

Fertilität: Präklinische Untersuchungen an Cynomolgus-Affen ließen keine schädlichen Auswirkungen auf die Reproduktionsorgane erkennen. Klinische Fertilitätsdaten liegen bislang nicht vor.

Pharmakokinetik

Resorption: Ublituximab wird derzeit ausschließlich intravenös appliziert, daher beträgt die Bioverfügbarkeit definitionsgemäß 100 %.

Proteinbindung, Verteilung: Das Verteilungsvolumen liegt bei 0,05 l/kg, was etwa dem intravaskulären Raum entspricht. Abgesehen von der Bindung an CD20 und CD16 findet keine relevante Proteinbindung statt.

Metabolismus: Der Antikörper unterliegt dem physiologischen Protein-Katabolismus zu kleineren Peptiden und einzelnen Aminosäuren, die in den Nährstoffpool übergehen.

Exkretion: Die Eliminationshalbwertszeit von Ublituximab liegt im Bereich von etwa 22 Tagen.

Zulassungsrelevante Studien

Die Zulassung von Ublituximab beruht auf den beiden sehr ähnlich konzipierten randomisierten, doppelblinden, aktiv kontrollierten Phase-III-Studien ULTIMATE I und II mit insgesamt 1089 Teilnehmern [2]. Die Patienten litten unter schubförmiger multipler Sklerose mit durchschnittlich 1,3 Schüben pro Jahr und wurden alternativ mit Ublituximab plus Placebo-Tablette oder dem peroral verfügbaren Immunmodulator Teriflunomid plus Placebo-Infusion behandelt. Nach einer mittleren Beobachtungszeit von 95 Wochen kam es in den Verumgruppen zu 0,08 bzw. 0,09 Schüben pro Jahr, während in den Vergleichsgruppen jährlich 0,19 bzw. 0,18 Schübe zu verzeichnen waren ($p < 0{,}0001$ und $p = 0{,}0022$ für die jeweiligen Vergleiche). Auch bezüglich der Anzahl an mittels MRT-Aufnahme ermittelten Gadolinium-anreichernden T1-Läsionen, die Rückschlüsse auf die Erkrankungsaktivität erlauben, zeigte sich der CD20-Antikörper mit 0,02 bzw. 0,01 Läsionen pro Scan gegenüber Teriflunomid mit 0,49 bzw. 0,25 Läsionen überlegen ($p < 0{,}0001$ für beide Vergleiche). Nach 96 Wochen lagen die Anteile an schubfreien Patienten unter Ublituximab bei 86 bzw. 87 % und unter Teriflunomid-Therapie bei 74 bzw. 72 %. Aus den gepoolten Daten der Verum- und Vergleichsarme wurden die Anteile an Patienten, die nach zwölf Wochen eine Behinderungsprogression zeigten, mit 5,2 und 5,9 % ermittelt ($p = 0{,}51$). Bei diesem letzten Parameter war somit kein signifikanter Unterschied zwischen den beiden Therapeutika nachweisbar. Unter Ublituximab traten bei 48 % der Teilnehmer infusionsbedingte Reaktionen auf. In der Verumgruppe kam es bei 5 % der Patienten zu schwerwiegenden Infektionen, in der Teriflunomid-Gruppe war dies bei etwa 3 % der Fall.

Wirtschaftliche Aspekte

Die jährlichen Behandlungskosten für Ublituximab liegen derzeit bei etwa 27 000 Euro, die für Ofatumumab bei 47 000 Euro.

Therapeutische Relevanz

Die multiple Sklerose ist eine chronische, derzeit nicht heilbare Erkrankung, von der in Deutschland etwa 225 000 Menschen betroffen sind. Erste Symptome treten meist im Alter zwischen 20 und 40 Jahren auf. Somit gilt die multiple Sklerose als die Hauptursache für nicht traumatisch bedingte Behinderungen bei jüngeren Erwachsenen. Am häufigsten ist mit etwa 85 % die schubförmig-remittierende Form, bei der phasenweise neue Symptome auftreten oder sich verschlimmern, gefolgt von Phasen mit nachlassenden oder ganz verschwindenden Symptomen. Die Schubtherapie erfolgt normalerweise mit Glucocorticoiden. Zur verlaufsmodulierenden Therapie werden Immunmodulatoren wie Glatirameracetat sowie Immunsuppressiva wie Cladribin, Fumarsäuredimethylester, Natalizumab und Teriflunomid eingesetzt. Jedoch ist durch diese Wirkstoffe bei vielen Patienten keine dauerhafte Erkrankungskontrolle erreichbar. Mit der Markteinführung der CD20-Antikörper war bereits vor einigen Jahren ein relevanter therapeutischer Fortschritt möglich. Die ersten für die multiple Sklerose zugelassenen Vertreter Ocrelizumab und Ofatumumab führen zu einer starken Depletion der erkrankungsauslösenden B-Lymphozyten und zu einer Halbierung der Schubrate gegenüber Standardtherapeutika. Ähnliche Werte können auch durch den im Februar 2024 neu auf dem deutschen Markt eingeführten weiteren CD20-Antikörper Ublituximab erreicht werden. In der Zulassungsstudie sank die Anzahl akuter Läsionen in der Bildgebung um mehr als 90 %, allerdings verhinderte die neue Substanz das Fortschreiten der Behinderung nicht besser als die Vergleichssubstanz Teriflunomid. Von seinem direkten Konkurrenten Ofatumumab mit identischer Indikation unterscheidet sich Ublituximab durch sein spezifisches Glykosylierungsmuster, das zu einer Verstärkung der antikörperabhängigen zellulären Zerstörung von B-Zellen führen soll. Die klinische Relevanz dieses Sachverhalts wäre allerdings nur in direkt vergleichenden Studien mit den beiden Wirkstoffen zu ermitteln. Für Ofatumumab spricht, dass die Substanz für die monatliche subkutane Anwendung durch den Patienten zur Verfügung steht. Ublituximab ist dagegen derzeit nur als Präparat zur intravenösen Infusion zugelassen, das mit teilweise lebensbedrohlichen infusionsbedingten Reaktionen assoziiert ist. Der weitere CD20-Antikörper Ocrelizumab wird ähnlich wie Ublituximab in Abständen von sechs Monaten intravenös appliziert. Ein Vorzug dieses bereits seit 2018 im Handel befindlichen Wirkstoffs besteht darin, dass er nicht nur bei schubförmiger, sondern auch bei primär progredienter multipler Sklerose eingesetzt werden kann. Ob diese Indikationserweiterung auch für Ublituximab infrage kommt, bleibt abzuwarten. Für eine noch umfassendere Nutzenbewertung von Ublituximab wären Head-to-Head-Vergleiche mit Substanzen aus der Gruppe der Sphingosin-1-Phosphat(S1P)-Rezeptor-Modulatoren wie Fingolimod, Ponesimod und Siponimod wünschenswert. Diese Wirkstoffe sind ebenfalls für die schubförmige multiple Sklerose vorgesehen und verhindern den Austritt von Lymphozyten aus den Lymphknoten ins Blut und zentrale Nervensystem. An dieser Stelle ist zu erwähnen, dass Ublituximab derzeit für den Einsatz bei weiteren B-Zell-vermittelten Erkrankungen wie beispielsweise Hodgkin- oder Non-Hodgkin-Lymphomen geprüft wird.

Literatur

[1] Fachinformation zu Briumvi®, Stand Oktober 2023
[2] Steinman L, Fox E, Hartung HP, Alvarez E et al. Ublituximab versus teriflunomide in relapsing multiple sclerosis. N Engl J Med 387(8): 704–714, 2022
[3] EPAR summary for the public. Briumvi® Ublituximab. EMA/281688/2023; European Medicines Agency; https://www.ema.europa.eu
[4] Jaglowski SM et al. The clinical application of monoclonal antibodies in chronic lymphocytic leukemia. Blood 116: 3705–3714, 2010

37 Vadadustat

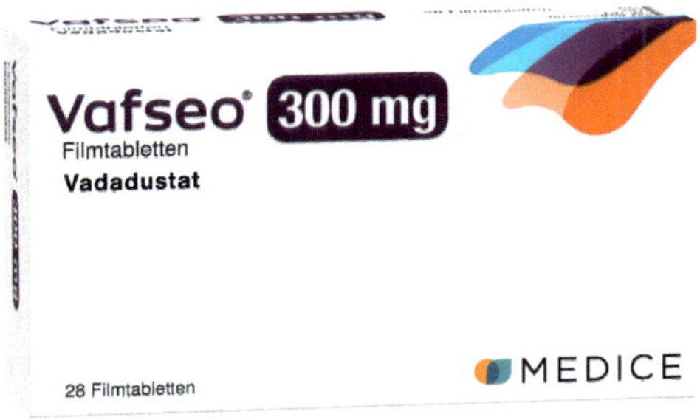

Steckbrief

ATC-Code: B03XA08

Name: Vadadustat (Vafseo®)

Indikation: Erwachsene mit symptomatischer Anämie infolge chronischer Nierenerkrankung unter chronischer Erhaltungsdialyse (Dialysis-Dependent Chronic Kidney Disease, DD-CKD)

Wirkmechanismus: Hypoxie-induzierbarer-Faktor-Prolyl-hydroxylase-Inhibitor (HIF-PHI)

Stoffklasse: Antianämika, andere Antianämika

Zulassungsinhaber: Medice Arzneimittel Pütter GmbH & Co KG, Kuhloweg 37, 58638 Iserlohn, Deutschland

Hersteller/Endfreigabe: Millmount Healthcare Limited, Block-7, City North Business Campus, Stamullen, Co. Meath, K32 YD60, Irland
Medice Arzneimittel Pütter GmbH & Co. KG, Kuhloweg 37, 58638 Iserlohn, Deutschland

Kontaktadresse in Deutschland: Medice Arzneimittel Pütter GmbH & Co. KG, Kuhloweg 37, 58638 Iserlohn, Deutschland

Darreichungsformen: Filmtabletten

Packungsgrößen, Preis und PZN: 28 Filmtabletten à 150 mg, 251,79 Euro, PZN 18779610; 98 Filmtabletten à 150 mg, 852,97 Euro, PZN 18779633; 28 Filmtabletten à 300 mg, 492,26 Euro, PZN 18779656; 98 Filmtabletten à 300 mg, 1689,55 Euro, PZN 18779679

Zusammensetzung: 150 mg bzw. 300 mg Vadadustat

Sonstige Bestandteile: mikrokristalline Cellulose (E 460), Poly(O-carboxymethyl)stärke-Natriumsalz, Hypromellose (E 464), hochdisperses Siliciumdioxid (E 551), Magnesiumstearat, Poly(vinylalkohol) (E 1203), Macrogol (E 1521), Talkum (E 553b), Titandioxid (E 171), Eisen(III)-hydroxid-oxid × H_2O (E 172) (nur 300-mg-Filmtablette)

Zulassungsnummer: EU/1/23/1725/001–6

Datum der Markteinführung: 1. Juni 2024

Besondere Lager- und Aufbewahrungshinweise: keine besonderen Anforderungen

Dauer der Haltbarkeit: drei Jahre

Verschreibungsstatus: verschreibungspflichtig

Chemische Struktur:

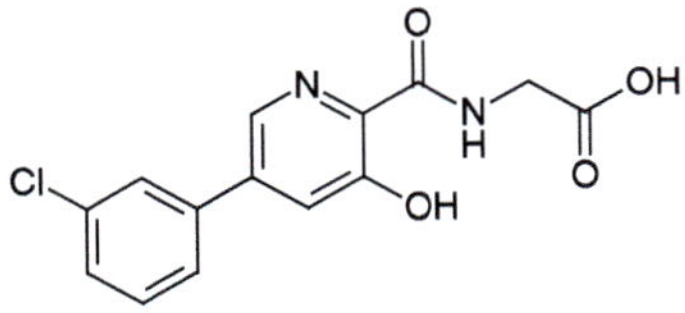

Indikationen

Behandlung von Erwachsenen mit symptomatischer Anämie infolge chronischer Nierenerkrankung (Chronic Kidney Disease, CDK), die eine chronische Erhaltungsdialyse erhalten.

Wirkungen und Wirkungsmechanismus

Aus gut mit Sauerstoff versorgten Geweben erfolgt keine Signalgebung, die zu einer verstärkten Bildung von Erythrozyten führt. Hier wird die α-Untereinheit des Hypoxie-induzierbaren Faktors (HIF) durch das Enzym HIF-Prolylhydroxylase an Prolin-Aminosäuren hydroxyliert und mit einer Ubiquitin-Kette markiert. Aufgrund dieser Kennzeichnung kommt es zum Abbau und damit zur Zerstörung von HIF-α durch das Proteasom. Bei Hypoxie wird die Prolinhydroxylase dagegen gehemmt, da das Co-Substrat Sauerstoff nicht zur Verfügung steht. Der somit unveränderte HIF-α gelangt in den Zellkern, bildet ein Heterodimer mit einer HIF-β-Untereinheit und bewirkt zusammen mit anderen Transkriptionsfaktoren die Expression von an der Erythropoese beteiligten Genen. Auf diese Weise reagiert der Körper auf eine Unterversorgung der Zellen mit Sauerstoff. Diese adaptive Hypoxie-Antwort kann nun durch den Einsatz des Hypoxie-induzierbaren-Faktor-Prolylhydroxylase-Inhibitors Vadadustat imitiert bzw. verstärkt werden. Bei Anämiepatienten wird eine Aktivierung des HIF-Signalwegs und somit eine gesteigerte Produktion von endogenem Erythropoetin erreicht. Als Folge kommt es zu einer erhöhten Bereitstellung von Eisen-Ionen, einer verstärkten Hämoglobin(Hb)-Produktion und so zu einer Steigerung der Erythrozytenmasse.

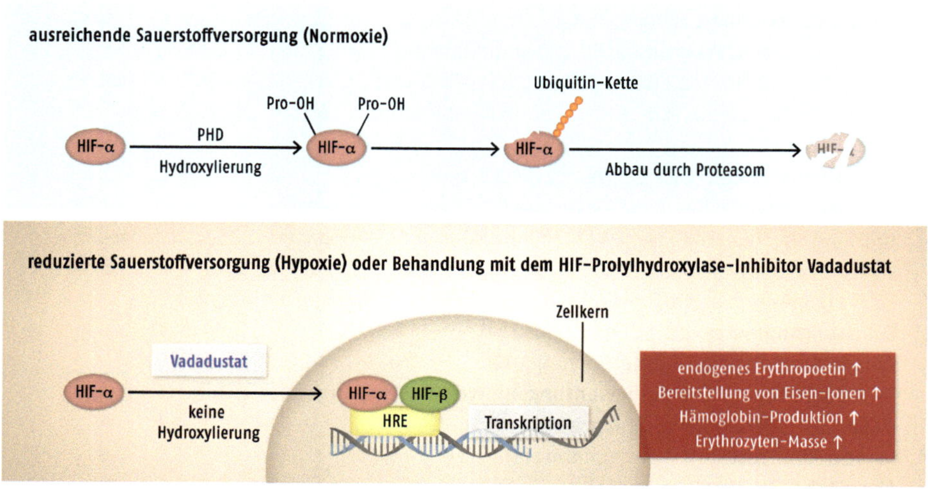

Abb. 37.1 Bei ausreichender Sauerstoffversorgung wird die α-Untereinheit des Hypoxie-induzierbaren Faktors (HIF-α) durch das Enzym HIF-Prolylhydroxylase (PHD) an zwei Prolin-Aminosäuren hydroxyliert. Das entstehende Produkt wird mit einer Ubiquitin-Kette markiert und nachfolgend vom Proteasom abgebaut (**oben**). Bei Hypoxie oder dem Einsatz des Hypoxie-induzierbarer-Faktor-Prolylhydroxylase-Inhibitors Vadadustat findet keine Hydroxylierung von HIF-α statt. Das unveränderte HIF-α gelangt in den Zellkern und bildet mit HIF-β ein Heterodimer. Der Transkriptionsfaktor löst über die Bindung an sogenannte Hypoxia Response Elements (HRE) die Expression von an der Erythropoese beteiligten Genen aus (**unten**).

Dosierung, Art und Dauer der Anwendung

Vadadustat wird initial in einer Dosis von einmal täglich 300 mg unabhängig von den Mahlzeiten eingenommen. Das Präparat kann jederzeit vor, während oder nach der Dialysebehandlung appliziert werden. Bei der Einleitung oder Anpassung der Therapie ist bis zur Stabilisierung eine Überwachung der Hb-Spiegel alle zwei Wochen angeraten. Danach sind einmal monatliche Kontrollen ausreichend, wobei der Hb-Zielbereich bei 10 bis 12 g/dl liegt. Eine Dosiserhöhung in 150-mg-Schritten darf nicht öfter als einmal alle vier Wochen erfolgen, Dosissenkungen können häufiger vorgenommen werden. Die Tagesmaximaldosis liegt bei 600 mg. Versäumte Dosen sollten am gleichen Tag nachgeholt werden. Von einer Einnahme der doppelten Menge am Folgetag wird abgeraten. Aufgrund des langsamen Hb-Anstiegs unter Vadadustat kann es bei Patienten, die von einer Verabreichung von Erythropoese-stimulierenden Substanzen (ESA-Behandlung) mit hoher Baseline-Dosis umgestellt werden, anfangs zu einem Sinken der Hb-Werte kommen, die jedoch zwischen Woche 16 und 20 wieder ihr Ausgangsniveau erreichen. Bei einer zeitweisen Reduktion unter 9,0 g/dl sollte eine Notfalltherapie in Form von Erythrozyten-Transfusionen oder einer ESA-Behandlung erwogen werden. Bei Patienten mit Serumferritin-Werten unter 100 µg/l oder einer Serumtransferrin-Sättigung unter 20 % ist eine ergänzende Eisentherapie anzuwenden. Falls innerhalb von 24 Behandlungswochen kein klinisch bedeutsamer Anstieg der Hb-Spiegel erzielt wird, ist die Vadadustat-Therapie zeitweise auszusetzen, um zunächst potenzielle andere Ursachen der Anämie zu behandeln. So können beispielsweise Retikulozyten-Zählungen oder Knochenmarkuntersuchungen in Betracht gezogen werden.

Erwachsene: einmal täglich 150 mg bis 600 mg Vadadustat

Kinder und Jugendliche: Sicherheit und Wirksamkeit für den Einsatz des Antianämikums bei Kindern und Jugendlichen unter 18 Jahren sind nicht erwiesen.

Ältere Patienten: Bei älteren Patienten ist keine Dosisanpassung notwendig.

Patienten mit Leberinsuffizienz: Die Anwendung von Vadadustat bei Patienten mit schwerer Leberfunktionsstörung wird wegen fehlender Erfahrungen nicht empfohlen.

DDD: 0,3 g peroral

Gegenanzeigen, Kontraindikationen

Bei Überempfindlichkeit gegen Vadadustat besteht eine Kontraindikation.

Nebenwirkungen

Während der Behandlung mit Vadadustat kommt es sehr häufig zu Hypertonie, thromboembolischen Ereignissen und Diarrhö. Häufig wird über Kopfschmerzen, Krampfanfälle, Hypotonie, Überempfindlichkeit, Husten, Obstipation, Übelkeit, Erbrechen, Oberbauchschmerzen und erhöhte Leberenzym-Werte berichtet. Gelegentlich muss mit erhöhten Bilirubin-Werten gerechnet werden.

Wechselwirkungen

Vadadustat bildet mit mehrwertigen Kationen wie Aluminium, Eisen und Calcium, die beispielsweise in Antazida, Nahrungsergänzungsmitteln und Phosphatbindern enthalten sind, ein Chelat. Um eine verminderte Resorption zu vermeiden, sollte daher ein Einnahmeabstand von mindestens einer Stunde vor und zwei Stunden nach der Vadadustat-Gabe eingehalten werden. Das Antianämikum wird mithilfe der Organo-Anion-Transporter OAT1 und OAT3 renal ausgeschieden. Bei kombinierter Anwendung von entsprechenden Inhibitoren wie Probenecid oder Benzylpenicillin ist besondere Vorsicht geboten, da es zu erhöhten Vadadustat-Plasmaspiegeln und damit zu verstärkten Wirkungen und Nebenwirkungen kommen kann. Gegebenenfalls ist eine Dosisreduktion zu erwägen. Vadadustat erhöht seinerseits die Bioverfügbarkeit von BCRP-Substraten wie Fluvastatin, Nelfinavir und Pitavastatin, OAT3-Substraten wie Famotidin, Furosemid, Methotrexat, Olmesartan, Sitagliptin und Zidovudin sowie einigen Statinen wie Simvastatin und Rosuvastatin. Die Dosis gleichzeitig eingesetzter Substrate mit enger therapeutischer Breite muss möglicherweise angepasst werden. Ähnliches gilt für die gleichzeitige Anwendung von CYP2C9-Substraten wie Celecoxib oder Warfarin. In vitro zeigte sich Vadadustat als Induktor von CYP2B6. Die Biotransformation von entsprechenden Substraten wie Efavirenz oder Bupropion wird daher möglicherweise beschleunigt, sodass deren Wirkung reduziert sein kann. Zudem wurde in vitro eine Hemmung der Enzyme CYP3A4 und CYP2C8 durch Vadadustat nachgewiesen. Bis zur Klärung der klinischen Relevanz dieser Befunde ist bei kombinierter Applikation von entsprechenden Substraten mit geringer therapeutischer Breite Vorsicht geboten.

Warnhinweise und Vorsichtsmaßnahmen

Vor Beginn und während der Vadadustat-Therapie sind regelmäßige Kontrollen der Leberfunktions-Werte angeraten. Bei starken Abweichungen von den Normwerten kann ein zeitweises oder dauerhaftes Absetzen des Antianämikums notwendig sein. Das Substanz-assoziierte kardiovaskuläre und Mortalitätsrisiko unter Vadadustat ist offenbar ähnlich hoch wie unter einer Erythropoese-stimulierenden Therapie mit Darbepoetin alfa. Bei schwerwiegenden Ereignissen wie Myokardinfarkt oder Schlaganfall ist eine Unterbrechung oder Beendigung der Behandlung zu erwägen. Patienten mit Prädisposition für Thromboembolien müssen während der Vadadustat-Anwendung sorgfältig überwacht werden, da das Risiko unter dem Antianämikum erhöht ist. Vadadustat ist zudem mit der Gefahr einer Verschlechterung einer Hypertonie und mit der Entwicklung von Krampfanfällen verbunden. Bei bereits betroffenen oder vorbelasteten Patienten sind engmaschige Kontrollen angeraten. Eine missbräuchliche Anwendung von Vadadustat, beispielsweise zu Dopingzwecken, kann zu einem exzessiven, potenziell lebensbedrohlichen Anstieg des Volumens von roten Blutkörperchen führen.

Schwangerschaft und Stillzeit

Schwangerschaft: Aufgrund bislang nur begrenzter Erfahrungen sollte die Anwendung von Vadadustat während der Schwangerschaft vermieden werden. Tierexperimentelle Studien ergaben allerdings keine Hinweise auf Reproduktionstoxizität.

Stillzeit: Es ist nicht bekannt, ob Vadadustat in die Muttermilch übergeht. Im Tierversuch war dies der Fall. Da derzeit ein Risiko für den gestillten Säugling nicht ausgeschlossen werden kann, muss eine Entscheidung darüber getroffen werden, ob auf das Stillen oder die Behandlung mit Vadadustat verzichtet werden soll.

Fertilität: Tierexperimentelle Studien zeigten keine Wirkungen von Vadadustat auf die Fertilität. Humanstudien liegen aktuell nicht vor.

Pharmakokinetik

Resorption: Nach peroraler Gabe werden innerhalb von etwa zwei bis drei Stunden maximale Plasmaspiegel gemessen. Bei gleichzeitiger Einnahme mit einer fettreichen Mahlzeit kommt es gegenüber der Nüchterngabe zu einer nur geringfügigen Reduktion der Bioverfügbarkeit.

Proteinbindung, Verteilung: Die Plasmaproteinbindung von Vadadustat beträgt mehr als 99,5 %, das Verteilungsvolumen wird mit 0,17 l/kg Körpergewicht angegeben.

Metabolismus: Die Substanz wird in erster Linie zu pharmakologisch inaktiven Glucuronsäure-Konjugaten biotransformiert.

Exkretion: Die Ausscheidung von Vadadustat erfolgt zu etwa 86 % renal und zu 27 % mit den Fäzes, überwiegend in Form von Metaboliten. Die Eliminationshalbwertszeit liegt im Bereich von etwa neun Stunden.

Zulassungsrelevante Studien

Die Zulassung von Vadadustat beruht auf den beiden aktiv kontrollierten, randomisierten, offenen Phase-III-Studien INNO$_2$VATE 1 und 2 mit nahezu 4000 Patienten [2]. Die Teilnehmer litten unter einer durch chronische Nierenerkrankungen verursachten Anämie und waren bereits dialysepflichtig. Das peroral verfügbare Vadadustat erwies sich in beiden Untersuchungen gegenüber dem subkutan oder intravenös zu applizierenden Komparator Darbepoetin alfa sowohl bezüglich der Wirksamkeit als auch der Sicherheit als nicht unterlegen.

Bei der INNO$_2$VATE-1-Studie mit 369 CKD-Patienten mit erstmals diagnostizierter Dialysepflicht lag der mittlere Hb-Wert vor Studienbeginn im Verum- und im Vergleichs-Arm bei 9,37 bzw. 9,19 g/dl. Nach 24 bis 36 Wochen konnte eine Steigerung auf durchschnittlich 10,36 (Vadadustat) bzw. 10,61 g/dl (Darbepoetin alfa) erreicht werden. Die entsprechenden Werte nach 40 bis 52 Therapiewochen betrugen 10,51 bzw. 10,55 g/dl.

In die INNO$_2$VATE-2-Studie waren 3554 Patienten eingeschlossen, die bereits seit mehr als zwölf Wochen eine chronische Dialyse-Erhaltungstherapie erhielten und von einer früheren ESA-Therapie umgestellt worden waren. Ausgehend von einem mittleren Hb-Wert von 10,25 bzw. 10,23 g/dl wurden nach 24 bis 36 bzw. 40 bis 52 Behandlungswochen unter Vadadustat Hb-Spiegel von 10,36 bzw. 10,40 g/dl gemessen. Die entsprechenden Werte in den Darbepoetin-alfa-Gruppen betrugen 10,53 bzw. 10,58 g/dl.

Als primärer Sicherheitsendpunkt wurde die Zeit bis zum Erreichen einer ersten schweren kardialen Komplikation (Major Adverse Cardiovascular Event, MACE) festgelegt, definiert als Tod jeglicher Ursache, nicht tödlicher Myokardinfarkt und nicht tödlichem Schlaganfall. In den Vadadustat-Gruppen kam es bei insgesamt 355 Patienten (18,2 %) zu einem ersten MACE, unter Darbepoetin alfa waren es 377 der Teilnehmer (19,3 %). In beiden Therapie-Armen verstarben jeweils 253 der Patienten. Unter Vadadustat erlitten 76 Personen einen nicht tödlichen Myokardinfarkt und 26 einen nicht tödlichen Schlaganfall. In den Darbepoetin-alfa-Armen waren es 87 bzw. 37 Patienten. Die Inzidenz schwerwiegender Nebenwirkungen lag in den Verum-Gruppen bei 50 bzw. 55 % und in den Vergleichs-Gruppen bei 57 und 58 %.

Wirtschaftliche Aspekte

Die monatlichen Therapiekosten für Vadadustat liegen in einer ähnlichen Größenordnung wie die für Roxadustat.

Therapeutische Relevanz

Chronische Nierenerkrankungen werden meist durch Hypertonie, Diabetes mellitus oder immunvermittelte Entzündungen ausgelöst. Mit fortschreitender Erkrankung entwickelt sich in vielen Fällen eine Anämie, die nicht nur zu einer Verringerung der Lebensqualität und der Leistungsfähigkeit führt, sondern auch mit einem erhöhten Risiko für eine weiterhin abnehmende Nierenleistung und potenziell tödlich verlaufende kardiovaskuläre Ereignisse assoziiert ist. Zur Behandlung schwerer Anämien können prinzipiell Bluttransfusionen eingesetzt werden. Diese sind jedoch mit einem erhöhten Allergie- und Infektionsrisiko verbunden und können aufgrund der zugeführten Fremdproteine die Chance auf eine Nierentransplantation verringern. Seit vielen Jahren steht mit synthetisch hergestelltem Erythropoietin ein sehr effektives Therapeutikum zur Verfügung. Durch Austausch einiger Aminosäuren oder Pegylierung ist es zudem gelungen, die Eliminationshalbwertszeit der körpereigenen Substanz so weit zu verlängern, dass für die Patienten angenehme Applikationsintervalle erreicht werden können. Der nun seit Juni 2024 verfügbare Wirkstoff Vadadustat ist genau wie das bereits 2021 auf dem deutschen Markt eingeführte Roxadustat (Evrenzo®) ein Hypoxie-induzierbarer-Faktor-Prolylhydroxylase-Inhibitor mit praktisch identischem Wirkmechanismus. Beide Substanzen sind zur Behandlung Erwachsener mit symptomatischer Anämie bei chronischer Nierenerkrankung (CKD) angezeigt, jedoch ist der Einsatz von Vadadustat derzeit auf CKD-Patienten mit Dialysepflicht begrenzt. Beide HIF-Prolylhydroxylase-Inhibitoren haben sich in klinischen Studien gegenüber direkt Erythropoese-stimulierenden Substanzen wie Darbepoetin alfa lediglich als ebenbürtig, nicht jedoch überlegen gezeigt. Auch die Tendenz zur Auslösung von potenziell tödlich verlaufenden kardiovaskulären oder thromboembolischen Ereignissen ist bei beiden Wirkstoffgruppen ähnlich stark ausgeprägt. Dies ist auch wenig verwunderlich, da Vadadustat und Roxadustat letztlich ebenfalls zu einer verstärkten körpereigenen Erythropoietin-Produktion führen. Ein gewisser Vorteil der beiden HIF-Prolylhydroxylase-Inhibitoren liegt in der Tatsache begründet, dass sie peroral verfügbar sind und nicht wie die direkten Erythropoietin-Abkömmlinge subkutan oder intravenös appliziert werden müssen. Vadadustat wird täglich eingenommen, Roxadustat nur dreimal pro Woche. Ob einem der beiden HIF-Prolylhydroxylase-Inhibitoren ein Vorteil eingeräumt werden kann, müsste in direkt vergleichenden klinischen Studien mit Vadadustat und Roxadustat untersucht werden.

Literatur

[1] Fachinformation zu Vafseo®, Stand April 2024
[2] Eckardt KU, Agarwal R, Aswad A, Awad A et al. Safety and efficacy of vadadustat for anemia in patients undergoing dialysis. N Engl J Med 384(17): 1601–1612, 2021
[3] EPAR summary for the public. Vafseo® Vadadustat. EMA/232303/2023; European Medicines Agency; https://www.ema.europa.eu

38 Vamorolon

Steckbrief

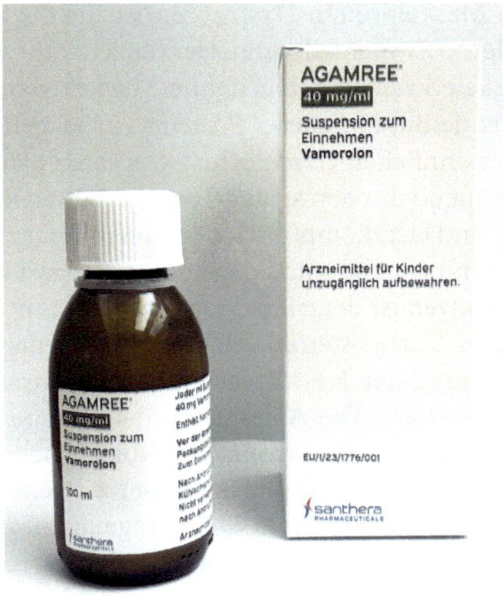

ATC-Code: H02AB18
Name: Vamorolon (Agamree®)
Indikation: Behandlung der Duchenne-Muskeldystrophie bei Patienten ab vier Jahren
Wirkmechanismus: Corticosteroid
Stoffklasse: noch nicht zugewiesen
Zulassungsinhaber: Santhera Pharmaceuticals GmbH, Marie-Curie-Straße 8, D-79539 Lörrach, Deutschland
Hersteller/Endfreigabe: Santhera Pharmaceuticals GmbH, Marie-Curie-Straße 8, D-79539 Lörrach, Deutschland
Kontaktadresse in Deutschland: s. o.
Darreichungsformen: Suspension zum Einnehmen
Packungsgrößen, Preis und PZN: 100 ml Suspension, 6799,01 Euro, PZN 18829360
Zusammensetzung: 40 mg Vamorolon/ml
Sonstige Bestandteile: Citronensäure-Monohydrat (E 330), Natriummonohydrogenphosphat (E 339), Glycerol (E 422), Orangen-Aroma, gereinigtes Wasser, Natriumbenzoat (E 211), Sucralose (E 955), Xanthangummi (E 415), Salzsäure 10 % (zur pH-Wert-Einstellung)
Zulassungsnummer: EU/1/23/1776/001
Datum der Markteinführung: 15. Januar 2024
Besondere Lager- und Aufbewahrungshinweise: aufrecht stehend bei 2 bis 8 °C im Kühlschrank lagern
Dauer der Haltbarkeit: zwei Jahre
Die Zubereitung ist nach Anbruch drei Monate verwendbar.
Verschreibungsstatus: verschreibungspflichtig
Chemische Struktur:

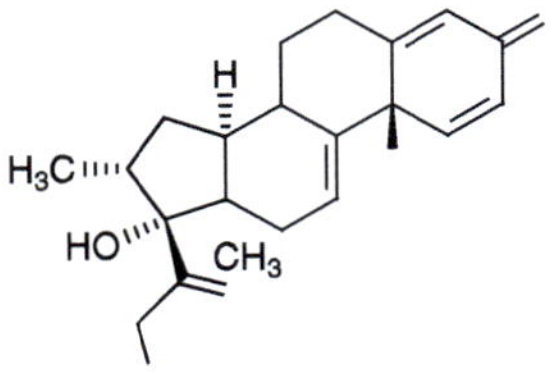

Indikationen

Behandlung der Duchenne-Muskeldystrophie bei Patienten ab vier Jahren.

Wirkungen und Wirkungsmechanismus

Das Muskelprotein Dystrophin ist für die strukturelle Stabilität und die Funktion von Skelett-, Zwerchfell- und Herzmuskulatur von großer Bedeutung. Die fortschreitende Muskelerkrankung Duchenne-Muskeldystrophie wird auf eine fehlerhafte oder völlig fehlende Bildung dieses Proteins zurückgeführt. Die betroffenen Patienten – hauptsächlich männlichen Geschlechts – verlieren häufig bereits in der Kindheit ihre Gehfähigkeit. Beginnend mit den späten Teenagerjahren kommen zunehmend lebensbedrohliche Lungen- und Herzkomplikationen hinzu. Erfahrungsgemäß kann die Progression der Erkrankung mit Glucocorticoiden etwas verzögert werden, der genaue Wirkmechanismus dieser Substanzen ist derzeit jedoch nicht bekannt. Auch das neue Vamorolon bindet als dissoziatives Corticosteroid selektiv an den entsprechenden Rezeptor im Zellkern. Über die Hemmung der NF-κB-vermittelten Gentranskription wird eine antiphlogistische Wirkung erreicht. Die Ablesung anderer Gene wird ebenfalls vermindert. Vamorolon fungiert zudem als Antagonist am Mineralocorticoid-Rezeptor und hemmt auf diese Weise die Aldosteron-Wirkung. Nach derzeitigem Kenntnisstand ist der Wirkstoff kein Substrat für 11β-Hydroxysteroid-Dehydrogenasen, sodass im Gegensatz zu anderen Glucocorticoiden keine lokale Wirkungsverstärkung im Gewebe erfolgen soll. In klinischen Studien wurden durch Vamorolon ein dosisabhängiger Rückgang der morgendlichen Cortisolspiegel und eine Zunahme des Hämoglobinspiegels, der Hämatokrit-Werte sowie der Erythrozyten-, Leukozyten- und der Lymphozyten-Zahlen beobachtet. Auch die Werte für High-Density-Lipoprotein(HDL)-Cholesterol und Triglyceride stiegen dosisabhängig an. Eine klinisch relevante Auswirkung auf den Glucose-Stoffwechsel wurde bislang nicht festgestellt.

Dosierung, Art und Dauer der Anwendung

Für Patienten mit einem Körpergewicht von bis zu 40 kg liegt die empfohlene Vamorolon-Dosis bei einmal täglich 6 mg/kg Körpergewicht (KG), wobei die Einnahme der Suspension unabhängig von den Mahlzeiten erfolgen kann. Schwerere Patienten erhalten standardisiert einmal täglich 240 mg. Die benötigte Substanzmenge sollte mit einer Applikationsspritze aufgezogen und direkt in den Mund verabreicht werden. Beim Auftreten von Nebenwirkungen kann auf eine Dosis von täglich 4 oder 2 mg/kg KG heruntertitriert werden, allerdings ist der Einsatz der höchsten verträglichen Dosis innerhalb des therapeutischen Bereichs angeraten. Bei längerfristiger Therapie über mehr als eine Woche darf Vamorolon wegen der Gefahr einer akuten Nebenniereninsuffizienz nicht abrupt abgesetzt werden. Die Dosisreduktion muss schrittweise über mehrere Wochen erfolgen. Für eine Umstellung von anderen Glucocorticoiden wie Prednison ist keine Unterbrechung der Therapie erforderlich.

Erwachsene: einmal täglich 240 mg Vamorolon

Kinder und Jugendliche: einmal täglich 6 mg/kg für Kinder und Jugendliche unter 40 kg Körpergewicht und 240 mg Vamorolon für schwerere Personen
Sicherheit und Wirksamkeit für die Behandlung von Kindern unter vier Jahren sind noch nicht erwiesen.

Ältere Patienten: Aufgrund der geringen Lebenserwartung kommt die Duchenne-Muskeldystrophie bei älteren Patienten praktisch nicht vor.

Patienten mit Leberinsuffizienz: Patienten mit mittelschwerer Leberfunktionsstörung und einem Körpergewicht von bis zu 40 kg erhalten täglich 2 mg Vamorolon/kg, bei schwereren Patienten kommen 80 mg pro Tag als Standarddosis zum Einsatz. Bei schwerer Leberinsuffizienz darf die Substanz wegen fehlender Erfahrungen nicht angewendet werden.

DDD: 0,24 g peroral

Gegenanzeigen, Kontraindikationen

Bei Überempfindlichkeit gegen Vamorolon und schweren Leberfunktionsstörungen besteht eine Kontraindikation, ebenso für die kombinierte Anwendung von abgeschwächten oder nicht abgeschwächten Lebendimpfstoffen in den sechs Wochen vor und während der Vamorolon-Behandlung.

Nebenwirkungen

Während der Anwendung von Vamorolon kommt es sehr häufig zur Entwicklung cushingoider Gesichtszüge (Pseudo-Cushing-Syndrom), Erbrechen, Gewichtszunahme, gesteigertem Appetit sowie zu Reizbarkeit. Häufig wird über Abdominalschmerzen, Schmerzen im Oberbauch, Diarrhö und Kopfschmerzen berichtet.

Wechselwirkungen

Da Vamorolon, wie erwähnt, als Antagonist am Mineralocorticoid-Rezeptor wirkt, besteht bei kombinierter Anwendung mit Substanzen wie Eplerenon oder Spironolacton mit demselben Wirkmechanismus die Gefahr einer Hyperkaliämie. In diesen Fällen ist eine regelmäßige Überwachung der Kaliumspiegel und gegebenenfalls eine Dosisreduktion der Begleitmedikationen angeraten. CYP3A4-Inhibitoren wie Itraconazol, Clarithromycin oder Grapefruit führen zu einer verlangsamten Biotransformation von Vamorolon, sodass mit verstärkten Wirkungen und Toxizität gerechnet werden muss. Bei gleichzeitiger Anwendung mit starken Inhibitoren sollte die Tagesmaximaldosis von Vamorolon zur Sicherheit bei 4 mg/kg liegen. Umgekehrt bewirken CYP3A4-Induktoren wie Carbamazepin, Phenytoin, Rifampicin oder Johanniskraut eine verstärkte Metabolisierung von Vamorolon. Wegen eines möglichen Wirkverlusts wird von Kombinationsbehandlungen mit starken Induktoren abgeraten.

Warnhinweise und Vorsichtsmaßnahmen

Vamorolon führt zu einer dosisabhängigen und reversiblen Unterdrückung der Hypothalamus-Hypophysen-Nebennierenrinden-Achse und damit zu einer sekundären Nebenniereninsuffizienz, die nach Beendigung der Therapie über Monate anhalten kann. Bei erhöhtem Stress sowie bei abruptem Absetzen oder Dosisreduktion des Corticosteroids besteht das Risiko einer akuten, mitunter tödlich verlaufenden Nebenniereninsuffizienz, die sich mit ersten Symptomen wie Müdigkeit, plötzlicher Schwäche, Erbrechen, Schwindel oder Verwirrtheitszuständen äußert. Während kritischer Lebensphasen mit akuten Infektionen, traumatischen Verletzungen oder chirurgischen Eingriffen sollten die Patienten daher auf entsprechende Anzeichen überwacht werden. Bei Bedarf kann eine vorübergehende Substitutionstherapie mit systemischem Hydrocortison erfolgen. Weiterhin besteht bei plötzlichem Abbruch der Vamorolon-Therapie die Gefahr eines sogenannten Steroidentzugssyndroms, das offenbar nicht mit einer Nebenniereninsuffizienz, sondern mit der plötzlichen Veränderung der Glucocorticoid-Konzentration assoziiert ist. Entsprechende Anzeichen sind Anorexie, Übelkeit, Erbrechen, Lethargie, Kopfschmerzen, Fieber, Gelenkschmerzen, Desquamation, Myalgie oder Gewichtsverlust. Insbesondere bei längerfristiger Anwendung von Vamorolon muss mit einer Beeinflussung weiterer endokriner Funktionen gerechnet werden. Besonders betroffen könnten Patienten mit veränderter Schilddrüsenfunktion oder Phäochromozytom sein. Zudem ist das Risiko für einen Diabetes mellitus erhöht, sodass regelmäßige Kontrollen des Blutzuckerspiegels angeraten sind. Wegen der mit Glucocorticoid-Therapien häufig verbundenen Zunahme des Körpergewichts sollten die Behandelten bzw. deren Eltern oder Betreuer auf eine ausgewogene, altersgerechte Ernährung achten. Glucocorticoide wie Vamorolon können hintere subkapsuläre Katarakte und Glaukome mit einer potenziellen Schädigung der Sehnerven induzieren und das Risiko für sekundäre Augeninfektionen durch Bakterien, Pilze oder Viren erhöhen. Weiterhin sind unter dieser Substanzklasse verstärkt thromboembolische Ereignisse und, aufgrund der immunsuppressiven Wirkung, teilweise lebensbedrohliche Infektionserkrankungen möglich. Entsprechend prädisponierte Patienten sind zu überwachen und bei Bedarf effektiv zu behandeln. Unter einer Vamorolon-Therapie ist das Ansprechen auf attenuierte und nicht attenuierte Lebendimpfstoffe möglicherweise reduziert. Zur Sicherheit sollte daher mindestens sechs Wochen nach einer solchen Impfung abgewartet werden, bis die Behandlung eingeleitet wird. Für Patienten, die noch nicht an Windpocken erkrankt waren oder nicht dagegen geimpft sind, ist vor Therapiebeginn eine Impfung gegen das Varicella-zoster-Virus empfohlen.

Schwangerschaft und Stillzeit

Schwangerschaft: Vamorolon darf während der Schwangerschaft allenfalls nach strenger Nutzen-Risiko-Abwägung angewendet werden, da andere Glucocorticoide in tierexperimentellen Studien zu verschiedenen Fehlbildungen wie Lippen-Kiefer-Gaumenspalten oder Skelettfehlbildungen geführt haben. Präklinische und klinische Erfahrungen zu Vamorolon selbst liegen allerdings derzeit nicht vor. Frauen im gebärfähigen Alter müssen während der Therapie eine zuverlässige Verhütungsmethode anwenden.

Stillzeit: Es ist nicht bekannt, ob Vamorolon oder seine Metaboliten in die Muttermilch übergehen. Zur Sicherheit sollte daher die Applikation in der Stillzeit unterbleiben.

Fertilität: Die Langzeitbehandlung mit Vamorolon bewirkte eine Beeinträchtigung der Fertilität bei männlichen und weiblichen Hunden. Klinische Fertilitätsdaten sind aktuell nicht verfügbar.

Pharmakokinetik

Resorption: Nach peroraler Einnahme zusammen mit einer Mahlzeit werden innerhalb von etwa zwei Stunden maximale Plasmaspiegel gemessen. Im Vergleich zur Nüchterneinnahme ist die Bioverfügbarkeit von Vamorolon geringfügig erhöht.

Proteinbindung, Verteilung: Die Plasmaproteinbindung wird mit 88 % angegeben. Bei Kindern liegt das Verteilungsvolumen im Bereich von 1,43 l/kg.

Metabolismus: Vamorolon wird hydroxyliert, reduziert und mit Glucuronsäure konjugiert.

Exkretion: Etwa 60 % einer peroralen Dosis werden in Form von Metaboliten im Urin wiedergefunden, 30 % erscheinen in den Fäzes. Bei Kindern beträgt die Eliminationshalbwertszeit etwa zwei Stunden.

Zulassungsrelevante Studien

Die Zulassung von Vamorolon beruht auf einer randomisierten, doppelblinden, aktiv- und placebokontrollierten Phase-IIb-Studie mit 121 Kindern mit Duchenne-Muskeldystrophie [2]. Die durchweg männlichen Teilnehmer im Alter zwischen vier und sieben Jahren wurden über 24 Wochen mit 2 oder 6 mg/kg Vamorolon pro Tag behandelt. In den Vergleichs-Armen wurden Prednison in einer Tagesdosis von 0,75 mg/kg oder Placebo eingesetzt. Die jungen Patienten hatten noch keine Vorbehandlung mit einem Corticosteroid erhalten. Als primärer Endpunkt wurde die TTSTAND-Geschwindigkeit festgelegt, definiert als die Geschwindigkeit, mit der die Studienteilnehmer von einer liegenden Position zum Stand kommen konnten. Der Ausgangswert lag im Bereich von etwa 0,2 Aufstehbewegungen pro Sekunde. Nach 24-wöchiger Behandlung konnte in der Verum-Gruppe mit 6 mg Vamorolon pro kg eine durchschnittliche Verbesserung von 0,19 auf 0,24 Aufstehbewegungen pro Sekunde erreicht werden, mit 2 mg/kg Körpergewicht stieg der Wert von 0,18 auf 0,21. Die Verbesserung unter Prednison-Therapie erfolgte von 0,22 auf 0,29 Aufstehbewegungen pro Sekunde, während im Placebo-Arm ein Rückgang von 0,20 auf 0,19 verzeichnet wurde. Auch bezüglich der zurückgelegten Distanz im Sechs-Minuten-Gehtest zeigte sich Vamorolon in beiden Dosierungen der Placebo-Gabe statistisch signifikant überlegen. Unter 2 und 6 mg/kg kam es nach 25 Wochen zu einem Anstieg der Strecke von 316 bzw. 313 m auf 341 bzw. 337 m, während die Gehstreck in der Placebo-Gruppe von 355 auf 344 m abnahm. Wie bei der Aufstehbewegung war auch beim Sechs-Minuten-Gehtest unter Prednison-Therapie der größte Erfolg feststellbar. Hier trat eine Steigerung von 343 auf 387 m ein. Allerdings war die Entwicklung der Körpergröße unter dem Standardcortison signifikant schlechter als in den Vamorolon-Gruppen. Mit Prednison nahm die Größenperzentile um 1,88 ab, während unter Vamorolon mit der Richtdosis von 6 mg/kg eine Zunahme von 3,86 erreicht werden konnte. Auch die Knochenumsatz-Marker waren bei Anwendung von Prednison reduziert, während in der Verum-Gruppe zumindest eine Stabilisierung eintrat. In der Gruppe mit Einnahme von täglich 6 mg/kg Vamorolon konnten die positiven Effekte in der doppelblinden Verlängerungsphase bis zur 48. Woche weitgehend erhalten werden, während im 2 mg/kg-Arm tendenziell ein Rückgang der relevanten funktionalen Ergebnisparameter festgestellt wurde.

Wirtschaftliche Aspekte

Die Behandlung mit Vamorolon ist deutlich teurer als die mit Standardcorticoiden.

Therapeutische Relevanz

Die genetisch bedingte, rasch fortschreitende Duchenne-Erkrankung ist die häufigste Form der progressiven Muskeldystrophien. Da der assoziierte Genort auf dem X-Chromosom liegt, sind fast ausschließlich Jungen betroffen. Es tritt eine Mutation im Dystrophin-Gen auf, sodass das klinisch bedeutsamste Aktin-bindende Protein Dystrophin der Muskelfasermembran fehlt. Es kommt zur Degeneration und zur Nekrotisierung der Muskelfasern, was wiederum durch eine Vermehrung des Fett- und Bindegewebes kompensiert wird.

Etwa eines von 3500 männlichen Neugeborenen ist an Duchenne-Muskeldystrophie erkrankt. Die Manifestation erfolgt meist zwischen dem ersten und dem sechsten Lebensjahr. Zunächst werden bei den Betroffenen Unsicherheiten beim Gehen beobachtet. Aufgrund der Schwäche der Oberschenkelmuskulatur können sich die Patienten nach einiger Zeit nur noch mithilfe der Hände alleine aufrichten, schnelles Laufen ist dann nicht mehr möglich. Im weiteren Verlauf tritt die Muskelatrophie auch an den oberen Extremitäten auf. Im zwölften Lebensjahr sitzen die meisten Kinder im Rollstuhl, was wiederum zu einer progredienten Skoliose mit Reduktion der Vitalkapazität, insbesondere der Atmung, führt. Zudem werden fortschreitende Kardiomyopathien beobachtet, die häufig nur durch eine Herztransplantation zufriedenstellend behandelbar sind. Jeder dritte Patient weist eine Intelligenzminderung auf. Die Therapie erfolgt zunächst symptomorientiert mithilfe physiotherapeutischer Maßnahmen. Kinder mit bestimmten Exon-Mutationen profitieren zudem seit einigen Jahren vom Einsatz von Antisense-Oligonukleotiden, wie Ataluren oder Eteplirsen. Über ein sogenanntes Exon-Skipping werden durch diese Substanzen einzelne fehlende Exone beim Ablesen der mRNA übersprungen, sodass zwar ein etwas verkürztes, aber zumindest teilweise funktionsfähiges Dystrophin-Protein biosynthetisiert werden kann. Für die überwiegende Zahl an Duchenne-Patienten mit anderen Mutationen ist derzeit nur durch den Einsatz von Glucocorticoiden eine gewisse Verzögerung der Erkrankungsprogression möglich. Diese Wirkstoffe sind jedoch bekanntermaßen mit einer Reihe von Nebenwirkungen assoziiert, die zu Wachstumsminderungen und weiteren Schädigungen führen können. Inwiefern das nun neu zur Verfügung stehende Medikament Vamorolon einen therapeutischen Fortschritt bietet, ist derzeit nicht eindeutig zu beurteilen. Aufgrund seiner „dissoziativen" Wirkung soll die Aktivität der Rezeptoren nach dem Initialschritt verändert werden, was gegenüber herkömmlichen Glucocorticoiden möglicherweise zu einer Reduktion von Nebenwirkungen führen könnte. Zu einer genaueren Einschätzung des mittel- und langfristigen Wirksamkeits- und Sicherheitsprofils ist die Beobachtungszeit in den bislang vorliegenden Studien allerdings zu kurz. Die wenigstens zeitweise Stabilisierung von Muskelkraft und motorischen Funktionen war unter der herkömmlichen Prednison-Therapie effektiver als nach Anwendung von Vamorolon. Ob das Größenwachstum und andere Faktoren durch den neuen Wirkstoff tatsächlich weniger als durch Standard-Glucocorticoide beeinträchtigt werden und ob dies die schlechtere Wirkung bezüglich der Motorik aufwiegt, muss sich in zukünftigen Untersuchungen zeigen.

Literatur

[1] Fachinformation zu Agamree®, Stand Dezember 2023

[2] Guglieri M, Clemens PR, Perlman SJ, Smith EC et al. Efficacy and safety of vamorolone vs placebo and prednisone among boys with duchenne muscular dystrophy: a randomized clinical trial. JAMA Neurol 79(10): 1005–1014, 2022

[3] EPAR summary for the public. Agamree® Vamorolon. EMA/549766/2023; European Medicines Agency; https://www.ema.europa.eu

39 Vibegron

Steckbrief

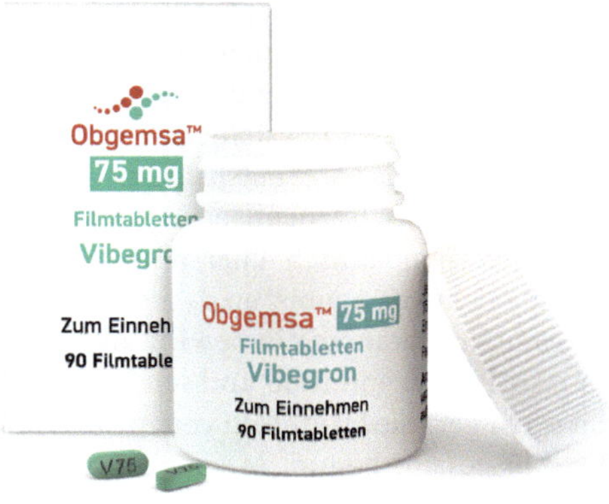

ATC-Code: G04BD15
Name: Vibegron (Obgemsa®)
Indikation: überaktive Blase (ÜAB-Syndrom)
Wirkmechanismus: β_3-Adrenozeptor-Agonist
Stoffklasse: Urologika, Mittel bei häufiger Blasenentleerung und Harninkontinenz
Zulassungsinhaber: Pierre Fabre Medicament, Les Cauquillous, 81500 Lavaur, Frankreich
Hersteller/Endfreigabe: Patheon France, 40 Boulevard de Champaret, 38300 Bourgoin Jallieu, Frankreich
Kontaktadresse in Deutschland: Pierre Fabre Pharma GmbH, Neuer Messplatz 5, 79108 Freiburg
Darreichungsformen: Filmtabletten
Packungsgrößen, Preis und PZN: 30 Filmtabletten, 60,75 Euro, PZN 19171106; 90 Filmtabletten, 159,61 Euro, PZN 19171112
Zusammensetzung: 75 mg Vibegron
Sonstige Bestandteile: Mannitol, mikrokristalline Cellulose, Croscarmellose-Natrium, Hydroxypropylcellulose, Magnesiumstearat, Indigokarmin-Aluminiumsalz (E 132), Hypromellose (E 464), Eisen(III)-hydroxid-oxid × H_2O (E 172), Lactose-Monohydrat, Titandioxid (E 171), Triacetin
Zulassungsnummer: EU/1/24/1822/001-006
Datum der Markteinführung: 1. Oktober 2024
Besondere Lager- und Aufbewahrungshinweise: keine besonderen Anforderungen
Dauer der Haltbarkeit: vier Jahre
Verschreibungsstatus: verschreibungspflichtig
Chemische Struktur:

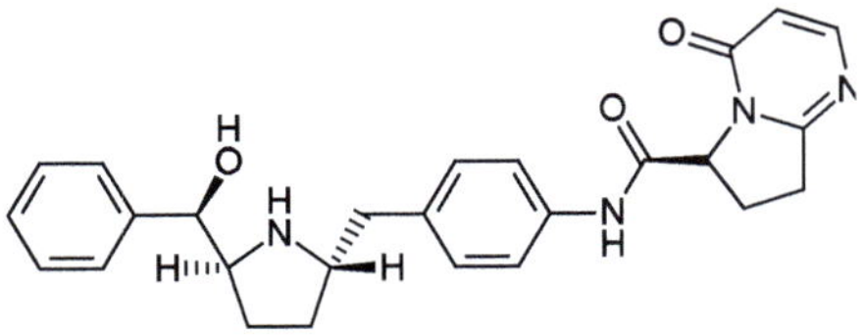

Indikationen

Symptomatische Therapie von Erwachsenen mit überaktiver Blase (ÜAB-Syndrom).

Wirkungen und Wirkungsmechanismus

Während β_1- und β_2-Adrenozeptoren praktisch überall im menschlichen Organismus vorkommen, sind β_3-Rezeptoren in erster Linie in der glatten Harnblasenmuskulatur des Musculus detrusor vesicae vorzufinden. Im Rahmen des Speichervorgangs von Urin in der Harnblase kommt es physiologisch durch Noradrenalin zu einer Stimulation von β_3-Adrenozeptoren. Als Folge entspannt sich der Detrusormuskel, und die Miktion unterbleibt zunächst. In der Harnentleerungsphase wird die Harnblasenmuskulatur dagegen vorwiegend parasympathisch über muscarinerge Reize gesteuert. Vibegron wirkt als potenter und selektiver Agonist an β_3-Adrenozeptoren. In Analogie zum physiologischen Neurotransmitter Noradrenalin bewirkt die Substanz im Harnblasengewebe eine Erhöhung der cAMP-Konzentration und somit eine Relaxation der glatten Blasenmuskulatur. Vibegron verringert die Häufigkeit von nicht zur Blasenentleerung führenden Blasenkontraktionen. Insgesamt kommt es zu einer Verbesserung der Blasenkapazität und einer Modifikation des Kontraktionsvorgangs.

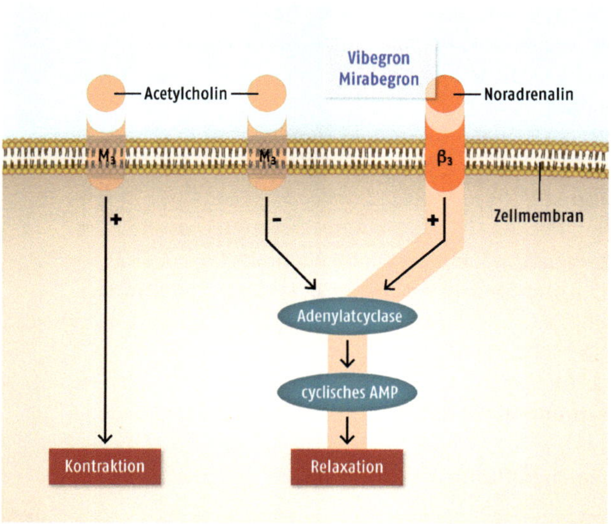

Abb. 39.1 In den Blasenmuskelfasern befinden sich muscarinerge (M-Rezeptoren) und adrenerge Rezeptoren (α_1-, α_2-, β_1-, β_2- und β_3-Adrenozeptoren). Bei der Blasenentleerung stimuliert Acetylcholin vorwiegend über die Muscarin-Rezeptoren M_3 die Detrusormuskulatur der Blase. Parasympatholytika wie Trospium, Tolterodin oder Darifenacin blockieren diese Rezeptoren und bewirken eine Relaxation der Blasenwand (**links**). Die Stimulation von β-Adrenozeptoren führt über eine Aktivierung der Adenylatcyclase zur Freisetzung von cyclischem AMP und zur Inhibition des Musculus detrusor, was wiederum eine Entspannung der Blasenwand verursacht. Für die Therapie der überaktiven Blase kommt jedoch eine allgemeine medikamentöse Stimulierung aller β-Adrenozeptoren aufgrund des kardiovaskulären Nebenwirkungsprofils nicht infrage. Da jedoch β_3-Adrenozeptoren vorwiegend in der Harnblase vorkommen, kann durch β_3-Adrenozeptor-Agonisten wie Vibegron oder Mirabegron eine Relaxation der Harnblasenmuskulatur und eine Erhöhung der Blasenkapazität herbeigeführt werden, wobei kaum unerwünschte kardiovaskuläre Wirkungen beobachtet werden. (modifiziert nach [6])

Dosierung, Art und Dauer der Anwendung

Vibegron wird einmal täglich in einer Dosis von 75 mg unabhängig von den Mahlzeiten eingenommen. Falls die Behandelten unter Schluckstörungen leiden, ist es möglich, die Filmtabletten zu zerkleinern und gemischt mit etwas weicher Nahrung wie Apfelmus einzunehmen. Unmittelbar im Anschluss empfiehlt es sich, ein Glas Wasser nachzutrinken.

Erwachsene: einmal täglich 75 mg Vibegron

Kinder und Jugendliche: Sicherheit und Wirksamkeit von Vibegron sind für den Einsatz bei Kindern und Jugendlichen unter 18 Jahren bisher noch nicht erwiesen.

Ältere Patienten: Für ältere Personen ist keine Dosisanpassung erforderlich.

Patienten mit Leber- oder Niereninsuffizienz: Die Anwendung von Vibegron wird bei Patienten mit schwerer Leber- oder terminaler Niereninsuffizienz wegen bislang fehlender Daten nicht empfohlen.

DDD: 75 mg peroral

Gegenanzeigen, Kontraindikationen

Bei Überempfindlichkeit gegen Vibegron besteht eine Kontraindikation.

Nebenwirkungen

Während der Anwendung von Vibegron kommt es häufig zu Harnwegsinfektionen, Kopfschmerzen, Obstipation, Diarrhö, Übelkeit und Restharnbildung. Gelegentlich ist mit Hitzewallungen, Hautausschlägen und Harnverhalt zu rechnen.

Wechselwirkungen

Bei gleichzeitiger Anwendung von Substraten des Transporters P-Glykoprotein (P-gp) mit Vibegron kann eine Erhöhung von deren Bioverfügbarkeit und Toxizität auftreten. Insbesondere bei Substanzen mit geringer therapeutischer Breite wie Digoxin, Dabigatran, Apixaban oder Rivaroxaban ist Vorsicht geboten. In vitro hat sich Vibegron als Inhibitor des Organo-Kation-Transporters OCT1 gezeigt. Bis zur Klärung der klinischen Relevanz dieses Sachverhalts sollten Patienten unter kombiniertem Einsatz von entsprechenden Substraten wie Metformin überwacht werden.

Warnhinweise und Vorsichtsmaßnahmen

Vibegron ist mit Blasenentleerungsstörungen bis hin zum Harnverhalt assoziiert. Betroffen sind insbesondere Patienten mit Blasenausgangsobstruktion oder begleitender Behandlung mit muscarinergen Antagonisten. Auf entsprechende Symptome ist zu achten. In schweren Fällen ist das Absetzen von Vibegron zu erwägen.

Schwangerschaft und Stillzeit

Schwangerschaft: Aufgrund bislang nur sehr begrenzter Erfahrungen wird die Anwendung von Vibegron bei Schwangeren und nicht verhütenden Frauen im gebärfähigen Alter nicht empfohlen. Tierexperimentelle Studien haben Reproduktionstoxizität gezeigt.

Stillzeit: Es ist nicht bekannt, ob Vibegron oder seine Metaboliten in die Muttermilch übergehen. Im Tierversuch war dies der Fall. Da ein Risiko für den gestillten Säugling nicht ausgeschlossen werden kann, wird von der Behandlung mit dem β_3-Adrenozeptor-Agonisten während der Stillzeit abgeraten.

Fertilität: Tierexperimentelle Studien haben keine Auswirkungen auf die Fertilität weiblicher oder männlicher Ratten gezeigt. Klinische Fertilitätsdaten liegen derzeit nicht vor.

Pharmakokinetik

Resorption: Nach peroraler Applikation werden innerhalb von etwa einer bis drei Stunden maximale Plasmaspiegel gemessen. Die Einnahme zusammen mit einer Mahlzeit hat keinen klinisch relevanten Einfluss auf das pharmakokinetische Verhalten von Vibegron.

Proteinbindung, Verteilung: Die Plasmaproteinbindung wird mit etwa 50 % angegeben, das mittlere scheinbare Verteilungsvolumen mit ungefähr 130 l/kg.

Metabolismus: Vibegron wird über Oxidation und direkte Glucuronidierung metabolisiert. Unter anderem sind CYP3A4 und verschiedene UGT-Isoenzyme beteiligt. Dennoch ist die Muttersubstanz die hauptsächlich zirkulierende Verbindung.

Exkretion: Etwa 59 % einer Dosis werden in den Fäzes wiedergefunden, größtenteils handelt es sich um nicht resorbiertes Vibegron, 20 % erscheinen im Urin. Die terminale Eliminationshalbwertszeit liegt im Bereich zwischen 60 und 95 Stunden.

Zulassungsrelevante Studien

Die Zulassung von Vibegron beruht auf der randomisierten, doppelblinden, aktiv- und placebokontrollierten Phase-III-Studie EMPOWUR mit 1518 Erwachsenen [2]. Die Teilnehmer litten unter einer überaktiven Blase mit Symptomen von imperativem Harndrang und hoher Miktionsfrequenz mit oder ohne Dranginkontinenz und mussten etwa elf- bis zwölfmal täglich urinieren. Sie hatten bislang kein Therapeutikum für ihr Leiden erhalten. Als aktiver Komparator für Vibegron wurde der Muscarinrezeptor-Antagonist Tolterodin verwendet. Primärer Wirksamkeitsendpunkt war die Anzahl an Blasenentleerungen innerhalb von 24 Stunden. Nach zwölfwöchiger Behandlung wurde in der Verum-Gruppe ein Rückgang um täglich durchschnittlich 1,8 Entleerungen dokumentiert, wobei die Wirkung innerhalb von zwei Wochen einsetzte. Unter Tolterodin bzw. Placebo verbesserte sich die tägliche Miktionsanzahl um durchschnittlich 1,6 bzw. 1,3. Gegenüber der Placebogabe war somit durch Vibegron eine signifikante Verbesserung feststellbar ($p < 0{,}001$). In der Subgruppe der Patienten mit Dranginkontinenz lag die Anzahl der täglichen Inkontinenzvorfälle vor Therapiebeginn bei 3,5, definiert als jeglicher Harnverlust ungeachtet der Menge, weil der Patient den Drang bzw. das Bedürfnis verspürte, unverzüglich zu urinieren. Nach zwölf Wochen sank die Anzahl der Vorfälle unter Vibegron um 2,0, im Vergleich zu 1,8 und 1,4 unter Tolterodin bzw. Placebo ($p < 0{,}0001$ für den Vergleich von Vibegron mit Placebo). Die positiven Auswirkungen des β_3-Adrenozeptor-Agonisten blieben im Laufe der Zeit stabil und wurden nach 52 Wochen Behandlung weiterhin beobachtet. Auch bezüglich der sekundären Endpunkte wie der Anzahl an täglichen Ereignissen mit imperativem Harndrang, dem durchschnittlichen Miktionsvolumen und der täglichen Gesamtzahl an Inkontinenzepisoden erwies sich Vibegron der

Placebogabe signifikant überlegen. In der Verum-Gruppe beendeten 1,7 % der Teilnehmer die Behandlung aufgrund von unerwünschten Ereignissen, unter Tolterodin und Placebo waren es 3,3 bzw. 1,1 %. Die Inzidenzen von Hypertonien waren mit jeweils 1,7 % im Vibegron- und Placebo-Arm gleich.

Wirtschaftliche Aspekte

Die Therapiekosten für Vibegron sind etwas höher als für den weiteren β_3-Adrenozeptor-Agonisten Mirabegron.

Therapeutische Relevanz

Patienten mit überaktiver Blase leiden unter Episoden von plötzlichem, dringendem und schwer aufschiebbarem Harndrang. In manchen Fällen kommt eine Dranginkontinenz mit unfreiwilligen, von Harndrang begleiteten Urinverlusten hinzu. Beim Auftreten dieser Ereignisse in Zusammenhang mit Anstrengung oder körperlicher Belastung, beispielsweise beim Sport, Niesen oder Husten, spricht man von Belastungsinkontinenz. Die Lebensqualität der Betroffenen mit überaktiver Blase ist teilweise erheblich eingeschränkt, zumal auch die Nachtruhe durch das häufige Wasserlassen gestört sein kann. Die Pathogenese wird in den meisten Fällen auf eine Überaktivität des glatten Detrusormuskels in der Blasenwand zurückgeführt, die intrinsisch oder sekundär durch neurologische Erkrankungen wie Schlaganfall, Rückenmarksverletzungen oder multiple Sklerose bedingt sein kann. Als Therapeutika werden bereits seit vielen Jahren Wirkstoffe aus dem Bereich der m-Cholinozeptor-Antagonisten wie Trospiumchlorid, Tolterodin, Solifenacin oder Fesoterodin eingesetzt. Sie führen zu einer Verringerung des Detrusortonus, sind allerdings mit von den Patienten als sehr störend empfundenen Nebenwirkungen wie Mundtrockenheit, Sehstörungen oder – mit Ausnahme von Trospiumchlorid – kognitiven Störungen assoziiert, was häufig zu Therapieabbrüchen führt. Neurotrop-muskulotrop wirkende Spasmolytika wie Oxybutynin oder Propiverin als weitere Therapiealternativen bei Dranginkontinenz bewirken ebenfalls häufig Nebenwirkungen wie Mundtrockenheit, Schwindel und Obstipation. Im Jahr 2012 wurde mit Mirabegron ein β_3-Adrenozeptor-Agonist mit damals innovativem Wirkmechanismus zugelassen. Die bislang vorgelegten klinischen Studien deuten auf eine zuverlässige Wirkung mit tendenziell besserer Verträglichkeit als bei den anderen Standardsubstanzen hin. Der nun seit Oktober 2024 verfügbare Wirkstoff Vibegron ist ebenfalls ein β_3-Adrenozeptor-Agonist mit direkter Wirkung am Detrusormuskel, die zur Entspannung der glatten Blasenmuskulatur und zur Erhöhung der Blasenkapazität führt. In der Zulassungsstudie hat sich der Wirkstoff als etwas besser verträglich und geringfügig besser wirksam als Tolterodin erwiesen. In zwei vergleichenden klinischen Studien mit Vibegron und Mirabegron haben sich beide Substanzen bei der Behandlung der überaktiven Blase als nahezu ebenbürtig gezeigt [3,4]. In einer der Untersuchungen deutete sich für Vibegron ein gewisser Vorteil für Patienten mit Dranginkontinenz an.

Literatur

[1] Fachinformation zu Obgemsa®, Stand Juni 2024

[2] Staskin D, Frankel J, Varano S, Shortino D et al. International phase III, randomized, double-blind, placebo and active controlled study to evaluate the safety and efficacy of vibegron in patients with symptoms of overactive bladder: EMPOWUR. J Urol 204(2): 316–324, 2024

[3] Kinjo M, Masuda K, Nakamura Y, Miyakawa J et al. Comparison of mirabegron and vibegron in women with treatment-naive overactive bladder: a randomized controlled study. Urology 175: 67–73, 2023

[4] Wada N, Mizunaga M, Abe N, Miyauchi K et al. Comparison of mirabegron and vibegron for clinical efficacy and safety in female patients with overactive bladder: a multicenter prospective randomized crossover trial. World J Urol 42(1): 113, 2024

[5] EPAR summary for the public. Obgemsa® Vibegron. EMA/287148/2024; European Medicines Agency; https://www.ema.europa.eu

[6] Andersson KE. β3-Receptor Agonists for Overactive Bladder – New Frontier or More of the Same? Curr Urol Rep 14(5): 435–441, 2013; https://doi.org/10.1007/s11934-013-0335-8

40 Zilucoplan

Steckbrief

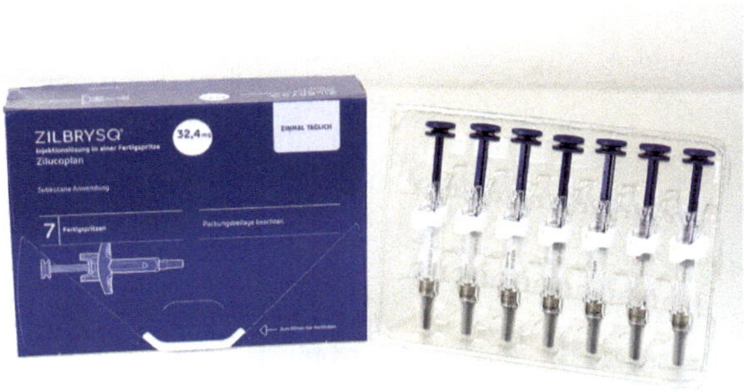

ATC-Code: L04AJ06
Name: Zilucoplan (Zilbrysq®)
Indikation: Zusatztherapeutikum zur Standardbehandlung der generalisierten Myasthenia gravis bei erwachsenen Patienten, die Anti-Acetylcholin-Rezeptor(AChR)-Antikörper-positiv sind
Wirkmechanismus: duale Komplementinhibition
Stoffklasse: Immunsuppressiva, Komplementinhibitoren
Zulassungsinhaber: UCB Pharma S. A., Allée de la Recherche 60, B-1070 Bruxelles, Belgien
Hersteller/Endfreigabe: UCB Pharma S. A., Chemin du Foriest, B-1420 Braine-l'Alleud, Belgien
Kontaktadresse in Deutschland: UCB Pharma GmbH, Rolf-Schwarz-Schütte-Platz 1, 40789 Monheim am Rhein
Darreichungsformen: Fertigspritze
Packungsgrößen, Preis und PZN: 1 × 7 Fertigspritzen à 16,6 mg, 5243,10 Euro, PZN 18757028; 4 × 7 Fertigspritzen à 16,6 mg, 20 941,17 Euro, PZN 18757034; 1 × 7 Fertigspritzen à 23 mg, 5902,04 Euro, PZN 18757063; 4 × 7 Fertigspritzen à 23 mg, 23576,91 Euro, PZN 18757086; 1 × 7 Fertigspritzen à 32,4 mg, 6869,86 Euro, PZN 18757092; 4 × 7 Fertigspritzen à 32,4 mg, 27 448,16 Euro, PZN 18757100
Zusammensetzung: 16,6 mg, 23 mg oder 32,4 mg Zilucoplan als Zilucoplan-Natrium
Sonstige Bestandteile: Natriumdihydrogenphosphat-Monohydrat, Natriummonohydrogenphosphat, Natriumchlorid, Wasser für Injektionszwecke
Zulassungsnummer: EU/1/23/1764/001, EU/1/23/1764/002, EU/1/23/1764/003, EU/1/23/1764/004, EU/1/23/1764/005, EU/1/23/1764/006
Datum der Markteinführung: 01. März 2024
Besondere Lager- und Aufbewahrungshinweise: im Umkarton im Kühlschrank lagern (2 bis 8 °C), nicht einfrieren
Dauer der Haltbarkeit: drei Jahre
Die Fertigspritze kann bei Raumtemperatur im Originalumkarton bei bis zu 30 °C für einen einmaligen Zeitraum von maximal drei Monaten aufbewahrt werden. Danach darf sie nicht wieder in den Kühlschrank gelegt, sondern muss entsorgt werden, wenn sie nicht innerhalb von drei Monaten bzw. bis zum Verfallsdatum verwendet wird.
Verschreibungsstatus: verschreibungspflichtig

Chemische Struktur:

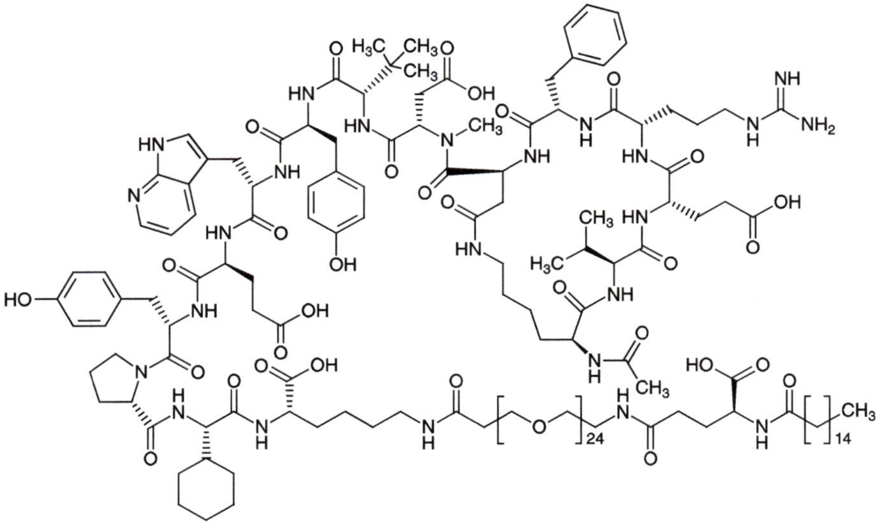

Indikationen

Zusatztherapeutikum zur Standardbehandlung der generalisierten Myasthenia gravis bei erwachsenen Patienten, die Anti-Acetylcholin-Rezeptor(AChR)-Antikörper-positiv sind.

Wirkungen und Wirkungsmechanismus

Die Autoimmunerkrankung Myasthenia gravis ist mit einer gestörten neuromuskulären Signalübertragung assoziiert, die zu einer muskulären Schwäche führt. Die Pathogenese ist bislang nicht genau geklärt, man geht jedoch von einem Zusammenhang mit dem Immunorgan Thymus aus. Bei etwa 85 % der Patienten sind spezifisch gegen Acetylcholin-Rezeptoren gerichtete Autoantikörper der komplementbindenden Subklassen IgG1 und IgG3 nachweisbar. Durch die Antikörper-Markierung der ACh-Rezeptoren erfolgt eine Aktivierung des Komplementsystems, wodurch es zu einer verstärkten Spaltung vom Komplementfaktor C5 und zur Bildung des sogenannten Membranangriffskomplexes kommt. Dieser wiederum bewirkt eine Schädigung der postsynaptischen Membran an der motorischen Endplatte. Über eine Verlinkung der Acetylcholin-Rezeptor-Moleküle führt der Autoantikörper zudem eine verstärkte Internalisierung dieser Rezeptoren und eine Verarmung an Neurotransmitter herbei. Weiterhin kommt es durch die Autoantikörper zu einer Rezeptorblockade und damit auch zu einer direkten Hemmung der Übertragung von Nervenimpulsen. Das aus 15 Aminosäuren bestehende, makrozyklische Peptid Zilucoplan inhibiert die Wirkung des Komplementproteins C5 durch einen dualen Wirkmechanismus. Die Substanz bindet spezifisch an C5 und hemmt dadurch dessen Spaltung durch die C5-Konvertase zu C5a und C5b. Als Folge kommt es zu einer Herunterregulierung der Assemblierung und zytolytischen Aktivität des Membranangriffskomplexes. Zudem verhindert Zilucoplan durch die Bindung an das C5b-Fragment dessen Bindung an C6, was die Aktivität des Membranangriffskomplexes ebenfalls reduziert, falls trotz des ersten Blockadeschrittes weiterhin C5b gebildet wird. In klinischen Studien

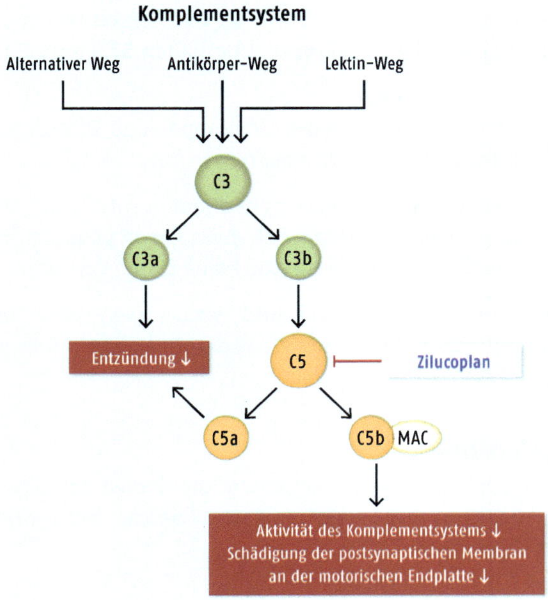

Abb. 40.1 Das körpereigene Komplementsystem wird über drei Wege aktiviert, es bewirkt die Zerstörung von Krankheitserregern und löst Entzündungsreaktionen aus. Ein aktivierender Mechanismus erfolgt über Antikörper, wie sie beispielsweise bei den meisten Patienten mit der Autoimmunerkrankung Myasthenia gravis vorliegen. Bei den Betroffenen kommt es aufgrund der Antikörpermarkierung von Acetylcholin-Rezeptoren zu einer Überaktivierung des Komplementsystems. Durch den Komplementfaktor C5 bzw. den C5b-assoziierten Membranangriffskomplex (MAC) findet eine Schädigung der postsynaptischen Membran an der motorischen Endplatte statt. Das Peptid Zilucoplan bindet spezifisch an C5 und hemmt dadurch dessen Spaltung durch die C5-Konvertase zu C5a und C5b. Falls trotz des ersten Blockadeschrittes dennoch C5b gebildet wird, bindet Zilucoplan auch an dieses Fragment, sodass insgesamt die Bildung des Membranangriffskomplexes unterbunden wird. Aufgrund der nun reduzierten zytolytischen Aktivität wird bei Myasthenia-gravis-Patienten eine nahezu vollständige Komplementinhibition erreicht und somit die Schädigung der postsynaptischen Membran der nicotinergen Neurone verhindert.

wurde eine anhaltende und mit mehr als 95 % nahezu vollständige Komplementinhibition nachgewiesen. Bei Myasthenia-gravis-Patienten wird die Schädigung der postsynaptischen Membran an der motorischen Endplatte unterbunden.

Dosierung, Art und Dauer der Anwendung

Zilucoplan wird einmal täglich jeweils etwa zur gleichen Tageszeit subkutan injiziert. Die Tagesdosis für Patienten unter 56 kg Körpergewicht beträgt 16,6 mg. Für Personen mit einem Gewicht zwischen 56 und weniger als 77 kg sowie mehr als 77 kg werden entsprechend 23 bzw. 32,4 mg Zilucoplan gegeben. Als Applikationsorte kommen die Vorderseite der Oberschenkel, der Bauch und die Rückseite der Oberarme infrage, wobei die Injektionsstellen stets zu wechseln sind. Eine Verabreichung in Regionen mit empfindlicher, erythematöser oder verhärteter Haut, beispielsweise in Narben oder Dehnungsstreifen, ist zu vermeiden. Nach entsprechender Schulung darf Zilucoplan durch den Patienten selbst oder eine andere Person injiziert werden. Eine versäumte Dosis kann am selben Tag nachgeholt werden. Am Folgetag ist mit der planmäßigen Applikation fortzufahren.

Erwachsene: Patienten unter 56 kg Körpergewicht erhalten einmal täglich 16,6 mg; Patienten mit einem Gewicht zwischen 56 und weniger als 77 kg erhalten einmal täglich 23 mg Zilucoplan; Patienten mit mehr als 77 kg Körpergewicht erhalten 32,4 mg Zilucoplan.

Kinder und Jugendliche: Bei älteren Patienten ist keine Dosisanpassung erforderlich, allerdings sind die Erfahrungen für diesen Personenkreis begrenzt.

Ältere Patienten: Nach derzeitigem Kenntnisstand muss bei Patienten mit Leber- oder Niereninsuffizienz keine Dosisreduktion erfolgen. Für die Behandlung von Dialysepflichtigen oder Patienten mit schwerer Leberfunktionsstörung sind keine Daten verfügbar.

Patienten mit Leber- oder Niereninsuffizienz: Sicherheit und Wirksamkeit von Zilucoplan für den Einsatz bei Kindern und Jugendlichen unter 18 Jahren sind nicht erwiesen.

DDD: 23 mg parenteral

Gegenanzeigen, Kontraindikationen

Bei Überempfindlichkeit gegen Zilucoplan sowie bei Patienten, die derzeit nicht gegen *Neisseria meningitidis* geimpft sind oder mit nicht abgeklungener *Neisseria-meningitidis*-Infektion besteht eine Kontraindikation.

Nebenwirkungen

Während der Anwendung von Zilucoplan kommt es sehr häufig zu Infektionen der oberen Atemwege sowie zu Reaktionen an der Injektionsstelle. Häufig wird über Durchfall, Morphea (zirkumskripte Sklerodermie) sowie über erhöhte Lipase- oder Amylase-Werte berichtet. Gelegentlich werden erhöhte Eosinophilen-Zahlen im Blut gemessen.

Wechselwirkungen

Aufgrund der Struktur und der Eliminationswege von Zilucoplan sind keine pharmakokinetischen Interaktionen mit anderen Arzneistoffen zu erwarten. Aus diesem Grund wurde bislang auf die Durchführung von klinischen Studien zur Erfassung von Wechselwirkungen verzichtet. Jedoch muss damit gerechnet werden, dass Zilucoplan die Komplement-abhängige Zytotoxizität von Substanzen wie Rituximab verringert. Zur Sicherheit wird empfohlen, dass sich Patienten vor Beginn der Zilucoplan-Therapie erforderlichenfalls Immunisierungen gemäß den aktuellen Impfempfehlungen unterziehen.

Warnhinweise und Vorsichtsmaßnahmen

Die Zilucoplan-Therapie ist mit schwerwiegenden Infektionen mit bekapselten Bakterien wie *Neisseria meningitidis* assoziiert. Zur Verringerung des Infektionsrisikos muss mindestens zwei Wochen vor Erhalt der ersten Dosis eine Impfung gegen den Keim durchgeführt werden bzw. worden sein. Falls eine sofortige Zilucoplan-Behandlung angezeigt ist, ist der Impfstoff so bald wie möglich zu verabreichen. Die Zeit bis zum Wirkungseintritt der Impfung ist mit geeigneten Antibiotika zu überbrücken. Die Patienten müssen angewiesen werden, beim Auftreten erster Anzeichen, insbesondere bei Symptomen einer möglichen Meningokokken-Infektion, umgehend ärztlichen Rat einzuholen. Bei begründetem Verdacht ist sofort eine effektive Antibiose anzuwenden. Zusätzlich zu *Neisseria meningitidis* muss unter einer Zilucoplan-Therapie mit Infektionen durch andere Neisseria-Arten wie beispielsweise Gonokokken gerechnet werden. Die Behandelten sind über die Bedeutung der Vorbeugung und Behandlung von Gonorrhö zu informieren. Zilucoplan wurde nicht für die Anwendung bei Myasthenia-gravis-Patienten der höchsten Erkrankungsstufe V geprüft.

Schwangerschaft und Stillzeit

Schwangerschaft: Aufgrund bislang fehlender Erfahrungen sollte Zilucoplan bei Schwangeren lediglich nach strenger Nutzen-Risiko-Abwägung eingesetzt werden. Tierexperimentelle Studien ergaben allerdings keine Hinweise in Bezug auf Reproduktionstoxizität.

Stillzeit: Es ist nicht bekannt, ob Zilucoplan in die Muttermilch ausgeschieden oder nach peroraler Aufnahme durch den gestillten Säugling systemisch resorbiert wird. Daher muss eine Entscheidung getroffen werden, ob auf das Stillen oder die Behandlung mit Zilucoplan verzichtet werden soll.

Fertilität: In Untersuchungen zur Fertilität und Toxizität an männlichen und weiblichen nicht-humanen Primaten wurden Befunde unklarer klinischer Bedeutung an den Reproduktionsorganen beobachtet. Klinische Fertilitäts-Daten liegen derzeit nicht vor.

Pharmakokinetik

Resorption: Nach subkutaner Verabreichung werden innerhalb von etwa drei bis sechs Stunden maximale Plasmaspiegel gemessen. Die Bioverfügbarkeit an unterschiedlichen Injektionsstellen wie Bauch, Oberschenkel oder Oberarm ist sehr ähnlich.

Proteinbindung, Verteilung: Die Plasmaproteinbindung von Zilucoplan und seinem aktiven Metaboliten beträgt mehr als 99 %. Das Verteilungsvolumen der Muttersubstanz wurde mit 0,05 l/kg ermittelt.

Metabolismus: Die Biotransformation von Zilucoplan zu seinem aktiven Metaboliten RA103488 erfolgt durch CYP4F2. Die somit gebildete Substanz weist eine ähnliche pharmakologische Aktivität wie die Muttersubstanz auf, zirkuliert aber in einer viel geringeren Konzentration. Des Weiteren unterliegt Zilucoplan dem physiologischen Katabolismus zu kleineren Peptiden und einzelnen Aminosäuren, die in den Nährstoffpool übergehen. Die Metabolisierung des Fettsäureteils erfolgt über β-Oxidation zu Acetyl-CoA.

Exkretion: Der pegylierte Anteil von Zilucoplan erscheint hauptsächlich im Urin. Die terminalen Eliminationshalbwertszeiten der Muttersubstanz und des aktiven Metaboliten werden mit sieben bis acht bzw. neun Tagen angegeben.

Zulassungsrelevante Studien

Die Zulassung von Zilucoplan beruht auf der randomisierten, doppelblinden, placebokontrollierten Phase-III-Studie RAISE mit 174 Erwachsenen [2]. Die Teilnehmer litten unter einer generalisierten Myasthenia gravis der Klassen II bis IV und wiesen gegen den Acetylcholin-Rezeptor gerichtete Autoantikörper auf. Im Studienverlauf war die Beibehaltung einer stabilen Standardtherapie mit Parasympathomimetika, systemischen Corticosteroiden und/oder nicht steroidalen Immunsuppressiva erlaubt. Als primärer Endpunkt wurde die Veränderung der Erkrankungssymptomatik festgelegt, die anhand des Scores Myasthenia Gravis – Activities of Daily Living (MG-ADL) bestimmt wurde. Dieses System mit einer Skala zwischen 0 und 24 Punkten erfasst die Auswirkungen der Krankheit auf das tägliche Leben eines Patienten, wobei höhere Werte auf schwerere Symptome hindeuten. Im Studienkollektiv lag der Ausgangswert bei mindestens 6. Nach zwölfwöchiger Therapie zeigten die Patienten in der Verum-Gruppe eine Verringerung des MG-ADL-Scores um etwa 4,4 Punkte. Die in der Placebo-Gruppe erreichte Abnahme lag mit 2,3 Punkten hochsignifikant schlechter ($p = 0{,}0004$). Der anfänglich bei mindestens 12 Punkten liegende Myasthenia-Gravis-Score konnte im Zilucoplan-Arm um durchschnittlich 6,2 Punkte verringert werden, im Placebo-Arm wurde eine Reduktion um 3,3 Punkte erreicht ($p < 0{,}001$). Auch die Lebensqualität war in der Verum-Gruppe nach Einschätzung der Behandelten gegenüber der Placebo-Gabe signifikant verbessert. Unter Zilucoplan-Therapie kam es bei 77 % der Patienten zu behandlungsassoziierten Nebenwirkungen, unter Placebo waren es 70 %. Mit 16 vs. 9 % wurden am häufigsten Reaktionen an der Injektionsstelle berichtet. Die Inzidenz von schwerwiegenden unerwünschten Reaktionen lag in beiden Behandlungsarmen in einem ähnlichen Bereich. In jeder Gruppe verstarb jeweils ein Teilnehmer, unter Zilucoplan aufgrund von COVID-19, unter Placebo-Gabe aufgrund einer Hirnblutung. In der offenen Verlängerungsphase der RAISE-XT konnten das Anhalten der Wirkung und die Behandlungssicherheit von Zilucoplan über insgesamt 60 Wochen bestätigt werden.

Wirtschaftliche Aspekte

Der Preis für die subkutane Behandlung mit Zilucoplan liegt etwas höher als der für andere, intravenös oder mit einer Pumpe zu applizierende Add-on-Myasthenia-gravis-Therapeutika, wie beispielsweise Efgartigimod alfa oder Rozanolixizumab.

Therapeutische Relevanz

Patienten mit Myasthenia gravis leiden unter einer muskulären Schwäche, die alle Muskelgruppen betreffen kann. In Deutschland sind etwa 4 bis 10 von 100 000 Einwohnern betroffen. Initial werden oft hängende Augenlider oder eine Sehschwäche, unter anderem mit Diplopie, festgestellt (okuläre Form). Auch bei der sich in 90 % der Fälle entwickelnden generalisierten Form werden oftmals zunächst Symptome im Bereich des Auges diagnostiziert, bevor sich die Symptomatik mit Kau- und Schluckbeschwerden, Schwäche der Gesichtsmuskeln und des Kopfhalteapparates, Sprechschwierigkeiten, Gewichtsabnahmen und einer sehr schnellen Ermüdung der großen körpernahen Muskelgruppen ausbreitet. Bei etwa 20 % der Erkrankten kommt es zu einer myasthenen Krise, die durch eine Schwächung oder einen Ausfall der Atemmuskulatur mit dauerhafter Beatmungspflicht gekennzeichnet ist. Die Therapie von leichten Myasthenia-gravis-Formen ist zunächst abwartend, da in manchen Fällen eine spontane Remission stattfindet. Aufgrund der Erkrankungs-assoziierten Autoimmunreaktion muss anderenfalls nach spätestens einem Jahr eine Thymusresektion erfolgen. Durch die Elimination der Antikörper-bildenden Strukturen tritt bei etwa der Hälfte der Patienten nach einiger Zeit eine Heilung ein, in etwa 20 % der Fälle kommt es zumindest zu einer relevanten Besserung der Symptomatik. Dennoch ist bei vielen Patienten weiterhin eine unterstützende Immunsuppression mithilfe von Glucocorticoiden oder den Zytostatika Azathioprin bzw. Mycophenolatmofetil erforderlich. Zur Symptomlinderung kann zusätzlich die Gabe von Acetylcholinesterase-Hemmern wie Pyridostigmin oder Neostigmin erfolgen. Schweren myasthenen Krisen wird mit hoch dosierten Immunglobulin-Gaben, Plasmapheresen oder einer Immunadsorption begegnet. Für die Behandlung der refraktären generalisierten seropositiven Myasthenia gravis mit Antikörper-Nachweis steht nun der Komplementprotein-C5-Inhibitor Zilucoplan zur Verfügung. Das Add-on-Therapeutikum zeigte sich in der Zulassungsstudie gegenüber der Placebo-Gabe signifikant überlegen. Ähnlich wie die bereits seit einigen Jahren eingesetzten Antikörper Eculizumab und Ravulizumab wirkt die Substanz der Komplementaktivierung und damit der Zerstörung der neuromuskulären Endplatte entgegen. Ob durch das neue Zilucoplan eine ebenso gute Wirksamkeit bei möglicherweise besserer Verträglichkeit erzielt werden kann, muss in direkt vergleichenden Studien geprüft werden. Ebenfalls interessant wäre ein Head-to Head-Vergleich mit den neonataler-Fc-Rezeptor (FcRn)-Antikörpern Efgartigimod alfa oder Rozanolixizumab. Ein entscheidender Vorteil von Zilucoplan liegt allerdings in der Tatsache begründet, dass der Wirkstoff mittels einer Fertigspritze durch die Patienten selbst appliziert werden kann, während die anderen Substanzen von Fachpersonal intravenös oder, im Fall von Rozanolixizumab, mithilfe einer Pumpe subkutan infundiert werden müssen. Aktuell laufen Untersuchungen zur Wirksamkeit von Zilucoplan bei Kindern mit Myasthenia gravis. Zudem wird die Substanz bei anderen durch ein überaktives Komplementsystem ausgelösten Erkrankungen wie amyotropher Lateralsklerose, paroxysmaler nächtlicher Hämoglobinurie und immunvermittelter nekrotisierender Myopathie sowie zur Abmilderung der Kurz- und Langzeitfolgen einer COVID-19-Erkrankung getestet.

Literatur

[1] Fachinformation zu Zilbrysq®, Stand Dezember 2023

[2] Howard JF Jr, Bresch S, Genge A, Hewamadduma C et al. Safety and efficacy of zilucoplan in patients with generalised myasthenia gravis (RAISE): a randomised, double-blind, placebo-controlled, phase 3 study. Lancet Neurol 22(5): 395–406, 2023

[3] EPAR summary for the public. Zilbrysq® Zilucoplan. EMA/440878/2023; European Medicines Agency; https://www.ema.europa.eu

41 Zolbetuximab

Steckbrief

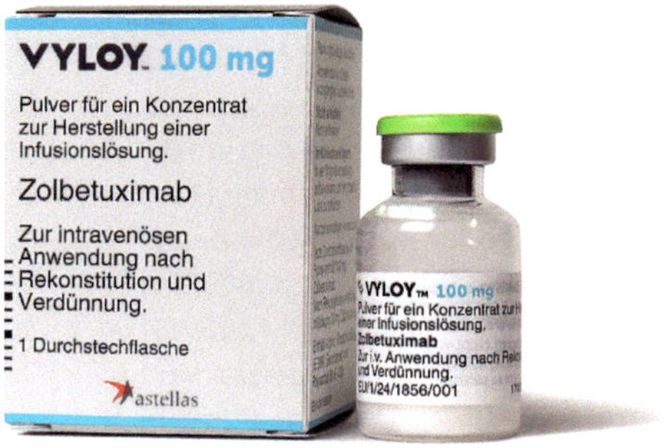

ATC-Code: L01FX31
Name: Zolbetuximab (Vyloy®)
Indikation: Adenokarzinom des Magens oder des gastroösophagealen Übergangs
Wirkmechanismus: Claudin-18.2 (CLDN18.2)-Antikörper
Stoffklasse: antineoplastische Mittel, andere monoklonale Antikörper und Antikörper-Wirkstoff-Konjugate
Zulassungsinhaber: Astellas Pharma Europe B.V., Sylviusweg 62, 2333 BE Leiden, Niederlande
Hersteller/Endfreigabe: Astellas Ireland Co. Limited, Killorglin Co. Kerry, V93 FC86, Ireland
Kontaktadresse in Deutschland: Astellas Pharma GmbH, Ridlerstraße 57, 80339 München
Darreichungsformen: Pulver für ein Konzentrat zur Herstellung einer Infusionslösung
Packungsgrößen, Preis und PZN: eine Durchstechflasche, 673,50 Euro, PZN 19294197
Zusammensetzung: 100 mg Zolbetuximab
Sonstige Bestandteile: Arginin, Phosphorsäure (E 338), Saccharose, Polysorbat 80 (E 433)
Zulassungsnummer: EU/1/24/1856/001, EU/1/24/1856/002
Datum der Markteinführung: 1. November 2024
Besondere Lager- und Aufbewahrungshinweise: in der Originalverpackung im Kühlschrank lagern (2 bis 8 °C), nicht einfrieren
Dauer der Haltbarkeit: vier Jahre
Die rekonstituierte Lösung in der Durchstechflasche kann bis zu fünf Stunden bei Raumtemperatur (≤ 25 °C) unter Ausschluss von direktem Sonnenlicht gelagert werden.
Die verdünnte Lösung im Infusionsbeutel darf einschließlich der Infusionsdauer für 24 Stunden bei 2 bis 8 °C gelagert werden oder bei höchstens 25 °C für maximal sechs Stunden.
Verschreibungsstatus: verschreibungspflichtig

Indikationen

Erstlinienbehandlung von erwachsenen Patienten mit lokal fortgeschrittenem inoperablem oder metastasiertem HER2-negativem Adenokarzinom des Magens oder des gastroösophagealen Übergangs (gastro-oesophageal junction, GEJ), deren Tumore Claudin-18.2 (CLDN18.2)-positiv sind, in Kombination mit einer Fluoropyrimidin-und Platin-haltigen Chemotherapie.

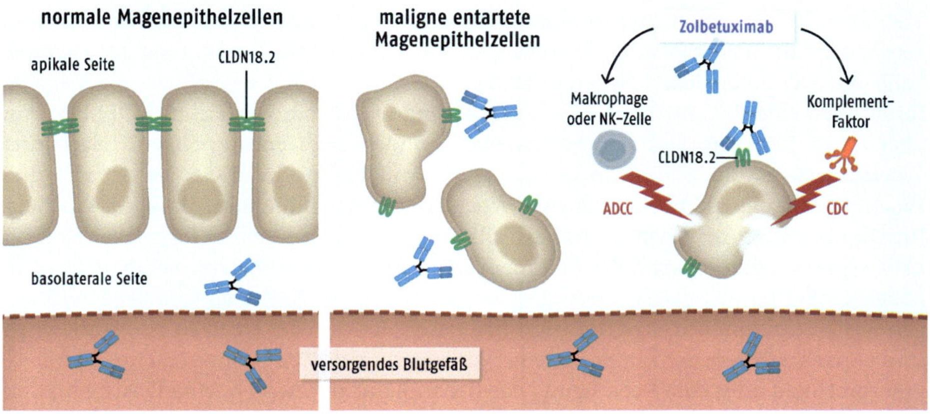

Abb. 41.1 Bei normalen Zellen des Magenepithels befindet sich das Tight-Junction-Protein Claudin 18.2 (CLDN18.2) in den Zellzwischenräumen der apikalen Seite (**links**). Es sorgt für eine effektive Zelladhäsion, die zum Schutz des darunterliegenden Gewebes gegen die Magensäure führt. CLDN18.2 ist in gesunden Zellen meist nicht unmittelbar an der Zelloberfläche vorzufinden.
Bei maligne entarteten Magenepithelzellen ist der Zellverband aufgelöst, sodass CLDN18.2 vermehrt an die Oberfläche gerät (**rechts**). Der spezifisch gegen CLDN18.2 gerichtete Antikörper Zolbetuximab führt über die Bindung an das Target-Protein zur Aktivierung von zwei unterschiedlichen Wegen des Immunsystems. Über die Auslösung von Antikörper-abhängiger, zellvermittelter Zytotoxizität (ADCC), beispielsweise mittels natürlicher Killerzellen (NK-Zellen) und Makrophagen, sowie von Komplement-abhängiger Zytotoxizität (CDC) erfolgt eine gezielte Zerstörung von CLDN18.2-positiven Zellen.

Wirkungen und Wirkungsmechanismus

Das Transmembranprotein Claudin-18.2 (CLDN18.2) ist Bestandteil der für die Zelladhäsion mitverantwortlichen Tight Junctions. Es kommt in erster Linie in den Epithelzellen, aber auch in exokrinen und endokrinen Zellen der Magenschleimhaut vor. Claudin 18.2 ist auf nahezu der Hälfte der HER2-negativen Adenokarzinome des oberen Gastrointestinaltrakts vorzufinden und stellt daher ein geeignetes Target für eine gezielte Tumortherapie dar, zumal die CLDN18.2-Epitope bei maligne entarteten und daher umorganisierten Zellen verstärkt auf der Oberfläche exponiert werden. Der monoklonale, chimäre Maus-Mensch-Antikörper Zolbetuximab ist spezifisch gegen CLDN18.2 gerichtet. Über die Bindung an das Transmembranprotein werden zwei unterschiedliche Wege des Immunsystems aktiviert, die zu Antikörper-abhängiger, zellvermittelter (ADCC) und Komplement-abhängiger Zytotoxizität (CDC) führen. Auf diese Weise erfolgt eine gezielte Zerstörung von CLDN18.2-positiven Zellen. Zudem wurde gezeigt, dass andere zytotoxisch wirkende Arzneimittel die CLDN18.2-Expression auf menschlichen Tumorzellen erhöhen und damit die Zolbetuximab-induzierten ADCC- und CDC-Aktivitäten verbessern können.

Dosierung, Art und Dauer der Anwendung

Vor jeder Zolbetuximab-Applikation sollte eine Prämedikation aus Antiemetika und gegebenenfalls Corticosteroiden erfolgen, um einer vorzeitigen Beendigung der Therapie aufgrund von potenziellen Nebenwirkungen wie Übelkeit und Erbrechen zu begegnen. Initial wird eine Zolbetuximab-Dosis von 800 mg/m^2 Körperoberfläche (KOF) langsam über einen Zeitraum von mindestens zwei Stunden intravenös appliziert. Nach drei Wochen erfolgt die weitere Infusionstherapie mit 600 mg/m^2 KOF jeweils alle drei Wochen. Alternativ können auch zwei Wochen nach der Initialdosis im Zwei-Wochen-Rhythmus 400 mg/m^2 gegeben werden. Falls Zolbetuximab am selben Tag wie die Kombinationspartner Fluoropyrimidin und die Platin-haltige Chemotherapie verabreicht wird, muss der Antikörper jeweils zuerst gegeben werden. Beim Auftreten von Nebenwirkungen wie Überempfindlichkeit, infusionsbedingten Reaktionen, Übelkeit oder Erbrechen sind je nach Schwere der Ereignisse eine Verringerung der Infusionsrate, eine Therapieunterbrechung oder eine Beendigung der Behandlung zu erwägen, eine Dosisreduktion sollte jedoch nicht erfolgen. Die Zolbetuximab-Therapie kann bis zur Progression der Erkrankung oder bis zum Auftreten inakzeptabler Toxizität fortgesetzt werden.

Erwachsene: initial 800 mg/m^2 KOF, nach drei Wochen alle drei Wochen 600 mg/m^2 oder nach zwei Wochen alle zwei Wochen 400 mg/m^2 KOF

Kinder und Jugendliche: Für Kinder und Jugendliche besteht kein relevanter Nutzen bezüglich der Behandlung von Adenokarzinomen des Magens oder des gastroösophagealen Übergangs mit Zolbetuximab.

Ältere Patienten: Bei älteren Patienten ist keine Dosisanpassung erforderlich, allerdings ist die Datenlage für die Behandlung von Personen ab 75 Jahren begrenzt.

Patienten mit Leber- oder Niereninsuffizienz: Aufgrund fehlender Erfahrungen wurden bislang keine Dosierungsempfehlungen für Patienten mit schwerer Nieren- oder mäßiger bis schwerer Leberinsuffizienz festgelegt.

DDD: noch nicht bekannt

Gegenanzeigen, Kontraindikationen

Bei Überempfindlichkeit gegen Zolbetuximab besteht eine Kontraindikation.

Nebenwirkungen

Während der Anwendung von Zolbetuximab kommt es sehr häufig zu Neutropenien, reduzierten Neutrophilen-Zahlen, Hypoalbuminämie, vermindertem Appetit, Erbrechen, Übelkeit, Fieber, peripheren Ödemen sowie zu Gewichtsabnahmen. Häufig ist mit Arzneimittelüberempfindlichkeit, Hypertonie, Dyspepsien, Hypersalivation, Schüttelfrost und infusionsbedingten Reaktionen zu rechnen. Gelegentlich treten anaphylaktische Reaktionen auf.

Wechselwirkungen

Aufgrund der Struktur und der Eliminationswege des Antikörpers Zolbetuximab sind weder pharmakokinetische noch relevante pharmakodynamische Interaktionen mit anderen Arzneistoffen zu erwarten. Aus diesem Grund wurde bislang auf die Durchführung von Untersuchungen zur Erfassung von Wechselwirkungen verzichtet.

Warnhinweise und Vorsichtsmaßnahmen

Vor Therapiebeginn mit Zolbetuximab muss ein validierter Nachweis erfolgen, dass mindestens 75 % der Tumorzellen das Protein CLDN18.2 in moderatem oder starkem Ausmaß exprimieren. Wegen der Gefahr von infusionsbedingten Reaktionen und Überempfindlichkeiten bis hin zur Anaphylaxie sollten die Patienten während und für mindestens zwei Stunden nach Ende der Zolbetuximab-Infusion überwacht werden. Auf Symptome wie Hypersalivation, gastrointestinale Beschwerden, Fieber, Schüttelfrost, Rückenschmerzen, Hypertonie, Urtikaria, Husten, pfeifende Atemgeräusche und Engegefühl im Hals ist zu achten. Zu entsprechenden Gegenmaßnahmen siehe „Dosierung, Art und Dauer der Anwendung". Für den Einsatz von Zolbetuximab bei Patienten mit einer vollständigen oder partiellen Obstruktion des Magenausgangs, bestehender Infektion mit dem Humanen Immundefizienz-Virus (HIV), mit aktiver Hepatitis-B- oder Hepatitis-C-Infektion, schwerwiegenden kardiovaskulären Erkrankungen wie Herzinsuffizienz der NYHA-Klasse III oder IV, Vorgeschichte schwerwiegender ventrikulärer Arrhythmien, klinisch relevanter QT-Intervall-Verlängerung oder einer Vorgeschichte von Metastasen im zentralen Nervensystem liegen keine Erfahrungen vor, da diese Personenkreise aus den klinischen Studien ausgeschlossen wurden.

Schwangerschaft und Stillzeit

Schwangerschaft: Aufgrund bislang fehlender klinischer Erfahrungen sollte die Anwendung von Zolbetuximab bei schwangeren Frauen nur nach strenger Nutzen-Risiko-Abwägung erfolgen. In einer präklinischen Reproduktions- und Entwicklungsstudie mit trächtigen Mäusen wurden während der Organogenese keine Nebenwirkungen beobachtet. Dennoch wird Frauen im gebärfähigen Alter unter Zolbetuximab-Therapie zu einer wirksamen Verhütungsmethode geraten.

Stillzeit: Daten zum Übertritt von Zolbetuximab in die Muttermilch und bezüglich möglicher Auswirkungen des Antikörpers auf das gestillte Kind oder die Milchproduktion liegen derzeit nicht vor. Da Antikörper vor allem in den ersten Tagen nach der Geburt bekanntermaßen in die Muttermilch übergehen, wird das Stillen während der Zolbetuximab-Behandlung nicht empfohlen.

Fertilität: Bisher sind weder präklinische noch klinische Erkenntnisse zu Auswirkungen von Zolbetuximab auf die Fertilität verfügbar.

Pharmakokinetik

Resorption: Zolbetuximab wird ausschließlich intravenös verabreicht, daher beträgt die Bioverfügbarkeit definitionsgemäß 100 %. Bei einer Verabreichung alle zwei Wochen wird der Steady State innerhalb von etwa 22 Wochen erreicht.

Proteinbindung, Verteilung: Das Verteilungsvolumen im Steady State wird mit etwa 5,5 Litern angegeben. Abgesehen von der Bindung an CLDN18.2 findet keine Proteinbindung statt.

Metabolismus: Der Antikörper unterliegt dem physiologischen Protein-Katabolismus zu kleineren Peptiden und einzelnen Aminosäuren, die in den Nährstoffpool übergehen.

Exkretion: Die Eliminationshalbwertszeit von Zolbetuximab liegt im Bereich von acht bis 15 Tagen.

Zulassungsrelevante Studien

Die Zulassung von Zolbetuximab beruht auf den beiden randomisierten, doppelblinden, placebokontrollierten Phase-III-Studien SPOTLIGHT und GLOW an bislang unbehandelten Erwachsenen mit nicht resezierbarem, lokal fortgeschrittenem oder metastasiertem Magenkarzinom oder Karzinom des gastroösophagealen Übergangs, das CLDN18.2-positiv und HER2-negativ war.

In die SPOTLIGHT-Studie waren 565 Patienten eingeschlossen, die mit Zolbetuximab und einer chemotherapeutischen Kombinationsbehandlung aus Folinsäure, 5-Fluorouracil und Oxaliplatin (mFOLFOX-6) behandelt wurden oder alternativ mit Placebo und mFOLFOX-6 [2]. Bei den Teilnehmern der Verum-Gruppe lagen die mediane progressionsfreie Überlebenszeit bei 11 Monaten und die Gesamtüberlebenszeit bei 18,2 Monaten. Die Werte in der Placebo-Gruppe betrugen 8,9 bzw. 15,6 Monate, entsprechend einer signifikanten Überlegenheit der Antikörper-Kombinationstherapie. Progressions- und Sterberisiko wurden durch die zusätzliche Zolbetuximab-Gabe somit gleichermaßen um etwa 25 % reduziert ($p = 0{,}0066$ und 0,0053 für die beiden Vergleiche). Nach 24 Monaten überlebten 24 % der Patienten unter Zolbetuximab plus mFOLFOX-6 ohne Fortschreiten der Erkrankung, in der Placebo-Gruppe mit mFOLFOX-6 allein waren es 14 %. Nach 36 Monaten betrugen die entsprechenden Werte 21 und 8 %. Die Ansprechraten lagen unter beiden Regimen bei etwa 48 %, mit einer medianen Ansprechdauer von 9,0 bzw. 8,1 Monaten zugunsten von Zolbetuximab. Die häufigsten schwerwiegenden unerwünschten Ereignisse traten jeweils im Verum-Arm öfter auf. Es kam zu Übelkeit (82 vs. 61 %), Erbrechen (67 vs. 36 %) und zu vermindertem Appetit (47 vs. 34 %).

Der Aufbau der Studie GLOW war ähnlich wie der von SPOTLIGHT, allerdings erhielten die 507 Patienten zusätzlich zu Zolbetuximab eine chemotherapeutische Kombinationsbehandlung aus Capecitabin und Oxaliplatin (CAPOX) oder alternativ CAPOX allein (Placebo-Gruppe) [3]. Die Patienten der Verum-Gruppe lebten im Median 8,2 Monate ohne Fortschreiten ihrer Erkrankung, mit einer medianen Gesamtüberlebenszeit von 14,3 Monaten. Unter alleiniger Behandlung mit CAPOX lagen die mediane progressionsfreie Überlebenszeit bei 6,8 Monaten und die Gesamtüberlebenszeit bei 12,2 Monaten. Die Ansprechrate unter Zolbetuximab betrug etwa 43 %, mit einer medianen Ansprechdauer von 6,3 Monaten. Die entsprechenden Werte im Placebo-Arm wurden mit 39 % und 6,1 Monaten ermittelt.

Wirtschaftliche Aspekte

Aufgrund einer fehlenden Alternative erscheint der Preis der Medikation angemessen.

Therapeutische Relevanz

Das Magenkarzinom ist die häufigste maligne Neoplasie des Magens und zählt weltweit zu den fünf häufigsten Krebserkrankungen. In Deutschland werden pro Jahr etwa 17 000 neue Fälle registriert. Aufgrund fehlender Frühsymptome liegt zum Zeitpunkt der Diagnosestellung meist bereits ein fortgeschrittenes Stadium mit entsprechend schlechter Prognose vor. Zudem erfolgt in vielen Fällen eine rasche Metastasierung, was das Magenkarzinom zu den tödlichsten Krebserkrankungen zählen lässt. Bei Patienten im Stadium 4 liegt die Überlebenszeit normalerweise bei höchstens einem Jahr. Das neue Erstlinientherapeutikum Zolbetuximab bedeutet für die Betroffenen eine neue Hoffnung. Der Antikörper ist gegen das Transmembranprotein Claudin18.2 gerichtet und weist damit einen völlig innovativen Wirkmechanismus auf. Die First-in-Class-Medikation wird in Kombination mit Standard-Chemotherapien eingesetzt und hat in den zulassungsrelevanten Studien zu einem verzögerten Voranschreiten der Tumorerkrankung und zu einer Verbesserung der Überlebenszeit geführt. Bei der gewonnenen Lebenszeit handelt es sich zwar in den meisten Fällen nur um wenige Monate, aufgrund der akzeptablen Verträglichkeit kann dies jedoch bei vielen Betroffenen durchaus ein Gewinn sein. Bislang liegen nur placebokontrollierte klinische Studien vor. Von Interesse wäre beispielsweise ein Head-to-Head-Vergleich mit dem Angiogenese-Hemmer Ramucirumab, der ebenfalls für Patienten mit fortgeschrittenem Magenkarzinom zugelassen wurde. Aktuell befindet sich für die Indikation ein weiteres Therapieregime mit gegen Claudin 18.2 gerichteten CAR-T-Zellen in der Erprobung.

Literatur

[1] Fachinformation zu Vyloy®, Stand September 2024

[2] Shitara K, Lordick F, Bang YJ, Enzinger P et al. Zolbetuximab plus mFOLFOX6 in patients with CLDN18.2-positive, HER2-negative, untreated, locally advanced unresectable or metastatic gastric or gastro-oesophageal junction adenocarcinoma (SPOTLIGHT): a multicentre, randomised, double-blind, phase 3 trial. Lancet 401(10389): 1655–1668, 2023

[3] Shah MA, Shitara K, Ajani JA, Bang YJ et al. Zolbetuximab plus CAPOX in CLDN18.2-positive gastric or gastroesophageal junction adenocarcinoma: the randomized, phase 3 GLOW trial. Nat Med 29(8): 2133–2141, 2023

[4] EPAR summary for the public. Vyloy® Zolbetuximab. EMA/361341/2024; European Medicines Agency; https://www.ema.europa.eu

Die Autorin

Dr. Monika Neubeck

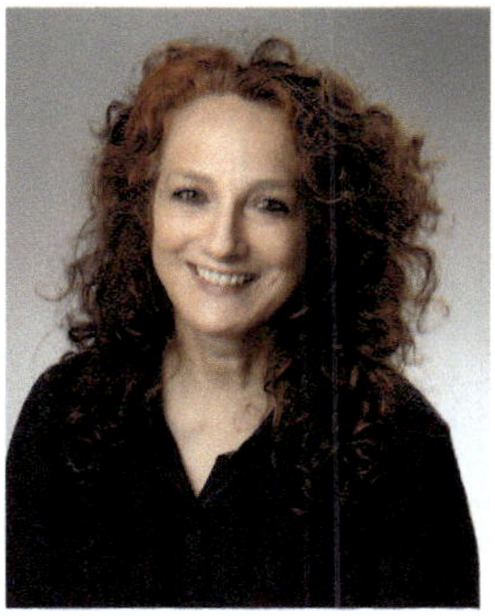

Monika Neubeck war nach dem Studium der Pharmazie an der Johann Wolfgang Goethe-Universität in Frankfurt am Main und nachfolgender Promotion zunächst als wissenschaftliche Mitarbeiterin am Pharmakologischen Institut für Naturwissenschaftler der Universität Frankfurt tätig. Hier leitete sie die Arbeitsgruppe Pharmakokinetik. Nach Verlassen der Universität arbeitete sie als selbstständige Gutachterin für Arzneimittel sowie als Übersetzerin von Zulassungsdossiers für die Firma Servier in Paris. Seit vielen Jahren ist sie als Autorin und Redakteurin für den Deutschen Apotheker Verlag und die Wissenschaftliche Verlagsgesellschaft Stuttgart an verschiedenen Projekten beteiligt, u. a. Arzneibuch-Kommentar, AMS-Arzneimittel Information und Beratung, Last Minute Check Pharmakologie, Helwig/Otto Arzneimittel und den mehrmals monatlich in der Deutschen Apotheker Zeitung erscheinenden Beiträgen zum Thema „Neue Arzneimittel“. Durch die regelmäßige Tätigkeit in einer öffentlichen Apotheke hält sie den Bezug zur Apothekenpraxis. Frau Dr. Neubeck ist Mutter von einer Tochter und zwei Söhnen.